医学检验技术

与诊断应用

张贵灵　等◎主编

蒲　丹◎副主编

吉林科学技术出版社

图书在版编目（C I P）数据

医学检验技术与诊断应用 / 张贵灵等主编. -- 长春 ：
吉林科学技术出版社，2022.4
ISBN 978-7-5578-9255-5

Ⅰ. ①医… Ⅱ. ①张… Ⅲ. ①医学检验 Ⅳ.
①R446

中国版本图书馆 CIP 数据核字(2022)第 091575 号

医学检验技术与诊断应用

主　　编	张贵灵等
副主编	蒲　丹
出版人	宛　霞
责任编辑	许晶刚
封面设计	济南皓麒信息技术有限公司
制　　版	济南皓麒信息技术有限公司
幅面尺寸	185mm×260mm
字　　数	325 千字
印　　张	13.5
印　　数	1-1500 册
版　　次	2022年4月第1版
印　　次	2023年3月第1次印刷

出　　版	吉林科学技术出版社
发　　行	吉林科学技术出版社
地　　址	长春市福祉大路5788号
邮　　编	130118
发行部电话/传真	0431-81629529 81629530 81629531
	81629532 81629533 81629534
储运部电话	0431-86059116
编辑部电话	0431-81629518
印　　刷	三河市嵩川印刷有限公司

书　　号	ISBN 978-7-5578-9255-5
定　　价	98.00元

版权所有　翻印必究　举报电话：0431-81629508

编　委　会

主　编　张贵灵（邹城市疾病预防控制中心）

王广维（山东省阳谷县十五里园镇卫生院）

程少波（济南重汽医院）

夏倩倩（山东第一医科大学第二附属医院）

邢　丽（莱阳市妇幼保健院）

危新俊（青岛市第八人民医院）

副主编　蒲　丹（武警吉林省总队医院）

目　　录

第一章 临床血液检验

第一节 血液一般检验

一、红细胞检验

(一)血红蛋白测定

氰化高铁血红蛋白(HiCN)分光光度法是世界卫生组织和国际血液学标准化委员会(ICSH)推荐的参考方法,该方法的测定结果是其他血红蛋白测定方法的溯源标准。常规实验室多使用血液分析仪或血红蛋白计进行测定,无论采用何种原理的测定方法,均要求实验室通过使用血液分析仪配套校准物或溯源至参考方法的定值新鲜血实施校准,以保证 Hb 测定结果的准确性。

1.检测方法

(1)氰化高铁血红蛋白分光光度法:

①原理:血红蛋白(除硫化血红蛋白外)中的亚铁离子(Fe^{2+})被高铁氰化钾氧化成高铁离子(Fe^{3+}),血红蛋白转化成高铁血红蛋白。高铁血红蛋白与氰根离子(CN^-)结合,生成稳定的氰化高铁血红蛋白(HiCN)。用分光光度计检测时,氰化高铁血红蛋白在波长 540nm 处有一个较宽的吸收峰,它在 540nm 处的吸光度同它在溶液中的浓度成正比。

②试剂:

HiCN 试剂:

氰化钾(KCN)	0.050g
高铁氰化钾[$K_3Fe(CN)_6$]	0.200g
无水磷酸二氢钾(KH_2PO_4)	0.140g

非离子表面活性剂[可用 Triton X-100,Sapon-ic218 等]0.5~1.0mL

分别溶于蒸馏水中,混合,再加蒸馏水至1000mL,混匀。试剂为淡黄色透明溶液,pH 在 7.0~7.4,用冰点渗透压仪测定的渗透量应在(6~7)mOsm/(kg.H_2O)。血红蛋白应在 5min 内完全转化为高铁血红蛋白。

③操作:

a.标准曲线制备:将氰化高铁血红蛋白(HiCN)参考液稀释为四种浓度(200g/L,100g/L,50g/L,25g/L),然后以 HiCN 试剂调零,分别测定其在 540nm 处的吸光值。以血红蛋白浓度

（g/L）为横坐标，其对应的吸光度为纵坐标，在坐标纸上描点。用 $y(A_{540})=a+bX(C)$ 进行直线回归处理。

b.常规检测血红蛋白：先将 $20\mu L$ 血用 $5.0mL$ HiCN 试剂稀释，混匀，静置 5min 后，测定待检标本在 540nm 下的吸光值，按下面公式计算，从而得出待检标本的血红蛋白浓度。

$$C=\frac{A_{540}-a}{b}=(A_{540}-a)\times\frac{1}{b}$$

式中：A_{540}——患者待测 HiCN 在波长为 540nm 的吸光值。

C——血红蛋白浓度，g/L。

a 为截距。

b 为斜率。

④注意事项：

a.血红蛋白测定方法很多，但无论采用何种方法，都应溯源至氰化高铁血红蛋白分光光度法的结果。

b.试剂应贮存在棕色硼硅有塞玻璃瓶中，不能贮存于塑料瓶中，否则会使 CN^- 丢失，造成测定结果偏低。

c.试剂应置于 2～8℃保存，不可冷冻，结冰可引起高铁氰化钾破坏，使试剂失效。

d.试剂应保持新鲜，至少一个月配制一次。

e.氰化钾是剧毒品，配试剂时要严格按剧毒品管理程序操作。

f.脂血症或标本中存在大量脂蛋白可产生浑浊，可引起血红蛋白假性升高。白细胞数＞$20\times10^9/L$、血小板计数＞$700\times10^9/L$ 及异常球蛋白增高也可出现混浊，均可使血红蛋白假性升高。煤气中毒或大量吸烟引起血液内碳氧血红蛋白增多，也可使测定值增高。若因白细胞数过多引起的混浊，可离心后取上清液比色；若因球蛋白异常增高（如肝硬化患者）引起的混浊，可向比色液中加入少许固体氯化钠（约 0.25g）或碳酸钾（约 0.1g），混匀后可使溶液澄清。

g.测定后的 HiCN 比色液不能与酸性溶液混合（目前大都用流动比色，共用 1 个废液瓶，尤须注意这一点），因为氰化钾遇酸可产生剧毒的氢氰酸气体。

h.为防止氰化钾污染环境，比色测定后的废液集中于广口瓶中处理。废液处理：首先以水稀释废液（1∶1），再按每升上述稀释废液加入次氯酸钠 35mL，充分混匀后敞开容器口放置 15h 以上，使 CN^- 氧化成 CO_2 和 N_2 挥发或水解成 CO_3^{2-} 和 NH_4^+，再排入下水道；其次碱性硫酸亚铁除毒：硫酸亚铁和 KCN 在碱性溶液中反应，生成无毒的亚铁氰化钾，取硫酸亚铁（$FeSO_4 \cdot 7H_2O$）50g，氢氧化钠 50g，加水至 1000mL，搅匀制成悬液。每升 HiCN 废液，加上述碱性硫酸亚铁悬液 40mL，不时搅匀，置 3h 后排入下水道，但该方法的除毒效果不如前者好。

i.HiCN 参考液的纯度检查：波长 450～750nm 的吸收光谱曲线形态应符合文献所述；A_{540mm}/A_{504mm} 的吸光度比值应为 1.59～1.63；用 HiCN 试剂作空白，波长 710～800nm 处，比色杯光径 1.0cm 时，吸光度应小于 0.002。

j.血液标本使用静脉血，静脉血用乙二胺四乙酸二钾（EDTA-K_2）抗凝。

（2）十二烷基硫酸钠血红蛋白测定法：由于 HiCN 法会污染环境，对环境保护不利。为此各国均相继研发不含 KCN 测定血红蛋白的方法，如十二烷基硫酸钠血红蛋白（SLS-Hb）测定方法,但其测定结果应溯源到 HiCN 分光光度法。

①原理:除硫化血红蛋白(SHb)外,血液中各种血红蛋白均可与十二烷基硫酸钠(SLS)作用,生成 SLS-Hb 棕色化合物,SLS-Hb 波峰在 538nm,波谷在 500nm。本法可用 HiCN 法定值的新鲜血,对血液分析仪进行校准或绘制标准曲线。

②试剂:

a.血液分析仪商品试剂。

b.自配试剂:60g/L 十二烷基硫酸钠的磷酸盐缓冲液:称取 60g 十二烷基硫酸钠溶解于 33.3mmol/L 磷酸盐缓冲液(pH7.2)中,加 Triton X-100 70mL 于溶液中混匀,再加磷酸盐缓冲液至 1000mL,混匀;SLS 应用液:将上述 60g/L SLS 原液用蒸馏水稀释 100 倍,SLS 最终浓度为 2.08mmol/L。

③操作:

a.按血液分析仪操作说明书的要求进行操作。

b.末梢血检测方法(适用于婴幼儿、采血困难的肿瘤患者等):准确吸取 SLS 应用液 5.0mL 置于试管中,加入待测血 20μL,充分混匀。5min 后置 540nm 下以蒸馏水调零,读取待测管吸光度值,查标准曲线即得 SLS-Hb 结果。

c.标准曲线绘制:取不同浓度血红蛋白的全血标本,分别用 HICN 法定值。再以这批已定值的全血标本,用 SLS-Hb 测定,获得相应的吸光度值,绘制出标准曲线。

④参考区间:(仪器法,静脉采血)。

成年男性:130~175g/L

成年女性:115~150g/L

新生儿:180~190g/L

婴儿:110~120g/L

儿童:120~140g/L

⑤注意事项:

a.注意选用 CP 级以上的优质十二烷基硫酸钠[$CH_3(CH_2)3SO_4Na$,MW288.38]。

b.本法配方溶血力很强,不能用同一管稀释标本同时测定血红蛋白和白细胞计数。

c.其他环保的血红蛋白测定方法还很多,如碱羟血红蛋白测定法等。

d.建议各临床实验室对参考区间进行验证后,采纳使用。

e.为保证结果的可靠性,应尽可能使用静脉血进行检测。

2.临床意义

(1)生理性降低:主要见于生理性贫血,如生长发育迅速而导致造血原料相对不足的婴幼儿、妊娠中后期血容量明显增加而引起血液稀释的孕妇,以及造血功能减退的老年人。

(2)病理性降低:见于各种贫血,常见原因有:①骨髓造血功能障碍,如再生障碍性贫血、白血病、骨髓瘤、骨髓纤维化;②造血物质缺乏或利用障碍,如缺铁性贫血、铁粒幼细胞贫血、巨幼细胞贫血(叶酸及维生素 B_{12} 缺乏);③急慢性失血,如手术或创伤后急性失血、消化道溃疡、寄生虫病;④血细胞破坏过多,如遗传性球形红细胞增多症、阵发性睡眠性血红蛋白尿、异常血红蛋白病、溶血性贫血;⑤其他疾病(如炎症、肝病、内分泌系统疾病)造成或伴发的贫血。

（3）生理性增高：见于生活在高原地区的居民、胎儿及初生儿、健康人进行剧烈运动或从事重体力劳动时。

（4）病理性增高：分为相对性增高和绝对性增高。相对性增高通常是由于血浆容量减少，致使血液中有形成分相对增多形成的暂时性假象，多见于脱水血浓缩时，常由严重呕吐、多次腹泻、大量出汗、大面积烧伤、尿崩症、大剂量使用利尿药等引起。绝对性增高多与组织缺氧、血中促红细胞生成素水平升高、骨髓加速释放红细胞有关，见于：①原发性红细胞增多症：为慢性骨髓增生性疾病，临床较为常见，其特点为红细胞及全血容量增加导致皮肤黏膜暗红，脾大同时伴有白细胞和血小板增多。②继发性红细胞增多症：见于肺源性心脏病、阻塞性肺气肿、发绀型先天性心脏病及异常血红蛋白病等；与某些肿瘤和肾脏疾患有关，如肾癌、肝细胞癌、子宫肌瘤、卵巢癌、肾胚胎瘤和肾积水、多囊肾、肾移植后；此外，还见于家族性自发性促红细胞生成素浓度增高，药物（雌激素、皮质类固醇等）引起的红细胞增多等。

在各种贫血时，由于红细胞内血红蛋白含量不同，红细胞和血红蛋白减少程度可不一致。血红蛋白测定可以用于了解贫血的程度，如需要了解贫血的类型，还需作红细胞计数和红细胞形态学检查，及与红细胞其他相关的指标测定。

（二）红细胞计数

红细胞计数（RBC）可采用自动化血液分析仪或显微镜检查法进行检测，以前者最为常用。血液分析仪进行红细胞计数的原理是电阻抗原理，在仪器计数结果不可靠（如红细胞数量较低、存在干扰等）需要确认、不具备条件使用血液分析仪时，可采用显微镜检查法进行红细胞计数。

1.检测方法

（1）血液分析仪检测法：

①原理：主要使用电阻抗原理进行检测。有的仪器采用流式细胞术加二维激光散射法进行检测，全血经专用稀释液稀释后，使自然状态下的双凹盘状扁圆形红细胞成为球形并经戊二醛固定，这种处理不影响红细胞的平均体积，红细胞通过测量区时，激光束以低角度前向光散射测量单个红细胞的体积和红细胞总数，可使红细胞计数结果更加准确。

②仪器与试剂：血液分析仪及配套试剂（如稀释液、清洗液）、配套校准物、质控物。

③操作：使用稀释液和特定装置定量稀释血液标本；检测稀释样本中的细胞数量；将稀释样本中的细胞数量转换为最终报告结果，即每升全血中的红细胞数量。不同类型血液分析仪的操作程序依照仪器说明书规定。

④参考区间：（仪器法，静脉采血）。

成年男性：$(4.3～5.8)×10^{12}/L$；成年女性：$(3.8～5.1)×10^{12}/L$。

（2）显微镜计数法：

①原理：显微镜检查方法用等渗稀释液将血液按一定倍数稀释并充入细胞计数板（又称牛鲍计数板）的计数池，在显微镜下计数一定体积内的红细胞数，经换算得出每升血液中红细胞的数量。

②试剂与器材：a.赫姆（Hayem）液：氯化钠 1.0g，结晶硫酸钠（$Na_2SO_4 \cdot 10H_2O$）5.0g（或无水硫酸钠 2.5g），氯化汞 0.5g，分别用蒸馏水溶解后混合，再用蒸馏水加至 200mL，混匀、过

滤后备用;如暂无赫姆(Hayem)液,可用无菌生理盐水替代;b.改良 Neubauer 血细胞计数板、盖玻片;c.普通显微镜。

③操作:a.取中号试管 1 支,加红细胞稀释液 2.0mL;b.用清洁干燥微量吸管取末梢血或抗凝血 10μL,擦去管外余血后加至红细胞稀释液底部,再轻吸上层清液清洗吸管 2～3 次,然后立即混匀;c.混匀后,用干净微量吸管将红细胞悬液充入计数池,不得有空泡或外溢,充池后静置 2～3min 后计数;d.高倍镜下依次计数中央大方格内四角和正中 5 个中方格内的红细胞。对压线红细胞按"数上不数下、数左不数右"的原则进行计数。

④结果计算:

红细胞数/L＝5 个中方格内红细胞数×5×10×200×10⁶

＝5 个中方格内红细胞数×10¹⁰

$$=\frac{5\ 个中方格内的红细胞数}{100}×10^{12}$$

式中:×5:5 个中方格换算成 1 个大方格;×10:1 个大方格容积为 0.1μL,换算成 1.0μL;×200:血液的实际稀释倍数应为 201 倍,按 200 是便于计算;×10⁶:由 1μL 换算成 1L。

⑤注意事项:a.显微镜计数方法由于计数细胞数量有限,检测结果的精密度较差,适用于红细胞数量较低标本的检测;b.红细胞的聚集可导致计数不准确;c.如计数板不清洁或计数板中的稀释液蒸发,也会导致结果增高或错误;d.配制的稀释液应过滤,以免杂质、微粒等被误认为细胞。

2.方法学评价

临床实验室主要使用血液分析仪进行红细胞计数,不仅操作简便、检测快速、重复性好,而且能够同时得到多个红细胞相关参数。使用配套校准物或溯源至参考方法的定值新鲜血实施校准后,可确认或改善检测结果的准确性。某些病理状态下(如白细胞数过高、巨大血小板、红细胞过小、存在冷凝集素等),仪器检测结果易受干扰,需使用手工法进行确认。手工法是传统方法,无需特殊设备,但操作费时费力,结果重复性较差,在常规检测中已较少使用。

3.临床意义

(1)生理性降低:主要见于生理性贫血,如婴幼儿、妊娠中后期孕妇以及造血功能减退的老年人等。

(2)病理性降低:见于各种贫血,常见原因有:①骨髓造血功能障碍,如再生障碍性贫血、白血病、骨髓瘤、骨髓纤维化;②造血物质缺乏或利用障碍,如缺铁性贫血、铁粒幼细胞贫血、巨幼细胞贫血;③急慢性失血,如手术或创伤后急性失血、消化道溃疡、寄生虫病;④血细胞破坏过多,如溶血性贫血;⑤其他疾病造成或伴发的贫血。

(3)生理性增高:见于生活在高原地区的居民、胎儿及新生儿、剧烈运动或重体力劳动的健康人。

(4)病理性增高:分为相对性增高和绝对性增高。相对性增高通常是由于血浆容量减少,致使血液中有形成分相对增多形成的暂时性假象,常由严重呕吐、多次腹泻、大面积烧伤、尿崩症、大剂量使用利尿药等引起。绝对性增高多与组织缺氧、血中促红细胞生成素水平升高、骨髓加速释放红细胞有关,见于:①原发性红细胞增多症:为慢性骨髓增殖性肿瘤,临床较为常见;②继发性红细胞增多症:见于肺源性心脏病、慢性阻塞性肺气肿及异常血红蛋白病等;与某些肿瘤和肾脏疾患有关,如肾癌、肝细胞癌、卵巢癌、肾移植后;此外,还见于家族性自发性促红细胞生成素浓度增高,药物(雌激素、皮质类固醇等)引起的红细胞增多等。

(三)血细胞比容

血细胞比容(Hct)是指一定体积的全血(毛细血管血液或静脉血液)中红细胞所占体积的相对比例。

1.标本类型

EDTA 或肝素抗凝静脉血。

2.参考区间

成年男性:0.40~0.50;成年女性:0.37~0.48;儿童:0.33~0.42;新生儿:0.47~0.67。

3.临床意义

Hct 的临床意义与 RBC 计数相似,Hct 降低是诊断贫血的指标,Hct 增高可因红细胞数量绝对增多或血浆量减少所致(表 1-1-1)。

表 1-1-1　Hct 增高和降低的原因

Hct	机制	原因
增高	血浆量减少	液体摄入不足、大量出汗、腹泻与呕吐、多尿
	红细胞增多	真性红细胞增多症、缺氧、肿瘤、EPO 增多
降低	血浆量增多	竞技运动员(生理性适应)、妊娠、原发性醛固酮增多症、补液过多
	红细胞减少	各种原因的贫血、出血

(1)Hct 增高:Hct 是判断血液稀释程度的可靠指标,常作为脱水患者的补液依据;凡能引起红细胞相对或绝对增多的原因均可导致 Hct 增高。当 Hct 大于 0.7,RBC 计数为$(7\sim10)\times10^{12}/L$,Hb 浓度大于 180g/L,可诊断为真性红细胞增多症。

(2)Hct 降低:见于贫血和血液稀释。由于贫血原因不同,Hct 降低的程度与 RBC 计数、Hb 浓度不完全一致,常将三者结合起来,计算红细胞平均指数,可用于贫血的形态学分类。

4.评价

(1)诊断价值:Hct 作为单一参数的诊断价值不大,Hct 变化与 RBC 计数、平均红细胞体积及血浆量有关,主要用于诊断贫血、真性红细胞增多症和红细胞增多,了解血液稀释和浓缩的程度,计算平均红细胞体积和平均红细胞血红蛋白浓度等。

(2)影响因素:

①体外溶血、自身凝集和小红细胞增多症等可造成 Hct 假性降低;网织红细胞或白细胞计数增多时,Hct 增高;当异常红细胞增多时,如镰状红细胞、球形红细胞和大红细胞等增多,Hct 结果变化较大。

②以空腹采集标本为好,标本采集要顺利,静脉压迫时间过长(超过 2min)可引起血液淤积与浓缩,所以当针刺入血管见血后应立即松开压脉带,以防 Hct 增高。

③抗凝剂的用量要准确,并与血液充分混匀,特别要防止血液稀释或凝固。

（3）与检查相关的临床须知：

①Hct 小于 0.2 时，可能出现心力衰竭或死亡，根据病情进行输血或其他治疗。

②Hct 小于 0.33 时，需要进一步做其他有关贫血的检查，如 RBC 计数与形态学、白细胞计数与形态学、网织红细胞、骨髓细胞学等检查，以明确诊断，并采取相应治疗措施。

③Hct 大于医学决定水平（男性为 0.56，女性为 0.53）时，且男性 Hb 浓度大于 180g/L，女性大于 170g/L，可考虑血浆容量是否发生异常改变，应进一步查明原因。

④Hct 大于 0.6 则易发生血栓。Hct≥0.70 时，无论是真性红细胞增多症或是继发性红细胞增多症都应立即采取相应的干预措施。

（四）红细胞平均指数

红细胞平均指数包括平均红细胞体积（MCV）、平均红细胞血红蛋白量（MCH）和平均红细胞血红蛋白浓度（MCHC）。

1.参考区间

红细胞平均指数的参考区间见表 1-1-2。

表 1-1-2　红细胞平均指数的参考区间

分组	MCV(fl)	MCH(pg)	MCHC(g/L)
新生儿	86～120	27～36	250～370
1～3 岁	79～104	25～32	280～350
成人	80～100	27～34	320～360

2.临床意义

MCV,MCH 和 MCHC 主要用于贫血的细胞形态学分类（表 1-1-3）。

表 1-1-3　贫血的形态学分类及临床意义

贫血类型	MCV	MCH	MCHC	临床意义
正细胞性贫血	正常	正常	正常	急性失血性贫血、急性溶血性贫血、再生障碍性贫血、白血病等
大细胞性贫血	增高	增高	正常	叶酸、维生素 B_{12} 缺乏或吸收障碍
单纯小细胞性贫血	降低	降低	正常	慢性炎症、尿毒症
小细胞低色素性贫血	降低	降低	降低	慢性失血性贫血、缺铁性贫血、珠蛋白生成障碍性贫血等

3.评价

（1）诊断价值：红细胞平均指数有助于进一步了解红细胞的特征，为贫血的鉴别诊断提供线索，其主要意义在于贫血的形态学分类。

（2）影响因素：

①红细胞平均指数仅代表红细胞群体平均情况，其局限性表现在：a.溶血性贫血和急性白血病患者为正细胞性贫血，但血涂片上的红细胞可有明显的大小不均和形态异常；b.对一些早期贫血（如缺铁性贫血）缺乏灵敏度，缺铁性贫血和轻型珠蛋白生成障碍性贫血都表现为小细胞低色素性贫血，但缺铁性贫血的红细胞存在明显的大小不均现象。所以对贫血患者进行红

细胞形态检查是十分重要的。

②高滴度冷凝集素可形成大的颗粒,并促使红细胞聚集,使用血细胞分析仪检查的 MCV、MCH 与 MCHC 可明显增高。

(3)与检查相关的临床须知:红细胞平均指数准确性依赖于 RBC、Hb 和(或)Hct 检查的准确性,应采用同一抗凝血液标本,且其结果要准确。任何影响 RBC 计数、Hb 浓度、Hct 检查的因素都可影响红细胞平均指数的准确性。

(五)红细胞体积分布宽度

红细胞体积分布宽度(RDW)是红细胞体积异质性的参数,即反映红细胞大小不均的客观指标。RDW 多采用 RDW-CV 和 RDW-SD 表示。RDW-CV 是红细胞在体积分布曲线上 1SD 的分布宽度与 MCV 的比值($CV = \dfrac{SD}{X}$)。RDW-SD 是独立于 MCV 的 RDW 表示方法,是以红细胞分布的峰值相当于 100% 时的 20% 界限的分布宽度,以 fl 表示。

1.参考区间

RDW-CV 11.5%~14.5%,RDW-SD=(42±5)fl。

2.临床意义

(1)用于贫血的形态学分类不同原因贫血患者的红细胞形态学特点是不同的,根据 MCV、RDW 对贫血进行的形态学分类见表 1-1-4,并对贫血的鉴别诊断有一定的参考价值。

表 1-1-4　根据 MCV、RDW 的贫血形态学分类

MCV	RDW	贫血类型	常见疾病
增高	正常	大细胞均一性	部分再生障碍性贫血、MDS 等
	增高	大细胞不均一性	巨幼细胞性贫血、恶性贫血
正常	正常	正细胞均一性	再生障碍性贫血、白血病、失血性贫血、某些慢性肝、肾疾病性贫血等
降低	增高	正细胞不均一性	早期缺铁性贫血、混合型营养缺乏性贫血等
	正常	小细胞均一性	轻型珠蛋白生成障碍性贫血
	增高	小细胞不均一性	缺铁性贫血

(2)用于缺铁性贫血的诊断、鉴别诊断和疗效观察缺铁性贫血和轻型 β-珠蛋白生成障碍性贫血均为小细胞低色素性贫血,缺铁性贫血患者 RDW 增高,而珠蛋白生成障碍性贫血患者 RDW 多为正常。缺铁性贫血患者在缺铁潜伏期时 RDW 即有增高,治疗后贫血已得到纠正,RDW 仍未降至正常水平,可能反映体内贮存铁尚未完全补足,故 RDW 对缺铁性贫血治疗中的动态监测有一定的价值。

3.评价

(1)诊断价值:RDW 对于贫血的分类、诊断、鉴别诊断和疗效观察有意义。

①RDW-CV 对 MCV 降低更为灵敏。小红细胞增多时 MCV 明显减小,RDW-CV 将明显增大;大红细胞性贫血时 RDW-CV 变化则不明显;RDW-CV 对球形红细胞增多症所致的红细胞体积异常的诊断不灵敏。

②RDW-SD 所计算的是红细胞体积分布曲线的较低部分,故其对少量大细胞或小细胞的诊断均较灵敏,更能真实反映红细胞的大小不均。

(2)影响因素:网织红细胞的 MCV 较成熟红细胞大,其数量增多会使红细胞直方图基底增宽,使 RDW 增大。

(六)网织红细胞

网织红细胞是介于晚幼红细胞和成熟红细胞之间的不完全成熟红细胞,其胞质中残存多少不等的嗜碱性物质 RNA,经新亚甲蓝或煌焦油蓝等碱性染料活体染色后,RNA 被染成蓝色的网点状结构,故名网织红细胞。正常情况下,外周血液 Retic 发展到成熟红细胞,需要经历 1d 的时间,而贫血时其成熟时间延长,需要 2d。

根据网织颗粒的数量及聚集程度可将 Ret 分为 5 型:0 型、Ⅰ 型、Ⅱ 型、Ⅲ 型、Ⅳ 型。0 型 Ret 为有核红细胞,不应归为 Ret,因此,ICSH 将 Ret 分为 4 型,其分型及特征见表 1-1-5。

表 1-1-5　网织红细胞分型及特征

分型	形态特点	正常时存在的部位
Ⅰ 型(丝球型)	胞质几乎被网织物充满,聚集程度高	只存在于骨髓中
Ⅱ 型(花冠型或网型)	位于胞质中央的线团样松散结构	主要存在于骨髓中,在外周血很难见到
Ⅲ 型(破网型)	胞质网状结构少,呈不规则点状排列	仅有少量释放到外周血
Ⅳ 型(颗粒型)	胞质中嗜碱性物质少,呈分散的细颗粒、短丝状	主要存在于外周血

1.标本类型

EDTA 抗凝静脉血液。

2.参考区间

成人和儿童 $0.5\%\sim1.5\%$;新生儿 $2.0\%\sim6.0\%$。绝对值:成人和儿童,$(24\sim84)\times10^9/L$。

3.临床意义

Retic 计数是反映骨髓造血功能的重要指标,对贫血的诊断、鉴别诊断及疗效观察等具有重要意义。

(1)评价骨髓增生能力:

①Retic 计数增多:外周血液 Retic 计数增多是红细胞生成增多的指标,表示骨髓造血功能旺盛,见于各种增生性贫血,溶血性贫血尤为明显;②Retic 计数减少:是无效红细胞造血的指标,见于非增生性贫血、慢性病性贫血(ACD)。

(2)评价疗效和作为治疗性试验的观察指标:

①评价疗效:缺铁性贫血或巨幼细胞性贫血患者治疗前 Retic 计数仅轻度增多或正常、减少。相应给予铁剂、维生素 B_{12} 或叶酸治疗 $2\sim3d$ 后,Retic 计数开始上升,$7\sim10d$ 达到最高(10% 左右);2 周以后逐渐降至正常水平。此时,RBC 计数、Hb 浓度开始增高,这一现象称为网织红细胞反应,提示贫血得到纠正。若 Retic 计数持续增多,提示尚未达到治疗效果。

②治疗性试验的观察：当临床怀疑为缺铁性贫血或巨幼细胞性贫血时(诊断未明确)，可分别给予患者铁剂或叶酸治疗，如果治疗后出现网织红细胞反应，可作为确诊的依据之一或作为鉴别诊断指标。

(3)观察病情变化：溶血性贫血和失血性贫血患者在治疗过程中，连续观察 Retic 计数，可作为判断病情变化的参考指标。如果治疗后 Retic 计数逐渐减少，提示溶血或出血已得到控制；如果 Retic 计数持续增高，提示病情未得到控制，甚至加重。

4.评价

(1)诊断价值：外周血液 Retic 计数是反映骨髓红系造血状态的灵敏指标。主要用于鉴别贫血的类型，评价骨髓的功能，观察贫血的治疗效果，评估骨髓移植后、再生障碍性贫血治疗后的骨髓造血情况等。

(2)影响因素：

①血液标本中存在 Howell-Jolly 小体、NRBC、镰状红细胞、巨大血小板、冷凝集素、寄生虫和血小板堆集时，可造成 Retic 计数假性增多。

②因 Retic 在体外仍继续成熟，其数量随着保存时间的延长而递减，所以标本采集后应及时送检。

③许多药物可引起 Retic 变化，可导致 Retic 计数增多的药物有解热药、氯喹、左旋多巴、奎宁等；可导致 Retic 计数减少的药物有硫唑嘌呤、氯霉素、氨甲蝶呤等。

(3)与检查相关的临床须知：在临床应用中，还应考虑网织红细胞生成指数(RPI)、网织红细胞成熟指数(RMI)、未成熟网织红细胞比率(IRF)等指标的变化及其意义。

①RPI：是指患者 Retic 生成数量相当于健康人的倍数。Ⅳ型 Retic 进入外周血液后 24h 内其 RNA 消失，而增生性贫血患者在 EPO 作用下，年轻的 Retic 提早进入外周血液，且其 RNA 消失需要 2～3d(延长了 Retic 的成熟时间)，增加了 Retic 计数结果(任何一天产生的 Retic 均能在释放后的 2d 或更长时间内被计数到)。所以，Retic 数量与贫血的严重程度、Hct 水平、Retic 成熟时间有关。当利用 Retic 计数评价红细胞生成情况时，必须依据 Hct、EPO 对 Retic 的影响计算 RPI，以校正 Retic 计数结果。

$$RPI = \frac{患者\ Hct}{正常\ Hct(0.45)} \times \frac{患者\ Retic\% \times 100}{Retic\ 成熟时间(d)}$$

Retic 计数结果校正可应用于任何贫血患者和 Retic 计数明显增多的患者。为证实高 EPO 水平能够促使 Retic 从骨髓进入外周血液，可以在染色的涂片中寻找嗜多色性红细胞，如无嗜多色性红细胞则不需要进行校正。

RPI 是评价有效红细胞生成的指标。如果贫血患者 RPI 增高至正常的 3 倍以上，说明患者的肾功能、EPO 反应、骨髓代偿能力是正常的，进一步提示贫血是由溶血或失血引起的。骨髓代偿反应良好的贫血患者，其 RPI 大于 1。如果 RPI 小于 1，即使 Retic 计数增多，其骨髓的代偿功能不良。

②RMI：RMI 可反映贫血程度、骨髓造血功能和铁贮存状况。对评价骨髓移植后造血功能恢复情况和 EPO 的疗效，以及监测放疗、化疗对骨髓的抑制作用具有较高灵敏度。

③IRF:IRF 的临床意义与 RMI 相同,主要用于评价骨髓功能、监测治疗过程、评价疗效与调整用药情况。

(七)红细胞沉降率测定

红细胞沉降率(ESR)简称血沉,指在规定条件下,离体抗凝全血中的红细胞自然下沉的速率。ESR 是传统且应用较广的指标,用于诊断疾病虽然缺乏特异性,但操作简便,具有动态观察病情疗效的实用价值。

1.检测方法和原理

(1)魏氏法:将一定量的枸橼酸钠抗凝全血置于特制血沉管中,直立于血沉架上。由于红细胞比重大于血浆,在离体抗凝血中能克服血浆阻力而下沉。1h 后读取上层血浆高度的毫米数,即为红细胞沉降率。血沉测定实际上是测量单位时间内红细胞下沉后血浆段的高度,而并非真正红细胞下降速度,因此,IFCC、国际纯粹和应用化学联盟(IUPAC)重新定义 ESR 为血液沉降反应长度(LSRB)。

(2)自动血沉仪法:动态红细胞下沉分为 3 个阶段:①红细胞缗钱状聚集期,约 10min。②红细胞快速沉降期,聚集逐渐减弱,细胞以恒定速度下沉,约 40min。③细胞堆积期,约 10min,此期红细胞缓慢减低,细胞逐步向试管底部聚集。全自动血沉仪根据红细胞下沉过程中血浆浊度的改变,采用光电比浊、红外线扫描或摄影法动态分析红细胞下沉各个时段血浆的透光度,以电脑记录并打印结果。

2.质量管理

(1)质量控制:

①参考方法:常作为常规试验的质控方法。方法:选择 1 份 HCT 在 0.30~0.36 的血液标本,同时做常规和参考方法,对未稀释标本采用纠正公式得到纠正 ESR。如果常规方法与 ICSH 参考方法结果之间的差异在限定范围内,说明试验在控。血液标本通常采用替代的稳定化全血控制品,作为各种自动化系统的每日质控,也可使用 3~4 份 4℃保存的 EDTA 抗凝全血。

②计算每天累积均值:每天至少 100 份临床标本,CV 变化在 15%以内,可认为试验在控,仪器性能良好。

③患者标本做质控:患者标本应满足以下条件:EDTA 抗凝,HCT 为 0.35 左右,ESR 在 15~105mm/h 范围,检测前颠倒混匀 16 次。

④Westergren 血沉管的鉴定:为全长 300±1.5mm,两端相通,表面有规范的 200mm 刻度的无色、平头、正圆柱形玻璃后塑料制品,管内径 2.55mm,管内均匀误差<5%,横轴与竖轴差<0.1mm,外径 5.5±0.5mm,管壁刻度误差 200±0.35mm,最小分度值 1mm,误差<0.2mm。

(2)干扰因素:ESR 操作应在室温(18~25℃)下进行。抗凝血标本须在采集后 3h 内完成检测,枸橼酸钠抗凝血 4℃保存可延迟到 6h,EDTA 抗凝血 4℃保存可延迟到 24h。干扰 ESR 测定的因素见表 1-1-6。

表 1-1-6　干扰红细胞沉降率测定结果的因素

	干扰因素
生理性	增高:①急性时相反应,心血管意外危险因素,胆固醇,纤维蛋白原,球蛋白,妊娠;②头孢匹林,吲哚美辛,口服避孕药。减低:①免疫球蛋白IgG,磷脂;②阿司匹林,促肾上腺皮质激素,脱氢皮质(甾)醇
分析性	减低:氟化钠,草酸

(3)方法学比较:魏氏法为传统方法。ICSH、CLSI、WHO均有ESR检测的标准化文件。ICSH方法(1993)及CLSI H2-A4(2000)的方法均以魏氏法为基础,规定了从采样至报告结果的各个环节。改良魏氏法见表1-1-7。

表 1-1-7　改良魏氏法红细胞沉降率测定特点

项目	特点
血沉管长度	总长并非严格规定,但血沉管须足够长,不仅需符合设备需求,而且应保证在实验完成前细胞尚未开始压紧
塑料血沉管	作为魏氏血沉管的替代物(聚乙烯和聚碳酯);所用塑料管应证明能用于血沉测定,而不影响结果
一次性玻璃血沉管	需证明试管材料和清洁不影响ESR
毛细管法	较标准血沉管口径狭窄且短,不常用,适用于婴儿;须建立参考范围和提供相当于魏氏法血沉的转换因子
时间	测量细胞开始聚集到压紧前的沉降情况,通常18～24min。将此段时间内沉降率转换成传统60min的血沉值
倾斜试管	当试管倾斜时,红细胞沉降加快。自动化系统是将试管倾斜18°在20min后判断终点
抗凝剂	当HCT小于0.36(或Hb<110g/L)时,可使用EDTA抗凝血。当HCT较高时,结果精度较低。未稀释标本的读数应根据参考方法调整

ESR测定迄今仍未建立确定性方法,目前首选为参考方法,其次为标准化方法,再次为选择性方法(工作方法或常规方法)。ESR测定参考法或标准化方法突出的优点是可采用EDTA抗凝,可与血液分析仪共用1份抗凝静脉血标本,并在分析结果时易于综合白细胞变化进行判断。ESR测定的方法学比较见表1-1-8。

表 1-1-8　红细胞沉降率测定的方法学比较

方法	优点	缺点
魏氏法	国内的规范方法。对操作器材、条件和方法有严格规定,一次性血沉管使用方便、卫生安全	一次性血沉管成本较高,质量难以保证
自动血沉仪法	可记录红细胞沉降全过程;自动化、微量化、快速化	测定结果应与"参考方法"比较,制定参考范围

3.临床应用

(1)参考范围:①<50岁:男性<15mm/h;女性<20mm/h。②>50岁:男性<20mm/h;女性<30mm/h。③>85岁:男性<30mm/h;女性<42mm/h。④儿童<10mm/h。

（2）临床意义：ESR 是常规筛查试验，虽特异性差，但对疾病的鉴别和动态观察具有一定的参考价值。

①病理性 ESR 增快：见表 1-1-9。

②血沉减慢：见于真性红细胞增高症、低纤维蛋白原血症、充血性心力衰竭、红细胞形态异常（如异形红细胞、球形红细胞、镰形红细胞）。

表 1-1-9　引起红细胞沉降率病理性增快的常见疾病及可能机制

	常见疾病	可能机制
炎症疾病	急性细菌感染（如临界值为 20mm/h 时，对急性阑尾炎的诊断灵敏度为 23%，特异度为 86%。）	血中急性时相反应蛋白迅速增高
	风湿病活动期、风湿性关节炎等	抗原抗体复合物增加
	结核病活动期、风湿热活动期等	纤维蛋白原大幅度增高
组织损伤	严重创伤、大手术后、心肌梗死后 3～4d	血中急性时相反应蛋白迅速增高
恶性肿瘤	恶性肿瘤	良性肿瘤：ESR 大致正常；肿瘤组织坏死、继发感染、贫血、纤维蛋白原增高时，ESR 加快；肿瘤术后化疗、放疗有效时，ESR 趋于正常；肿瘤复发或转移时，ESR 升高
自身免疫病	某些结缔组织疾病	ESR 与 CRP、RF、抗核抗体等具有相似的敏感性
高球蛋白血症	多发性骨髓瘤、巨球蛋白血症、系统性红斑狼疮、肝硬化、慢性肾炎等	血中免疫球蛋白增高
高胆固醇血症	动脉粥样硬化、糖尿病、黏液性水肿、原发性家族性高胆固醇血症等	血中总胆固醇增高

二、白细胞检验

（一）白细胞计数

白细胞计数（WBC）可使用血液分析仪或显微镜进行检测，以前者最为常用。在血液分析仪计数结果异常（如白细胞数量较低、存在干扰等）需要确认或没有条件使用血液分析仪时，可采用手工显微镜法进行白细胞计数。

1.血液分析仪检测法

（1）原理：进行白细胞计数的原理主要有电阻抗法和光散射法。即血液经溶血素处理后，在鞘流液的带动下白细胞逐个通过血液分析仪的细胞计数小孔或激光照射区，引起小孔周围电阻抗的变化或产生特征性的光散射，对应的脉冲信号或光散射信号的多少即代表白细胞的数量。

（2）仪器与试剂：血液分析仪及配套试剂（如稀释液、溶血剂、清洗液）、配套校准物、质控物。

(3)操作:使用稀释液和特定装置定量稀释血液标本;检测稀释样本中的细胞数量;将稀释样本中的细胞数量转换为最终报告结果,即每升全血中的白细胞数量。不同类型血液分析仪的操作程序依照仪器说明书规定。

(4)参考区间:(仪器法,静脉采血)。

成年人:$(3.5\sim9.5)\times10^{12}/L$。

(5)注意事项:血液应与抗凝剂充分混匀,避免产生凝块;同时应避免标本出现溶血。存在冷球蛋白、冷纤维蛋白原、红细胞抵抗溶血和高甘油三酯等影响因素均会干扰白细胞计数结果。

2.显微镜计数法

(1)原理:手工计数时用白细胞稀释液将血液稀释一定倍数并破坏成熟的红细胞,然后将稀释后的标本充入细胞计数板(又称牛鲍计数板)的计数池,在显微镜下计数一定体积内的白细胞数,换算出每升血液中白细胞的数量。

(2)试剂与器材:

①白细胞稀释液:

冰醋酸	2mL
蒸馏水	98mL
10g/L 亚甲蓝溶液	3滴(混匀过滤后备用)

②其他:显微镜、改良 Neubauer 血细胞计数板等。

(3)操作:

①取小试管 1 支,加白细胞稀释液 0.38mL。

②用微量吸管准确吸取 20μL EDTA 抗凝全血或末梢血,擦去管外余血,将吸管插入小试管中稀释液的底部,轻轻将血放出,并吸取上清液清洗吸管 2 次,混匀。

③待红细胞完全破坏,液体变为棕褐色后,再次混匀后充池,静置 2~3min,待白细胞下沉。

④用低倍镜计数四角 4 个大方格内的白细胞数,对压线细胞按"数上不数下、数左不数右"的原则进行计数。

(4)计算:

$$白细胞数/L=(\frac{N}{4})\times10\times20\times10^6=\frac{N}{20}\times10^9$$

式中:

N   4 个大方格内白细胞总数。

÷4   为每个大方格(即 0.1μL)内白细胞平均数。

×10   1 个大方格容积为 0.1μL,换算成 1.0μL。

×20   血液稀释倍数。

×10⁶   由 1μL 换算成 1L。

(5)注意事项:手工法计数白细胞的误差,与样本量过少、采集样本的质量以及计数池中细胞分布不均匀等因素有关。

①静脉血稀释前应充分混匀,不能有凝集。末梢血在穿刺后应避免挤压,使之自由流出,

且立即稀释,以免产生凝集。

②小试管、计数板均应清洁、干燥,以免杂质、微粒等被误认为细胞。

③应准确量取血液样本、恰当稀释。计数池只能加入一定量的稀释样本,过量则使盖玻片抬高,从而改变计数池的充液高度。

④白细胞数量过高时,可加大稀释倍数,如超过 $30 \times 10^9/L$,可用 1:100 稀释;白细胞数量过低时,可计数 8 个大方格的白细胞数或减少稀释倍数,如 1:10 稀释。

⑤白细胞计数的稀释液破坏或溶解所有的无核红细胞。在某些疾病条件下,有核红细胞可能会在外周血中出现,这些细胞不能从白细胞中分辨出来,在计数池中也被计数成白细胞。因此,对染色血涂片进行分类,每 100 个白细胞中有 5 个或更多有核红细胞时,白细胞计数结果按下列公式进行校正:

$$校正后的白细胞计数结果 = X \times \frac{100}{100 + Y}$$

X:未校正的白细胞数;Y:分类计数时,每 100 个白细胞中同时计数到的有核红细胞数。

白细胞计数以校正后的结果进行报告。

⑥白细胞总数在正常范围内时,大方格间的细胞数不得相差 8 个以上,两次重复计数误差不得超过 10%。

(二)白细胞分类计数

白细胞分类计数(DC)是在显微镜下观察染色后的血涂片上白细胞的形态,并进行分类计数,求得各种白细胞的比值(百分率)和绝对值。血涂片白细胞分类计数的目的:在计数各类白细胞百分率的同时,还要观察白细胞、红细胞和血小板的形态变化,并估计各类细胞的数量。白细胞分类计数主要有助于白细胞变化的疾病(白细胞增高如白血病或减少的疾病如感染、中毒、恶性肿瘤等)的诊断。

检测方法和原理

(1)显微镜分类计数法:将血液制成血涂片,经 Wright 染色后,在油镜下,根据各类细胞形态特点和颜色差异将白细胞区别并进行计数(计数 100～200 个白细胞),计算得出各种白细胞百分率(%)。根据白细胞计数的结果,求得每升血液中各种白细胞绝对值(绝对值=白细胞计数值×该类型白细胞百分率)。

(2)血液分析仪法:多采用电阻抗法、激光法。

表 1-1-10　成人白细胞分类计数参考区间

细胞	比值	百分率(%)	绝对值($\times 10^9/L$)
中性杆状核粒细胞(Nst)	0.01～0.05	0～5	0.04～0.50
中性分叶核粒细胞(Nsg)	0.50～0.70	50～70	2.00～7.00
嗜酸性粒细胞(E)	0.005～0.050	0.5～5.0	0.05～0.50
嗜碱性粒细胞(B)	0～0.01	0～1	0～0.10
淋巴细胞(L)	0.20～0.40	20～40	0.80～4.00
单核细胞(M)	0.03～0.08	3～8	0.12～0.80

（三）临床意义

粒细胞,尤其是中性粒细胞是血液中数量最多的白细胞。原始粒细胞到分叶核粒细胞的整个发育过程,根据细胞动力学的原理,可形象地将其划分为分裂池、成熟池、贮存池、循环池和边缘池。贮存池中的杆状核及分叶核粒细胞仅有约 1/20 释放到外周血液中,大部分保存在贮存池内以便不断补充损耗及应激需要。成熟粒细胞进入血液后约半数运行于血循环之中,构成循环池,另一半则附着于血管内壁而形成边缘池。普通方法的白细胞计数结果仅反映了循环池的粒细胞。边缘池及循环池的粒细胞之间保持着动态平衡,某些因素可以打破这种平衡,导致白细胞计数结果呈大幅度波动并影响各种类型白细胞之间的比例。

1.白细胞总数与中性粒细胞

白细胞总数与中性粒细胞数量增多及减少的参考标准见表 1-1-11。在外周血液中,由于中性粒细胞占白细胞总数的 $50\%\sim70\%$,故其数量的增多或减少可直接影响白细胞总数的变化。因此,白细胞总数变化与中性粒细胞数量变化的临床意义基本上相一致。但是,淋巴细胞、嗜酸性粒细胞等数量上的改变也会引起白细胞总数的变化。因此,若出现白细胞总数与中性粒细胞的数量关系不相一致的情况,还应具体情况具体分析。

表 1-1-11　白细胞总数与中性粒细胞数量增多及减少的参考标准

疾病	参考标准
白细胞增多	外周血液白细胞数$>10\times10^9$/L
白细胞减少	外周血液白细胞数$<4.0\times10^9$/L
中性粒细胞增多症	外周血液中性粒细胞绝对值$>7.0\times10^9$/L
粒细胞减少症	成人:外周血液中性粒细胞绝对值$<2.0\times10^9$/L,儿童:$<1.5\times10^9$/L
粒细胞缺乏症	外周血液白细胞数$<2.0\times10^9$/L,中性粒细胞绝对值$<0.5\times10^9$/L 或消失,起病急骤,发热、感染等症状严重

（1）生理性变化:中性粒细胞生理性增多一般多为暂时性,去除影响因素后可恢复正常。生理性变化多与内分泌因素有关,主要是边缘池的白细胞进入循环池增多所致。增多的粒细胞大多为成熟的中性分叶核粒细胞,淋巴细胞和单核细胞也可增多。中性粒细胞生理性变化的意义见表 1-1-12。

表 1-1-12　中性粒细胞生理性变化的意义

状态	生理变化
年龄	新生儿白细胞总数为$(15\sim20)\times10^9$/L,出生 $6\sim12h$ 达$(21\sim28)\times10^9$/L,然后逐渐下降,1 周时平均为 12×10^9/L,婴幼儿期白细胞维持在 10×10^9/L 左右。出生 $6\sim9d$ 中性粒细胞与淋巴细胞大致相等,以后淋巴细胞逐渐增多,至 $2\sim3$ 岁后又逐渐降低,而中性粒细胞逐渐增多,至 $4\sim5$ 岁二者又基本相等,以后逐渐增多至成人水平
日间变化	安静及放松时较少,进餐和活动后较多;午后高于清晨;一天之间变化可相差 1 倍
运动、疼痛和情绪变化	剧烈运动、剧痛和情绪激动时白细胞数量显著增多(可达 35×10^9/L),刺激停止后较快恢复到原有水平

状态	生理变化
妊娠、分娩	经期及排卵期白细胞数量可略增多;妊娠期轻度增多(可增多到 $15 \times 10^9/L$);分娩时因疼痛、出血和产伤等刺激可达 $35 \times 10^9/L$,产后 2 周内可恢复正常
吸烟	吸烟者平均白细胞总数高于非吸烟者30%,可达 $12 \times 10^9/L$,重度吸烟者可达 $15 \times 10^9/L$

(2)病理性增多:白细胞(中性粒细胞)病理性增多的原因很多,可分为反应性增多和异常增生性增多。

①反应性增多:是人体对各种病理因素的刺激而产生应激反应,动员骨髓贮存池的粒细胞释放和(或)边缘池的粒细胞进入循环池所致,以成熟的分叶核粒细胞或较为成熟的杆状核粒细胞增多为主。反应性白细胞(中性粒细胞)增多的原因见表 1-1-13,其中急性感染及炎症是反应性白细胞(中性粒细胞)增多最常见的原因。

表 1-1-13　反应性白细胞(中性粒细胞)增多的原因

类别	原因
急性感染	细菌、某些病毒、真菌、螺旋体、立克次体及寄生虫感染等(白细胞增多最常见的原因)
炎症	支气管炎、肾炎、肾盂肾炎、结肠炎、风湿性关节炎、风湿热、胰腺炎、甲状腺炎等
组织损伤	严重外伤、大手术、大面积烧伤、AMI(AMI后 $1 \sim 2d$,白细胞常明显增多,且可持续 1 周左右,借此可与心绞痛鉴别)
红细胞破坏	严重血管内溶血(红细胞破坏产物刺激骨髓释放)
急性失血	消化道大出血、脾破裂,宫外孕破裂等(白细胞显著增多是早期诊断内出血的重要指标)
急性中毒	急性安眠药中毒、农药中毒、糖尿病酮症酸中毒及尿毒症等
恶性肿瘤	非造血系统恶性肿瘤,特别是肝癌、胃癌和肺癌等(与肿瘤的坏死性产物促使骨髓贮存池粒细胞的释放、肿瘤细胞产生促粒细胞生成素有关)

某些严重感染者可出现类白血病反应,需要与白血病相鉴别。类白血病反应是指人体对某些刺激因素所产生的类似白血病表现的血象反应。外周血液白细胞大多明显增多,并可出现多少不等的幼稚细胞。当原因去除后,类白血病反应也逐渐消失。引起类白血病反应的原因很多,以感染及恶性肿瘤最多见,其次急性中毒、外伤、休克、急性溶血或出血、大面积烧伤、过敏及电离辐射等。不同原因可引起不同细胞类型的类白血病反应,如中性粒细胞类白血病反应、嗜碱性粒细胞类白血病反应和嗜酸性粒细胞类白血病反应。

②异常增生性增多:为造血组织中粒细胞大量异常增生并释放到外周血液所致,主要见于白血病、骨髓增殖性肿瘤(MPN)。

(3)病理性减少:中性粒细胞减少的原因很多。其临床表现随着原因不同及粒细胞减少的严重程度而不同。当粒细胞小于 $1.0 \times 10^9/L$ 时,极易发生感染;当粒细胞小于 $0.5 \times 10^9/L$ 时,严重感染并且疾病复发的危险性增高,患者可出现发热、咽痛、口腔溃疡等症状,甚至发生败血症。因此,应根据病史鉴别是粒细胞缺乏引起的感染,还是严重感染所致的粒细胞缺乏。

2.嗜酸性粒细胞

外周血液嗜酸性粒细胞占白细胞总数的 $0.5\% \sim 5.0\%$,其主要作用是抑制嗜碱性粒细胞和肥大细胞合成与释放活性物质,吞噬其释放颗粒,分泌组胺酶破坏组胺,限制过敏反应,并参与对蠕虫的免疫反应,其变化对于疾病的诊断有重要的意义。

(1)生理性变化:糖皮质激素对嗜酸性粒细胞的影响很大,它能抑制组胺的产生,阻止骨髓释放嗜酸性粒细胞,并促使血液嗜酸性粒细胞向组织转移,从而导致外周血液嗜酸性粒细胞减少。因此,健康人嗜酸性粒细胞数量可因肾上腺糖皮质激素分泌的变化而变化,如白天低、晚上高,上午波动较大、下午恒定;情绪激动、劳动、饥饿等可引起交感神经兴奋,通过脑垂体产生促肾上腺皮质激素(ACTH),使肾上腺分泌糖皮质激素,因而引起嗜酸性粒细胞减少。

(2)嗜酸性粒细胞增多:是指外周血液嗜酸性粒细胞绝对值大于 $0.5 \times 10^9/L$。常见于过敏性疾病及寄生虫感染,亦常见于某些恶性肿瘤等。

(3)嗜酸性粒细胞减少:是指外周血液嗜酸性粒细胞绝对值小于 $0.05 \times 10^9/L$。主要见于:①长期使用糖皮质激素、ACTH 和肾上腺皮质功能亢进症;②急性传染病早期、大手术及烧伤等应激状态时,因糖皮质激素分泌增高使嗜酸性粒细胞减少,但在恢复期嗜酸性粒细胞逐渐增多。故嗜酸性粒细胞持续减少,甚至消失,表示病情严重。

3.嗜碱性粒细胞

嗜碱性粒细胞主要参与超敏反应,其胞质中含有大小不等的嗜碱性颗粒,这些颗粒中含有丰富的组胺、肝素等。组胺具有使毛细血管扩张和通透性增加的作用。嗜碱性粒细胞计数常用于慢性粒细胞白血病与类白血病反应的鉴别以及观察变态反应。

(1)嗜碱性粒细胞增多:是指外周血液嗜碱性粒细胞绝对值大于 $0.1 \times 10^9/L$。嗜碱性粒细胞增多的临床意义见表 1-1-14。

表 1-1-14 嗜碱性粒细胞增多的临床意义

类别	临床意义
过敏性和炎症性疾病	食物、药物、吸入性过敏性反应;溃疡性结肠炎、荨麻疹、红皮病、风湿性关节炎等,可伴有白细胞或中性粒细胞增多
嗜碱性粒细胞白血病	少见类型的急性白血病。白细胞数量可正常或增多,嗜碱性粒细胞可达 30%～80%,伴有幼稚型增多
骨髓增殖性肿瘤	嗜碱性粒细胞轻度增多可作为 MPN 的早期指标。嗜碱性粒细胞达 10%～20% 是 CML 的特征之一,若其突然大于 20%,预示病情恶化
内分泌疾病	糖尿病、甲状腺功能减退症、雌激素治疗等
其他	重金属中毒、系统性肥大细胞增多症、放射线照射等

(2)嗜碱性粒细胞减少:外周血液嗜碱性粒细胞很少,其减少无临床意义。过敏性休克、促肾上腺皮质激素或糖皮质激素应用过量以及应激反应等可引起嗜碱性粒细胞减少。

4.淋巴细胞

淋巴细胞是人体主要的免疫细胞,其数量变化有助于了解人体的免疫功能状态。

(1)淋巴细胞增多:是指外周血液淋巴细胞绝对值增多(成人大于 $4.0 \times 10^9/L$;儿童:4 岁以上大于 $7.2 \times 10^9/L$、4 岁以下大于 $9.0 \times 10^9/L$)。淋巴细胞数量受某些生理因素的影响,如午后和晚上比早晨高;出生 1 周后婴幼儿淋巴细胞可达 50% 以上,可持续至 6～7 岁,然后逐渐降至成人水平。病理性增多的原因及临床意义见表 1-1-15。

表 1-1-15 **淋巴细胞病理性增多的原因和临床意义**

原因	临床意义
感染性疾病	典型急性细菌感染的恢复期,某些病毒所致急性传染病,某些慢性感染如结核病恢复期或慢性期等
肿瘤性疾病	ALL 和 CLL 急性期以原始及幼稚淋巴细胞增多为主;CLL 和淋巴细胞性淋巴肉瘤等以成熟淋巴细胞增多为主
组织移植术后	排斥前期淋巴细胞绝对值增多,可作为监测组织或器官移植排斥反应的指标之一
药物	阿司匹林、氟哌啶醇、铅、左旋多巴、苯妥英
其他	再生障碍性贫血、粒细胞减少症及粒细胞缺乏症时淋巴细胞相对增多

(2)淋巴细胞减少:是指外周血液淋巴细胞绝对值减少(成人小于 1.0×10^9/L)。凡是导致中性粒细胞显著增多的各种原因,均可导致淋巴细胞相对减少。淋巴细胞绝对减少主要见于应用肾上腺糖皮质激素、烷化剂等治疗,以及放射线损伤、免疫缺陷性疾病、丙种球蛋白缺乏症等。

5.单核细胞

单核细胞具有诱导免疫反应、吞噬和杀灭某些病原体、清除损伤或已死亡的细胞、抗肿瘤活性及调节白细胞生成等多种功能。一般单核细胞减少无临床意义。单核细胞增多是指外周血液单核细胞绝对值大于 0.8×10^9/L。婴幼儿及儿童单核细胞可增多,多属于生理性增多。单核细胞病理性增多的原因和临床意义见表 1-1-16。

表 1-1-16 **单核细胞病理性增多的原因和临床意义**

原因	临床意义
感染	急性感染恢复期、慢性感染,如巨细胞病毒、疱疹病毒、结核分枝杆菌、布氏杆菌等感染、亚急性细菌性心内膜炎、伤寒、严重的浸润性和粟粒性肺结核
结缔组织病	系统性红斑狼疮、类风湿关节炎、混合性结缔组织病、多发性肌炎、结节性动脉炎
造血系统疾病	急性、慢性单核细胞白血病或粒-单核细胞白血病,淋巴瘤、多发性骨髓瘤、CLL、MDS、恶性组织细胞病、组织细胞增多症等
恶性疾病	胃癌、肺癌、结肠癌、胰腺癌
胃肠道疾病	乙醇性肝硬化、局限性回肠炎、溃疡性结肠炎、口炎性腹泻
其他	化疗后骨髓恢复、骨髓移植后、粒细胞-单核细胞集落刺激因子治疗、药物反应、烷化剂中毒

(四)评价

1.诊断价值

(1)白细胞计数:白细胞总数大于 10×10^9/L 称为白细胞增多;小于 4×10^9/L 称为白细胞减少。①白细胞计数小于 0.5×10^9/L,应结合患者的临床表现,进一步检查血红蛋白、红细胞计数、网织红细胞、白细胞分类以及骨髓细胞学等,以便明确诊断;②白细胞计数小于 3×10^9/L,应进一步观察血细胞形态有无异常。此外,应询问患者的用药史,以了解是否有药物影响;

③白细胞计数大于 $12.0\times10^9/L$ 时,可通过白细胞分类了解各类细胞比例与形态有无异常改变,并结合患者临床表现,进一步明确诊断;④白细胞计数大于 $30.0\times10^9/L$ 时,提示可能为白血病,应进一步检查血常规和骨髓细胞学,以明确诊断。

(2)白细胞分类计数:主要用于观察白细胞增多症、白细胞减少症、感染、中毒、恶性肿瘤和白血病患者的白细胞形态变化。

2.影响因素

当白细胞发生聚集时,白细胞计数假性减少。

3.与检查相关的临床须知

①标本采集部位局部的冻疮、发绀、水肿、感染等均可影响结果;②标本采集要顺利,皮肤采血要有足够的穿刺深度(2~3mm),切忌在针刺周围用力挤压,避免混入组织液;③皮肤采血法所获得血液和抗凝静脉血液均可用于血涂片制备,后者使用前一定要充分混匀,以防止细胞沉积;④嗜酸性粒细胞计数最好固定血液标本的采集时间(上午 8 时或下午 3 时),以免受日间生理变化的影响;⑤白细胞分类计数时还应观察红细胞和血小板的数量与形态等。

三、血小板计数

血小板计数是常用止凝血功能筛查指标之一。血小板计数可使用血液分析仪、显微镜或流式细胞仪进行检测。临床实验室主要使用血液分析仪进行血小板计数,其优点是重复性好、检测速度快,但当仪器检测报告显示血小板数量、图形异常或报警提示时,应使用显微镜或流式细胞仪检测法对血小板计数结果进行复核。ICSH 推荐的流式细胞术检测参考方法主要用于其他计数方法的溯源。

(一)检测方法

1.血液分析仪检测法

(1)原理:有电阻抗法和(或)光散射法,分别根据血小板的电阻抗特性和光学特性计数血小板数量。

(2)试剂:血液分析仪检测试剂,如稀释液、溶血剂、鞘液等,详见仪器说明书。

(3)操作:按仪器说明书要求进行操作。

(4)参考区间:$(125\sim350)\times10^9/L$(仪器法,静脉采血)。

(5)注意事项:检测结果数值或图形异常或结果出现仪器报警提示时,均应使用血涂片显微镜检查法进行结果确认,必要时使用计数板在显微镜下计数血小板。

2.显微镜计数法

(1)原理:在仪器计数结果异常需要确认或不具备条件使用血液分析仪时,可采用人工显微镜检查方法计数血小板。可选用普通光学显微镜或相差显微镜,将血液标本按一定比例稀释后充入细胞计数池,在显微镜下计数一定体积内的血小板数量,经过换算得出每升血液中的血小板数。

(2)试剂与器材:

①1%草酸铵稀释液:分别用少量蒸馏水溶解草酸铵 1.0g 及 EDTA-Na$_2$ 0.012g,合并后加

蒸馏水至 100mL,混匀,过滤后备用。

②其他:显微镜、改良 Neubauer 血细胞计数板及试管等。

(3)操作:

①于清洁试管中加入血小板稀释液 0.38mL。

②准确吸取毛细血管血 20μL,擦去管外余血,置于血小板稀释液内,吸取上清液洗三次,立即充分混匀。待完全溶血后再次混匀 1min。

③取上述均匀的血小板悬液 1 滴,注入计数池内,静置 10~15min,使血小板下沉。

④用高倍镜计数中央大方格内四角和中央五个中方格内血小板数。

(4)计算:血小板数/L＝5 个中方格内血小板数×10^9/L。

(5)注意事项:

①应防止血小板稀释液被微粒和细菌污染,配制后应过滤。试管及吸管也应清洁。

②针刺应稍深,使血流顺畅流出。拭去第一滴血后,首先采血进行血小板检测。操作应迅速,防止血小板聚集和破坏。采集标本后应在 1h 内完成检测。

③血液加入稀释液内要充分混匀,滴入计数池后应静置 10~15min。室温高湿度低时注意保持计数池周围的湿度,以免水分蒸发而影响计数结果。

④计数时光线要适中,不可太强,应注意将有折光性的血小板与杂质和灰尘予以区别。附在血细胞旁边的血小板也要注意,不要漏数。

⑤用相差显微镜或暗视野显微镜计数,效果更佳,计数结果更准确。

3.流式细胞仪检测法

(1)原理:用单克隆抗体染色标记血小板,根据荧光强度和散射光强度、用流式细胞检测原理计数血小板,是国际血液学标准化委员会(ICSH)推荐的参考方法。

(2)试剂:鞘液、荧光染液、CD41 和 CD61 抗体、质控品。

(3)注意事项:

①应使用健康人新鲜血进行参考方法检测。

②此方法仅可得出血小板和红细胞的比值,要获得血小板计数的准确结果,还应同时保证红细胞计数的准确性。

(二)临床意义

血小板计数是人体止血与凝血功能障碍筛查的重要指标之一,血小板数量的升高或降低,除了个体自身的生理波动外,还与多种出血和血栓性疾病密切相关。

1.生理性变化

正常人的血小板数随时间和生理状态而波动,通常午后略高于早晨;冬季高于春季;高原居民高于平原居民;月经后高于月经前;妊娠中晚期增高,分娩后即减低;运动、饱餐后增高,休息后恢复。小儿出生时血小板略低,两周后显著增加,半年内可达到成人水平。

2.病理性增高

血小板计数超过 $350×10^9$/L 为血小板增多,常见于:①原发性增多:骨髓增生综合征、原发性血小板增多症、慢性粒细胞性白血病、真性红细胞增多症、特发性骨髓纤维化等;②反应性增多:急性和慢性炎症、急性大失血、急性溶血、肿瘤、近期行外科手术(尤其是脾切除术后)、缺铁性贫血、恶性肿瘤早期等,血小板可出现反应性增多、轻度增多或呈一过性增多;③其他疾病:心脏疾病、肝硬化、慢性胰腺炎、烧伤、肾衰竭、先兆子痫及严重冻伤等。

3.病理性降低

血小板计数低于$125×10^9/L$为血小板减少,常见于:①血小板生成障碍:再生障碍性贫血、急性白血病、急性放射病、巨幼细胞贫血、骨髓纤维化等;②血小板破坏增多:原发性血小板减少性紫癜(ITP)、脾功能亢进、系统性红斑狼疮、血小板同种抗体等;③血小板消耗过多:如弥散性血管内凝血(DIC)、血栓性血小板减少性紫癜等。

第二节 骨髓细胞学检验

一、概述

(一)适应证和禁忌证

骨髓细胞学检查是诊断血液系统疾病的最重要手段,骨髓检查具有技术性强及对患者造成一定痛苦等特点,故应严格掌握适应证和禁忌证。

1.适应证

骨髓穿刺的临床应用广泛,当出现下列情况时,应考虑做骨髓检查。

(1)原因不明的外周血细胞数量和形态异常,如一系、二系、三系减少或增多,一系增多伴二系减少,外周血中出现原始及幼稚细胞等。

(2)不明原因的发热,肝、脾、淋巴结肿大等。

(3)不明原因的胸骨压痛、骨质破坏、肾功能异常、黄疸、紫癜、血沉明显增加,以及疑似骨髓转移瘤和异常血红蛋白症等。

(4)血液病定期复查及化疗后的疗效观察。

(5)其他:微生物培养(如伤寒、副伤寒、败血症)、血液寄生虫检查(如疟疾、黑热病)、骨髓活检、骨髓细胞表面抗原测定、造血干/祖细胞培养、血细胞染色体核型分析、电镜检查、骨髓移植、微量残留白血病检测等。

凡遇以上情况之一,都可以做骨髓穿刺,以贫血、出血或考虑白血病最为常见。

2.禁忌证

骨髓穿刺的绝对禁忌证少见,遇到下列情况要注意。

(1)严重出血的血友病禁忌做骨髓穿刺。有出血倾向或凝血时间明显延长者不易做骨髓穿刺,但为明确诊断疾病也可做,穿刺后必须局部压迫止血5~10min。

(2)晚期妊娠的妇女慎做骨髓穿刺,小儿及不合作者不宜做胸骨穿刺。

(二)临床应用

临床上骨髓常规检查主要用于:①诊断或协助诊断血液系统疾病;②血液系统疾病的疗效观察和预后判断,通过复查可做出骨髓完全缓解、部分缓解、复发等意见。骨髓检查诊断疾病的性质分为明确性诊断、符合性诊断、提示性诊断和排除性诊断等。

1.明确性诊断

骨髓细胞有明显的特征性改变,并与临床表现一致,即可明确诊断。如巨幼细胞贫血、各种白血病、多发性骨髓瘤、骨髓转移癌、戈谢病、尼曼-匹克病、恶性组织细胞病、黑热病、疟疾等。

2.符合性诊断

骨髓细胞有部分特征性改变,并能解释临床上的症状和体征。如缺铁性贫血、溶血性贫血、再生障碍性贫血、脾功能亢进、特发性血小板减少性紫癜、粒细胞减少症和缺乏症、骨髓增生异常综合征(MDS)、骨髓增生性疾病(如真红细胞增多症、原发性血小板增多症、骨髓纤维化)和放射病等。

3.提示性诊断

常见于感染和中毒等。

4.排除性诊断

如不明原因的血小板减少性紫癜,肝、脾、淋巴结肿大,长期低热伴有血液学异常和血片中发现幼稚细胞等。

二、标本采集、涂片与染色

(一)骨髓采集

骨髓采集一般以临床居多。考虑到标本质量的保证、直面患者了解病况对诊断的需要,专门的骨髓检查科室应参与骨髓采集与标本制备。许多血液病骨髓穿刺与活检一起进行,故采集标本除了髓液涂片外,还常有骨髓印片和组织固定与血片的制备。

1.取材部位

成人患者首取髂后上棘,其次是髂前上棘。胸骨也是采集部位之一,常被用于髂骨穿刺获取的标本不能解决诊断,以及需要更多地了解造血功能时。3岁以下患儿常选取胫骨。

2.抽吸骨髓

抽吸骨髓液,一般以 0.2mL 为宜。也可以将骨髓液放入 EDTA-K$_2$ 干燥抗凝管(2% ED-TA-K$_2$ 溶液 0.5mL)抗凝后,按需制备涂片。

3.推制涂片

建议使用一端有磨砂区的载玻片,推片前在磨砂区写上患者的姓名和标本号等识别标记。将抽吸的骨髓液置于载玻片上立即制片,一般涂片 6～8 张;对疑似急性白血病者涂片 8～10 张。因部分需要细胞化学和免疫化学染色的血液病不能预见,所以涂片张数宜多。一般应同时采集血片 2 张。推制的涂片应有头、体、尾部分。

(二)标本染色

国际血液学标准化委员会(ICSH)推荐的细胞普通染色为 Romanowsky 染色,由于该染色剂组成的天青 B 质量不易达到要求,故使用最多最广并被许可的是 Wright-Giemsa 混合染色。

（三）原理

Wright 染料中含有碱性亚甲蓝和酸性伊红 2 种主要成分,分别与细胞内的各种物质具有不同的亲和力,使之显现不同的色调以利于分辨。血红蛋白、嗜酸性颗粒是碱性蛋白,与Wright 染料中的酸性伊红有亲和力,染成红色;淋巴细胞胞质和细胞核的核仁含有酸性物质,与碱性亚甲蓝有亲和力,染成蓝色。当酸性和碱性物质各半时则被染成蓝红色或灰红色。胞核有 DNA 和碱性的组蛋白、精蛋白等成分,与染料中的酸性染料伊红有亲和力,但又含微量弱酸性蛋白与亚甲蓝反应,故胞核被染成紫红色。Giemsa 染色原理与 Wright 染色相似。Wright 染液对胞质成分着色较佳,Giemsa 染液对胞核着色较佳,故采用两者的混合染色可使细胞着色获得较为满意的效果。

（四）试剂

1.染色液

（1）Wright-Giemsa 混合染液配制:Wright 染料 0.5g、Giemsa 染料 0.5g,加入 500mL 的优级纯甲醇中混匀备用。

（2）分别配制 Wright 染液和 Giemsa 染液后混合:取 Wright 染料 0.84g,倒入含 500mL的优级纯甲醇瓶中,振荡溶解(在配制的 3～4 周内,每隔数日振摇一次)。取 Giemsa 染料4.2g加入已加温至 37℃ 的 280mL 甘油中,振荡数分钟,待基本溶解后加入优级纯甲醇 280mL,混合(在配制的 3～4 周内每隔数日振摇一次)。

2.磷酸盐缓冲液

磷酸二氢钾 0.3g、磷酸氢二钠 0.2g,加入 1000mL 蒸馏水中溶解,调 pH6.8 左右。

（五）操作

将干燥的涂片平放在有机玻璃染色盒或染色架上,滴满 Wright 染液;约 30～60s 后滴加Giemsa 染液 2 滴;分次加 2 倍于染液的磷酸盐缓冲液混合;染色 10～15min 后用水冲洗,置于晾片架上晾干。

染液配制和染色方法的改良很多,实验室可以根据各自的经验适当地灵活掌握,但染色的细胞必须符合要求。

（六）评判的基本标准

细胞膜、核膜、染色质结构清晰,红细胞完整、染色微杏红色。ICSH 推荐的染色要求:染色质为紫色,核仁染为浅蓝色,嗜碱性胞质为蓝色,中性颗粒为紫色,嗜酸颗粒为橘红色,嗜碱颗粒为紫黑色,血小板颗粒为紫色,红细胞为红色至橘黄色,中毒性颗粒为黑色,Auer 小体为紫色,Dohle 小体为浅蓝色,Howell-Jolly 小体为紫色。

三、检验方法

有核细胞数量检验和细胞形态观察是镜检的两个主要内容。先用低倍镜检查,确认微小骨髓小粒和油滴的有无、染色的满意性,有核细胞的多少、有无明显的骨髓稀释、有无明显的异常细胞、涂片尾部有无特征细胞和异常的大细胞。然后用油镜进一步观察、确定细胞类型和分类,并随时与临床表现和相关检查相联系,对异常细胞进行定性和解释。

（一）油滴和小粒检验

1.操作

油滴为带有发亮感的大小不一的空泡结构,骨髓小粒为鱼肉样至油脂样,大小不一。当油滴和小粒细小以及检查小粒内细胞时,需要镜检判断。

2.结果判定

油滴"－"示涂片上几乎不见油滴;"＋"示油滴稀少,在涂片上呈细沙状分布,尾端无油滴;"＋＋"为油滴多而大,尾端有油滴;"＋＋＋"为油滴聚集成堆或布满涂片。小粒"－"示涂片上不见小粒;"＋"示小粒稀小,眼观涂片尾部隐约可见,镜下有明显的小粒结构;"＋＋"为小粒较密集,在尾端明显可见;"＋＋＋"为小粒很多,在尾部彼此相连。

3.参考区间

正常骨髓涂片油滴为"＋～＋＋";骨髓小粒为"＋"。

4.临床意义

油滴在造血功能减退时增加,白血病等有核细胞增多时减少。鱼肉样小粒增多是造血旺盛的表现;检查小粒内细胞可以评估一些血液病的病变,如再生障碍性贫血(AA)小粒内缺乏造血细胞而由条索状纤维搭成网架和基质细胞构成的空巢。骨髓小粒明显存在是穿刺成功的标记。

（二）有核细胞数量检验

1.操作

检查骨髓涂片有核细胞的数量有无明显变化。我国多采用中国医科院血液学研究所五级分类法(表 1-2-1),在涂片厚薄均匀的区域根据有核细胞与红细胞的比,计算有核细胞的数量,即所谓的骨髓(细胞)增生程度。也可以取 EDTA-K$_2$ 抗凝骨髓液同白细胞计数法进行计数。

2.参考区间

增生活跃(镜检五级分类法),$(36～124)×10^9/L$(有核细胞直接计数法)。

3.临床意义

骨髓细胞增生与疾病关系见表 1-2-1。

表 1-2-1 骨髓细胞增生程度五级分类法

增生级别	红细胞:有核细胞	意义
增生极度活跃	1.8：1	多见于白血病
增生明显活跃	(5～9)：1	多见于白血病和增生性贫血
增生活跃	27：1	正常骨髓象及多种血液病
增生减低	90：1	AA 及多种血液病
增生重度减低	200：1	AA 及低增生的各种血液病

（三）巨核细胞检验

1.操作

(1)巨核细胞数量:通常用低倍镜计数适宜大小[参考区间(2～2.5)cm×(3～3.5)cm]的全片巨核细胞或以片为单位,通过换算成一般认为的"标准"涂片面积(1.5cm×3cm)中的巨核细胞数。

（2）分类计数：低倍镜下的巨核细胞转到油镜确认其成熟阶段，分类 25 个，不足时增加涂片累计分类，计算百分比；小于 10 个时可以不用百分比表示。

（3）形态观察：检查巨核细胞有无大小异常、核叶异常（多少和异型性）、胞质空泡和病态造血。

（4）涂片上血小板：观察涂片上散在和成簇的血小板是否容易检出。

2.参考区间

（1）全片巨核细胞：为 10～120 个；"标准"涂片面积（1.5cm×3cm）巨核细胞数 7～35 个。

（2）巨核细胞阶段：原始巨核细胞 0，幼巨核细胞＜5%，颗粒型 10%～27%，产血小板型 44%～60%，裸核 8%～30%。

（四）细胞分类计数和粒红比值计算

骨髓细胞分类，分为有核细胞（ANC）、非红系细胞（NEC）分类和单系细胞分类等。

1.ANC 分类

ANC 分类为骨髓有核细胞（不包括巨核细胞）的分类方法。一般分类计数 200 个 ANC，必要时增加至 500 个，如需要确切判断骨髓增生异常综合征（MDS）还是急性髓细胞白血病（AML）时。

2.粒红比值

ANC 分类后，以百分数为基数，计算总的粒系细胞和有核红细胞，求出粒红比值（G∶E）.G∶E 与 M∶E 不同，2008 年 ICSH 在骨髓标本和报告标准化指南中，所指的 M∶E 为所有粒单系细胞（原始单核细胞除外）与有核红细胞的比值。

3.NEC 分类

NEC 为去除有核红细胞（E）、淋巴细胞（L）、巨噬细胞（M）、浆细胞（P）和肥大细胞（MC）（FAB）或去除有核红细胞、淋巴细胞和浆细胞（WHO）的分类方法。对 AML 的部分类型（如伴成熟和不伴成熟的 AML、急性红系细胞白血病）和 MDS 幼红细胞＞50% 的患者，除了 ANC 分类外，还要进行 NEC 分类，以确认原始细胞是否≥20%（AML）或＜20%（MDS）、≥90%（不伴成熟的 AML）或＜90%（伴成熟的 AML）。

NEC 分类取决于原始细胞及其成熟状态、有核红细胞和淋巴细胞的百分数。ANC 分类后某一细胞（用 x 表示）百分数可通过公式换算成 NEC 分类中某一细胞的百分数。公式如下：

$$NEC = x \div [100 - (E+L+P)] \times 100\%$$

（WHO 分类法）

4.单系细胞分类

当前，尚需要单系细胞分类用于部分髓系肿瘤，需要对髓系三个系列中的单系细胞异常程度做进一步评价时。如 MDS、AML 和骨髓增生异常-骨髓增殖性肿瘤（MDS-MPN）是否存在明显的病态造血，就需要用单系细胞分类。评判有无粒系病态造血为病态粒细胞占粒系细胞、红系病态造血为病态有核红细胞占有核红细胞、巨核系病态造血为分类 30 个巨核细胞计算病态巨核细胞占巨核细胞的百分比。参考区间为无病态造血细胞或一般疾病中所占比例都＜10%；＞10% 指示明显的病态造血存在。

在急性单核细胞白血病细胞分类中,也需要单系细胞分类,以确定原始单核细胞是否>80%(急性原始单核细胞白血病)与<80%(急性单核细胞白血病);反之,幼单核细胞是否>20%或<20%。

5.其他

髓系肿瘤与非髓系肿瘤并存时,如慢性中性粒细胞白血病(CNL)与PCM并存,细胞分类不能包括非髓系肿瘤细胞。即去除非髓系肿瘤细胞后,再进行ANC分类,以反映髓系细胞的增殖情况。

(五)细胞形态检验

细胞形态检验有两层含义:其一是单指细胞的形态变化,如高尔基体发育、颗粒多少、细胞毒性变化、细胞大小变化和病态造血性异常等;其二包括增多的幼稚细胞或正常情况下不出现的异常细胞,如原始细胞增加及其成熟障碍和找到转移性肿瘤细胞。观察的涂片区域,应选取厚薄均匀、细胞展开并有一定立体感的区域。形态与涂片厚薄显著相关,涂片厚细胞小,有颗粒者可以不见颗粒、不规则者可呈规则状。

(六)细胞化学染色检验

在细胞学检验的同时,根据细胞学异常和临床要求有选择地进行细胞化学染色。如贫血的铁染色,急性白血病的过氧化物酶(POX)、苏丹黑B(SBB)、醋酸萘酯酶(NAE)、氯乙酸ASD萘酚酯酶(NASDCE或CE)和丁酸萘酯酶(NBE)、糖原染色。此外,中性粒细胞碱性磷酸酶(NAP)等方法也有助于某些疾病的鉴别诊断。

四、正常骨髓象特征

(1)正常骨髓增生活跃,中性粒细胞系统约占有核细胞的1/2(50%~60%);幼红细胞约占1/5(20%);淋巴细胞、单核细胞约占1/4(淋巴细胞约为20%、单核细胞<4%);其余细胞<5%。粒红比值为(2~6):1。

(2)各系统都是越幼稚数值越低,随着细胞的成熟数值增高,但例外的是中性杆状核粒细胞多于中性分叶核细胞。淋巴细胞、单核细胞和浆细胞系统基本上都是成熟细胞。

(3)正常骨髓一般的分类计数主要是中幼以后的中性粒细胞、中晚幼红细胞和淋巴细胞,其他细胞少见,不会出现异常形态的血细胞或病理性特殊细胞。

(4)巨核细胞通常可见7135个,多为成熟型。

(5)少量网状细胞、内皮细胞、组织嗜碱性细胞等非造血细胞成分,是骨髓成分的标志。

五、正常骨髓细胞特征

(一)红细胞系统

1.原红细胞

细胞圆形或椭圆形,直径15~22μm,细胞边缘有时可见基底宽的半球状或瘤状突起。胞核圆形,居中或稍偏位,约占细胞直径的4/5。核染色质呈细沙状或细粒状,较原粒细胞着色深而粗密。核仁1~5个,呈暗蓝色,界限不甚清晰,常很快消失。胞质量少,不透明,深蓝色,有时核周围着色浅形成淡染区,胞质内不含颗粒。

2.早幼红细胞

圆形或椭圆形,直径 11～20μm。胞核圆形占细胞的 2/3 以上,居中或稍偏位。染色质开始凝集成小块状,核仁消失。胞质量稍多,呈不透明深蓝色,有时胞质着色较原红细胞更深,仍可见瘤状突起及核周淡染区,不含颗粒。

3.中幼红细胞

细胞呈圆形,直径 8～18μm。胞核圆形,约占细胞的 1/2。染色质聚集成团块状或粗索状,似车轮状排列,其间有明显的淡染区域。胞质量较多,因内含血红蛋白逐渐增多,可呈着色不均匀的不同程度的嗜多色性。

4.晚幼红细胞

圆形,直径 7～12μm。胞核圆形,居中,占细胞的 1/2 以下。核染色质凝聚成大块状或固缩成团,呈紫褐色或紫黑色。胞质量多,呈均匀的淡红色或极淡的灰紫色。

(二)粒细胞系统

1.原粒细胞

细胞呈圆形或椭圆形,直径 11～18μm。胞核较大,占细胞的 2/3 以上,圆形或椭圆形,居中或略偏位。核染色质呈淡紫红色细粒状,排列均匀平坦如薄纱。核仁 2～5 个,清楚易见,呈淡蓝色或无色。胞质量少,呈透明天蓝色,绕于核周,不含颗粒或有少量颗粒。

2.早幼粒细胞

圆形或椭圆形,胞体较原粒细胞大,直径 12～22μm。胞核大,圆形或椭圆形,居中或偏位。染色质开始聚集呈粗网粒状分布不均。核仁可见或消失。胞质量较多,呈淡蓝色或蓝色,核周的一侧可出现淡染区。胞质内含有大小、形态和数目不一、分布不均的紫红色非特异性嗜天青颗粒。

3.中幼粒细胞

(1)中性中幼粒细胞:圆形,直径 10～18μm。胞核内侧缘开始变扁平或稍呈凹陷,占细胞的 1/2～2/3。染色质凝聚成粗索状或小块状,核仁消失。胞质量多,淡红色,内含细小、分布均匀、淡紫红色的特异性中性颗粒。

(2)嗜酸性中幼粒细胞:胞体直径 15～20μm。胞核与中性中幼粒细胞相似。胞质内充满粗大、均匀、排列紧密、有折光感的橘红色特异性嗜酸性颗粒。

(3)嗜碱性中幼粒细胞:胞体直径 10～15μm。胞核与上述细胞相似,但轮廓不清,染色质结构模糊。胞质内含数量不多、大小不一但较粗大、分布散乱的紫黑色特异性嗜碱性颗粒,颗粒也可覆盖在细胞核上。

4.晚幼粒细胞

细胞呈圆形或椭圆形,直径 10～16μm(嗜碱性晚幼粒细胞胞体稍小)。胞核明显凹陷呈肾形,但其凹陷程度一般不超过假设核直径的一半。核染质粗糙呈粗块状,排列紧密。胞质量多,呈淡红色。内含不同的特异性颗粒,可分为中性、嗜酸性和嗜碱性晚幼粒细胞,特异性颗粒的形态、染色及分布等特点同中幼粒细胞。

5.杆状核粒细胞

细胞呈圆形。直径 $10\sim15\mu m$。胞核狭长，弯曲呈带状，两端钝圆。核染色质粗糙呈块状，染深紫红色。胞质中含特异性颗粒，也可分为中性、嗜酸性、嗜碱性杆状核粒细胞三种。颗粒特点同中幼粒细胞。

6.分叶核粒细胞

(1)中性分叶核粒细胞：细胞呈圆形，直径 $10\sim15\mu m$。胞核分叶状，常分为2～5叶，以分3叶者多见。叶与叶之间有细丝相连或完全断开，核染色质浓集或呈小块状，染深紫红色。胞质丰富，呈淡红色，布满细小紫红色的中性颗粒。

(2)嗜酸性分叶核粒细胞：胞体直径 $11\sim16\mu m$。胞核多分为近似对称的两叶。胞质中充满密集粗大、大小均匀的橘红色嗜酸性颗粒。

(3)嗜碱性分叶核粒细胞：胞体直径 $10\sim12\mu m$。胞核分叶不明显或呈堆集状。胞质中有稀疏的大小不一、分布不均、呈紫黑色的嗜碱性颗粒，颗粒常掩盖在核上，致使核的轮廓和结构模糊不清。

(三)淋巴细胞系统

(1)原淋巴细胞：细胞呈圆形或椭圆形，直径 $10\sim18\mu m$。胞核大，圆形或椭圆形，稍偏位。核染色质细致，呈颗粒状，但较原粒细胞稍粗，着色较深，染色质在核膜内层及核仁周围有浓集现象，使核膜浓厚而清晰。核仁多为 1～2 个，小而清楚，呈淡蓝色或无色。胞质量少，呈透明天蓝色，不含颗粒。

(2)幼淋巴细胞：圆形或椭圆形，直径 $10\sim16\mu m$。胞核圆形或椭圆形，有时可有浅的切迹。核染色质较致密粗糙，核仁模糊或消失。胞质量较少，淡蓝色，一般无颗粒或可有数颗深紫红色嗜天青颗粒。

(3)淋巴细胞：①大淋巴细胞：呈圆形，直径 $13\sim18\mu m$。胞核圆形或椭圆形，偏于一侧或着边。染色质常致密呈块状，排列均匀，深染呈深紫红色。胞质丰富，呈透明天蓝色，可有少量大而稀疏的嗜天青颗粒；②小淋巴细胞：呈圆形或椭圆形，直径 $6\sim10\mu m$。胞核圆形或椭圆形或有切迹，核着边，染色质粗糙致密呈大块状，染深紫红色。胞质量极少，仅在核的一侧见到少量淡蓝色胞质，有时几乎不见而似裸核，一般无颗粒。

(四)浆细胞系统

(1)原浆细胞：圆形或椭圆形，直径 $15\sim20\mu m$。胞核圆形，占细胞的 2/3 以上，常偏位。核染色质呈粗颗粒网状，紫红色。核仁 2～5 个。胞质量多，呈灰蓝色，不透明，核的一侧可有半圆形淡染区，不含颗粒。

(2)幼浆细胞：细胞多呈椭圆形，直径 $12\sim16\mu m$。胞核圆形，占细胞的 1/2，偏位。核染色质开始聚集，染深紫红色，可呈车轮状排列，核仁基本消失。胞质量多，呈不透明灰蓝色，近核处有淡染区，有时可见空泡或少数嗜天青颗粒。

(3)浆细胞：细胞呈圆形或卵圆形，直径 $8\sim20\mu m$。胞核圆形，偏位。核染色质凝聚成块，深染，排列呈车轮状。胞质丰富，呈不透明深蓝色或蓝紫色，核的一侧常有明显的淡染区。常可见小空泡，偶见少数嗜天青颗粒。

（五）单核细胞系统

（1）原单核细胞：圆形或椭圆形，直径 $15\sim25\mu m$。胞核较大，圆形或椭圆形。核染色质纤细疏松呈网状，染淡紫红色。核仁1～3个，大而清楚。胞质丰富，呈浅灰蓝色，半透明如毛玻璃样，边缘常不整齐，有时可有伪足状突起，不含颗粒。

（2）幼单核细胞：圆形或不规则形，直径 $15\sim25\mu m$。胞核圆形或不规则形，可有凹陷、切迹、扭曲或折叠。染色质较原单核细胞稍粗，但仍呈疏松丝网状。染淡紫红色。核仁模糊或消失。胞质量多，呈灰蓝色，边缘可有伪足突出，浆内可见许多细小、分布均匀的淡紫红色嗜天青颗粒。

（3）单核细胞：圆形或不规则形，直径 $12\sim20\mu m$，边缘常见伪足突出。胞核形状不规则，常呈肾形、马蹄形、笔架形、"S"形等，并有明显扭曲折叠。染色质疏松细致，呈淡紫红色丝网状。胞质丰富，呈淡灰蓝色或淡粉红色，可见多数细小、分布均匀、细尘样淡紫红色颗粒。

（4）吞噬细胞：单核细胞逸出血管壁进入组织后转变成吞噬细胞（原称组织细胞、巨噬细胞）。胞体大小变异甚大，直径 $15\sim50\mu m$，有时可达 $80\mu m$。细胞外形呈圆形、椭圆形或不规则形。胞核呈圆形、椭圆形、肾形或不规则形，偏位。核染色质较粗、深染或疏松、淡染，呈网状结构。可见核仁或无核仁。胞质丰富，呈不透明灰蓝色或蓝色，不含颗粒或有少量嗜天青颗粒，常见有小空泡。

（六）巨核细胞系统

（1）原巨核细胞：细胞呈圆形或椭圆形，胞体较大，直径 $15\sim30\mu m$。胞核大，占细胞的极大部分，呈圆形或椭圆形。染色质呈深紫红色，粗粒状，排列紧密。可见淡蓝色核仁2～3个，核仁大小不一，不清晰。胞质量较少，呈不透明深蓝色，边缘常有不规则突起。

（2）幼巨核细胞：细胞呈圆形或不规则形，胞体明显增大，直径 $30\sim50\mu m$。胞核开始有分叶，核形不规则并有重叠。染色质凝聚呈粗颗粒状或小块状，排列紧密。核仁模糊或消失。胞质量增多，呈蓝色或灰蓝色，近核处可出现淡蓝色或淡红色淡染区，可有少量嗜天青颗粒。

（3）颗粒型巨核细胞：胞体明显增大，直径 $50\sim70\mu m$，甚至达 $100\mu m$，外形不规则。胞核明显增大，高度分叶，形态不规则，分叶常层叠呈堆集状。染色质粗糙，排列致密呈团块状，染深紫红色。胞质极丰富，呈淡紫红色，其内充满大量细小紫红色颗粒，有时可见边缘处颗粒聚集成簇，但周围无血小板形成。

（4）产血小板型巨核细胞：胞质内颗粒明显聚集成簇，有血小板形成，胞质周缘部分已裂解为血小板脱落，使细胞边缘不完整，其内侧和外侧常有成簇的血小板出现。其余的细胞特征均与颗粒型巨核细胞相同。

（5）巨核细胞裸核：血小板型巨核细胞的胞质裂解成血小板完全脱落后，仅剩细胞核时，称为裸核。

（七）其他细胞

骨髓中还可以见到网状细胞、内皮细胞、纤维细胞、组织嗜碱细胞、成骨细胞、破骨细胞等。

六、骨髓象分析

造血系统等疾病也会导致血液中细胞的数量、形态、功能等发生变化，因此血象与骨髓象密切相关。临床上做骨髓细胞学检查时,应同时送检外周血涂片(尤其是初诊患者)。

(一)骨髓有核细胞增生程度

骨髓有核细胞增生程度包括增生极度活跃、增生明显活跃、增生活跃、增生减少和增生极度减少。由于增生程度分级是一种较粗的估算方法,受多种因素(如取材情况、年龄、观察部位、骨髓涂片厚薄等)的影响,所以判断其意义时要考虑到各方面因素的影响。

1.增生极度活跃

反映骨髓造血功能亢进,常见于各种急性白血病、慢性粒细胞白血病、淋巴瘤白血病等。

2.增生明显活跃

反映骨髓造血功能旺盛,常见于缺铁性贫血、巨幼细胞贫血、溶血性贫血、失血性贫血、特发性血小板减少性紫癜、骨髓增生异常综合征、慢性淋巴细胞白血病、慢性中幼粒细胞白血病、真性红细胞增多症、原发性血小板增多症、类白血病反应、化疗后恢复期等。

3.增生活跃

反映骨髓造血功能基本正常,常见于正常骨髓象、传染性单核细胞增多症、不典型再生障碍性贫血、多发性骨髓瘤、骨髓部分稀释、骨髓造血功能较差的贫血等。

4.增生减少

反映骨髓造血功能降低,常见于再生障碍性贫血、阵发性睡眠性血红蛋白尿、骨髓增生低下、低增生性白血病、骨髓部分稀释、化疗后等。

5.增生极度减少

反映骨髓造血功能衰竭,常见于再生障碍性贫血、骨髓稀释、化疗后等。

(二)粒红比值改变

1.粒红比值增加

由粒细胞增多或有核红细胞减少所致。常见于各种粒细胞白血病、类白血病反应、纯红细胞性再生障碍性贫血等。

2.粒红比值正常

由粒细胞和有核红细胞比例正常或两系细胞同时增加或减少所致。常见于正常人骨髓、多发性骨髓瘤、再生障碍性贫血、传染性单核细胞增多症、特发性血小板减少性紫癜、原发性血小板增多症、骨髓纤维化等。

3.粒红比值降低

由粒细胞减少或有核红细胞增多所致。常见于粒细胞缺乏症、缺铁性贫血、巨幼细胞贫血、铁粒幼细胞贫血、溶血性贫血、红白血病、红血病、真性红细胞增多症、急性失血性贫血等。

(三)粒细胞系的细胞数量改变

1.粒细胞增多

(1)以原粒细胞增多为主:见于急性粒细胞白血病(原粒细胞≥30%)、慢性粒细胞白血病急变期(原粒细胞≥20%)、急性粒单核细胞白血病。

(2)以早幼粒细胞增多为主:见于急性早幼粒细胞白血病(颗粒增多的早幼粒细胞≥30%)粒细胞缺乏症恢复期、早幼粒细胞型类白血病反应。

(3)以中性中幼粒细胞增多为主:见于急性粒细胞白血病 M2b 型(以前曾称亚急性粒细胞

白血病)、慢性粒细胞白血病、粒细胞型类白血病反应。

（4）以中性晚幼粒、杆状核粒细胞增多为主：见于慢性粒细胞白血病、粒细胞型类白血病反应、药物中毒（汞中毒、洋地黄中毒）、严重烧伤、急性失血、大手术后等。

（5）嗜酸性粒细胞增多：见于变态反应性疾病，即过敏性疾病、寄生虫感染、嗜酸性粒细胞白血病、慢性粒细胞白血病（包括慢性期、加速期和急变期）、恶性淋巴瘤、高嗜酸性粒细胞综合征、家族性粒细胞增多症、某些皮肤疾病等。

（6）嗜碱性粒细胞增多：见于慢性粒细胞白血病（包括慢性期、加速期和急变期）、嗜碱性粒细胞白血病、放射线照射反应等。

2.粒细胞减少

见于粒细胞缺乏症、再生障碍性贫血、急性造血停滞等。

（四）红细胞系的细胞数量改变

1.有核红细胞增多

（1）以原红细胞和早幼红细胞增多为主：见于急性红血病、急性红白血病。

（2）以中幼红细胞和晚幼红细胞增多为主：见于溶血性贫血、缺铁性贫血、巨幼细胞贫血、急性失血性贫血、特发性血小板减少性紫癜（急性期）、真性红细胞增多症、铅中毒、红白血病等。

（3）巨幼红细胞或巨幼样变幼红细胞增多：见于巨幼细胞贫血、急性红血病、急性红白血病、骨髓增生异常、白血病化疗后、铁粒幼细胞贫血等。

（4）铁粒幼红细胞增多：见于铁粒幼细胞贫血、骨髓增生异常综合征。

2.有核红细胞减少

见于纯红细胞再生障碍性贫血、急性粒细胞白血病未分化型、急性单核细胞白血病未分化型、慢性粒细胞白血病、化疗后等。

（五）巨核细胞系的细胞数量改变

1.巨核细胞增多

见于骨髓增殖性疾病（包括真性红细胞增多症、慢性粒细胞白血病、原发性血小板增多症、骨髓纤维化早期）、急性巨核细胞白血病、全髓白血病、特发性血小板减少性紫癜、Evans综合征、脾功能亢进、急性大出血、急性血管内溶血等。

2.巨核细胞减少

见于再生障碍性贫血、急性白血病、慢性中幼粒细胞白血病、化疗后。

（六）单核细胞系的细胞数量改变

1.以原单核细胞及幼单核细胞增多为主

见于急性单核细胞白血病（原单核细胞及幼单核细胞≥30%）、慢性粒细胞白血病急单变、急性粒单核细胞白血病。

2.以成熟单核细胞增多为主

见于慢性单核细胞白血病、慢性粒单核细胞白血病、单核细胞型类白血病反应、慢性粒细胞白血病、某些感染等。

（七）淋巴细胞系的细胞数量改变

1.以原淋巴细胞及幼淋巴细胞增多为主

见于急性淋巴细胞白血病、慢性粒细胞白血病急淋变、淋巴瘤白血病、慢性淋巴细胞白血病急性变等。

2.以成熟淋巴细胞增多为主

见于慢性淋巴细胞白血病、淋巴瘤白血病、再生障碍性贫血、淋巴细胞型类白血病反应、传染性淋巴细胞增多症、传染性单核细胞增多症、某些其他病毒感染、巨球蛋白血症、淀粉样变等。

（八）其他血细胞数量改变

1.浆细胞增多

见于多发性骨髓瘤、浆细胞白血病、再生障碍性贫血、过敏性疾病、结缔组织病、恶性淋巴瘤、急性单核细胞白血病、肝硬化、巨球蛋白血症、寄生虫感染、粒细胞缺乏症、慢性细菌性感染等。

2.组织细胞增多

见于恶性组织细胞病、感染性疾病、恶性贫血、真性红细胞增多症、多发性骨髓瘤、特发性血小板减少性紫癜等。

第二章　临床输血检验

第一节　血型检验

一、ABO血型系统

人ABO血型由红细胞抗原和血清抗体共同决定,依据红细胞上是否存在A、B抗原,血清中是否存在抗A、抗B抗体,ABO血型系统可分为A、B、O及AB四种血型,见表2-1-1。

表2-1-1　人类ABO血型系统

血型	红细胞膜抗原	血清中抗体	基因型
A	A	抗B	A/A 或 A/O
B	B	抗A	B/B 或 B/O
AB	A,B	无	A/B
O	O	抗A,抗B	O/O

1.ABO血型系统抗原

(1)ABO血型系统抗原的组成和遗传:ABO血型系统抗原是存在于红细胞膜上的一种糖蛋白,由多肽和糖链组成。每个个体自父母处获得ABO血型基因,调控血型抗原的合成。表型即所检测到的红细胞血型;A和B基因是显性基因,O基因则是隐性基因。A血型和B血型的主要抗原成分分别由A、B基因调控。H抗原是形成A、B血型抗原的结构基础,抗原性较弱,血清中一般测不出抗H抗体。妊娠5~6周的胎儿红细胞已能测出ABO血型抗原。新生儿ABO血型的抗原性较弱,约为成人的20%,以后随年龄的增长而不断增强,20岁左右到达高峰,进入老年期逐渐减低。人的ABO血型抗原一般终身不变。

(2)ABO血型系统抗原的分布:A、B、H抗原主要存在于红细胞膜上,也分布在白细胞、血小板及其他组织细胞上。组织细胞合成并分泌的水溶性A、B、H血型抗原多为半抗原,称为血型物质。血型物质广泛存在于人体的各种体液和分泌物中,以唾液中含量最高,其次是血清、尿液、精液、羊水等。体液中含有血型物质者为分泌型,体液中不含血型物质者为非分泌型。血型物质具有与相应抗体反应的性质,测定唾液血型物质可协助鉴定ABO血型,检查羊水血型物质可以预测胎儿血型。

2.ABO血型系统抗体

按其来源可分为天然抗体和免疫性抗体。天然抗体主要由自然界中具有与A、B血型抗原结构相同的物质刺激机体的免疫系统产生,主要为 IgM 型免疫球蛋白。免疫性抗体则来自母婴血型不合的妊娠或血型不合的输血,新生儿血清中的抗体通常是来自母体的 IgG 型免疫球蛋白。抗体在出生后 3～6 个月开始出现,青春期达到高峰,持续终身,但其效价随年龄增长而逐步降低。

3.ABO 血型系统亚型

A、B 血型因抗原结构的差异在同一血型形成若干亚型。A 抗原的主要亚型有 A_1 和 A_2,约占 A 型血的 99.9%。A_1 和 A_2 红细胞均能与抗 A 血清发生直接凝集反应。中国人 A、AB 血型以 A_1、A_1B 亚型为主,A_2、A_2B 亚型仅占 1%。B 亚型较少见,且抗原性弱,故临床意义不大。检查亚型的目的是防止误定血型,避免输血反应,主要意义有:①A_1 与 A_2 之间的输血可能引起输血反应。②亚型抗原性弱,如抗 A 抗 B 标准血清效价低时,易漏检或误定,如抗 A 血清效价低时,可将 A_2 或 A_2B 红细胞误定为 O 或 B 型。ABO 亚型抗原抗体及抗原与抗血清的反应见表 2-1-2。

表 2-1-2　ABO 亚型抗原抗体及抗原与抗血清的反应

血型	红细胞表面 A、B 抗原	血清中抗 A、抗 B 抗体	与抗血清反应		
			抗 A	抗 B	抗 A_1
A_1	A_1 和 A	抗 B,抗 H	+	−	+
A_2	A	抗 B 和抗 A_1(1%～2%)	+	−	−
A_1B	A_1,A 和 B	抗 H	+	+	+
A_2B	A 和 B	抗 A_1(25%)	+	+	−
B	B	抗 A,抗 A_1	−	+	−
O	无	抗 A,抗 B 和抗 A_1	−	−	−

(一)检测方法和原理

ABO 血型鉴定是保证输血安全的前提条件。血型抗原与相应抗体在反应介质中形成红细胞和相应血型抗体结合的免疫复合物,出现肉眼可见的凝集现象。用已知的特异性标准血清检查红细胞的未知血型抗原称为正向定型,用已知血型的标准红细胞检查标本中的未知血型抗体称为反向定型。

1.盐水凝集法

ABO 血型抗体以 IgM 为主,IgM 抗体克服红细胞表面排斥作用能力强,在生理盐水中与含有相应 ABO 血型抗原的红细胞结合,出现肉眼可见的凝集现象,有玻片法和试管法。ABO 血型正反定型和结果判断见表 2-1-3 和表 2-1-4。

表 2-1-3　ABO 血型正、反定型及结果判断

正向定型(标准血清＋被检者红细胞)			反向定型(标准红细胞＋被检者血清)			结果判断
抗 A	抗 B	抗 AB(O 型血清)	A 型红细胞	B 型红细胞	O 型红细胞	
+	−	+	−	+	−	A 型
−	+	+	+	−	−	B 型

正向定型(标准血清＋被检者红细胞)			反向定型(标准红细胞＋被检者血清)			结果判断
抗 A	抗 B	抗 AB(O 型血清)	A 型红细胞	B 型红细胞	O 型红细胞	
＋	＋	＋	－	－	－	AB 型
－	－	－	＋	＋	－	O 型

表 2-1-4　红细胞凝集强度判断标准

凝集程度	判断标准
4＋	红细胞凝集成一大块,血清清晰透明
3＋	红细胞凝集成数小块,血清尚清晰
2＋	红细胞凝块分散成许多小块,周围可见到游离红细胞
1＋	肉眼可见大颗粒,周围有较多的游离红细胞
±	镜下可见数个红细胞凝集在一起,周围有很多游离红细胞
混合凝集外观	镜下可见少数红细胞凝集,而绝大多数红细胞仍呈分散分布
阴性	镜下未见细胞凝集,红细胞均匀分布

2.凝胶微柱法

利用凝胶分子筛作用和亲和效应,以凝胶微柱为反应介质,反应在透明塑料卡上的凝胶管中进行。如红细胞与相应抗体结合,形成红细胞凝块,低速离心后,凝集的红细胞悬浮在凝胶上层,未结合抗体的红细胞则沉于凝胶底部。结果可用肉眼观察或血型分析仪分析。

(二)质量管理

1.血型正/反定型常见问题及解决方法(见表 2-1-5 至 2-1-7)

表 2-1-5　血型正、反定型常见问题及解决方法

	可能原因	后果	解决方法
人为原因	标本搞错、未加入或使用失效试剂、操作者不能正确识别和解释试验结果、人为书写错误	假阴性/假阳性	重新采血、更换试剂、重复试验、提高素质
技术原因	标准血清效价太低、亲和力不强、红细胞悬液过浓或过淡、抗原抗体比例不当、离心速度、时间不够、忽略溶血现象	假阴性	严格执行操作规程、重复试验
	离心速度过高或离心时间过长、使用了受到细菌污染的抗体试剂和盐水、使用不干净的实验器材	假阳性	重复试验、更换试剂、器材

表 2-1-6　血型正定型常见问题及解决方法

问题	可能原因	解决方法
不凝集或呈混合外观	被检红细胞抗原性减弱:如某些 A₂ 型、A₂B 型等亚型,老年人、新生儿等,白血病、恶性肿瘤等	用试管法鉴定血型、正定型和反定型结果相对照、加用 O 型血清、用吸收洗脱试验鉴定

问题	可能原因	解决方法
假凝集	疾病影响:自身免疫性溶贫患者红细胞表面吸附温性自身抗体	用递增温度的盐水洗涤红细胞
	红细胞受到细菌污染:表面的 T 抗原被激活,与多数人正常血清中含有的抗 T 抗体反应	用多份 AB 型血清加以鉴定、血培养、重抽血
误判为 B 型或 AB 型	肠道疾病的 O 型或 A 型患者:红细胞表面获得类 B 抗原	加做放散试验、检查血型物质
假阴性	被检者血清中的血型物质过多:中和相应抗体	洗涤红细胞

表 2-1-7　血型反定型常见问题及解决方法

后果	可能原因	解决方法
不凝或弱凝集	婴儿、老年人 ABO 抗体很弱	用试管法鉴定血型
	丙种球蛋白缺乏症血清中缺乏应有抗 A、抗 B	
假凝集	某些肝病、多发性骨髓瘤等血清球蛋白增高,心肌梗死、感染、外伤等血清纤维蛋白原增高,自身免疫性溶贫等血清中存在温性自身抗体,能凝集自身和其他型红细胞	做自身对照及进一步试验
	血清受细菌污染后,可出现抗 H 抗体,与各型红细胞表面都含有的 H 抗原发生反应	用多个 O 型人红细胞鉴定、重抽血
干扰定型	治疗措施影响:近期输注含高浓度 ABO 凝集素血浆、大量血浆置换者,血清中可能出现意外抗体	做自身对照及进一步的试验

2.方法学比较(见表 2-1-8)

表 2-1-8　ABO 血型鉴定方法学比较

方法	评价
盐水凝集法	
玻片法	操作简便、无需离心,适用于血型普查;反应时间长,灵敏度差.凝集较弱时易导致定型错误;血清抗体效价低时不易出现凝集,不适于反向定型
试管法	操作简便、需要离心、所需时间短,适用于急诊定型;可发现较弱的凝集现象,有助于检出亚型,为常用血型鉴定方法
凝胶微柱法	重复性好,特异性和灵敏度高,结果准确;有助于促进红细胞特异性凝集;试剂、标本定量加样;可用手工、半自动、全自动操作;自动仪器分析可减少人为误差;试剂成本较高,需用离心设备

(三)临床应用

1.输血

血型鉴定是临床输血的首要步骤,输血前必须准确鉴定受血者及供血者的血型,选择同型血源,经交叉配血相符后才能实施输血。

2.器官移植

应力求受体和供体间 ABO 血型一致,否则供体中的血型抗体可作用于移植物血管内皮表面的 ABO 血型抗原发生超急性排斥反应,导致移植失败。

3.新生儿溶血病

母子 ABO 血型不合的妊娠后期,由于局部胎盘破裂造成少量胎儿红细胞进入母亲的血液循环,刺激母体免疫系统产生针对胎儿红细胞的 IgG 型血型抗体,当抗体效价大于 1:64 时,胎儿发生溶血病的概率增高。

4.其他

ABO 血型检查还可用于法医学鉴定及某些疾病的相关调查。

二、Rh 血型系统

(一)概述

1.Rh 血型系统

这是最复杂的红细胞血型系统之一。Rh 血型系统有 3 种命名方式,即 Fisher-Race 命名法(CDE 命名法)、Winer 假说和 Rosen-field 的基因数字表达。CDE 命名法简明易懂,为临床常用。国际输血协会(ISBT)红细胞抗原命名专业组以 Rosenfield 的基因数字表达为基础,规范了 Rh 血型系统的字母/数字表达方式。

根据 CDE 命名法,人类红细胞的 Rh 抗原理论上应有 C、D、E 和 c、d、e 共 6 种,由于尚未发现 d 抗体和 d 抗原,因此,现有 5 种 Rh 抗原,相应有 5 种 Rh 抗血清,其中 D 抗原最为重要。根据红细胞上有无 D 抗原将红细胞分为 Rh 阳性和 Rh 阴性,红细胞膜上有 D 抗原者为 Rh 阳性,红细胞膜上无 D 抗原者为 Rh 阴性。中国人约 99.6% 为 Rh 阳性,0.4% 为 Rh 阴性。

2.Rh 血型系统抗原及抗体

(1)Rh 血型系统抗原:Rh 血型系统抗原强度仅次于 ABO 血型系统的 A 抗原及 B 抗原。目前,已发现的 Rh 抗原有 45 种,其中与人类关系最为密切的是 D、E、C、c、e 五种,其中以 D 抗原的抗原性最强,依次是 E、C、c、e。

(2)Rh 血型系统抗体:天然 Rh 抗体极少,绝大多数 Rh 抗体由输血或妊娠刺激机体免疫系统产生的 IgG 型免疫性抗体。主要 Rh 血型抗体有抗 D、抗 E、抗 C、抗 c、抗 e 五种。其中抗 D 最为常见。

(二)检测方法和原理

临床上常用抗 D 血清检查有无 D 抗原以确定被检者 Rh 血型。当有特殊需要如家系调查、父权鉴定、配血不合等情况才采用抗 C、抗 c、抗 E、抗 e 等标准血清做全部表型测定。

1.酶介质法

红细胞表面的唾液酸带负电荷,使用木瓜酶或菠萝蛋白酶破坏红细胞表面的唾液酸,降低红细胞表面的负电荷,减少细胞间的排斥力,促进 Rh 抗原与相应抗体间的结合从而产生红细胞凝集。

2.聚凝胺试验

聚凝胺是带高价阳离子的季铵盐,溶解后产生正电荷中和红细胞表面的负电荷,减少细胞间的排斥力,有利于红细胞凝集。Rh 抗体致敏的红细胞产生的凝集是特异性的不可逆凝集,非抗体致敏红细胞凝集则是可逆性凝集。

3.抗球蛋白试验

即 Coombs 试验,是检测红细胞上不完全抗体的经典方法。不完全抗体与其相应的红细胞结合,在盐水介质中不出现凝集反应。Coombs 试验利用抗球蛋白抗体作为第 2 抗体,通过连接致敏红细胞表面的特异性 Rh 抗体,使致敏红细胞出现特异性凝集。

4.人源盐水介质抗 D 试验

采用免疫球蛋白变性剂(如二硫苏糖)处理人源 IgG 类抗 D 血清,使小分子的 IgG 抗体分子增大成为具有大分子的"IgM"的性质,能在盐水介质中与相应红细胞发生凝集,可用于 Rh 血型的快速鉴定。

5.低离子强度溶液试验

红细胞外围的阴离子是红细胞的稳定因素之一,降低反应介质的离子强度可减少细胞外围的阴离子,促进带正电荷的 IgG 型 Rh 抗体与红细胞结合发生凝集反应,从而增加红细胞的凝集强度。

(三)质量管理

1.Rh 血型假阳性和假阴性的原因

(1)假阳性:①受检细胞已被免疫球蛋白致敏或标本血清中含有引起红细胞凝集的因子。②受检细胞与抗血清孵育时间过长,含高蛋白的定型试剂会引起缗钱状形成。③标本抗凝不当,受检过程中出现凝血或小的纤维蛋白凝块。④定性血清中含有事先未被检测的其他特异性抗体。⑤多凝集细胞。⑥检定用器材或抗血清被污染。

(2)假阴性:①受检细胞悬液浓度太高,与抗血清比例失调。②漏加或错加定型血清。③定型血清的使用方法错误,未按说明书进行。④离心后重悬细胞时,摇动用力过度,摇散微弱的凝集。⑤抗血清失效。⑥某些弱 D 抗原需通过抗球蛋白试验、吸收放射试验或基因分型才能检出。

2.方法学比较

Rh 血型鉴定的方法学评价见表 2-1-9。

表 2-1-9　Rh 血型鉴定的方法学评价

方法	评价
酶介质法(直接法)	简单、快速、经济,但灵敏度低。常用于 Rh 血型鉴定和交叉配血
酶介质法(间接法)	简单、经济、灵敏。可鉴定抗原和检测抗体。但较费时,准确性和稳定性较差
低离子强度溶液试验	反应时间短,灵敏度高
聚凝胺试验	快速、灵敏、准确性高,应用较多
抗球蛋白试验	检查不完全抗体最可靠方法,但操作复杂,费时,试剂较贵。多用于新生儿溶血病的诊断及因血型不合输血产生的血型抗体的检测
人源盐水介质抗 D 试验	操作简单,特异性和灵敏度均高,应用广泛,但试剂昂贵

（四）临床应用

1.Rh 血型鉴定及交叉配血

一般正常人血清中不存在 Rh 抗体，但鉴于临床情况的复杂性，提倡输血前均须同时进行 ABO 和 Rh 血型鉴定，以确保输血安全。

2.新生儿溶血病诊断

如母体血液中含有针对胎儿红细胞的 IgG 类 Rh 抗体，由于 IgG 类抗体可以通过胎盘，破坏胎儿红细胞，引起新生儿溶血病。因此，检测母体 Rh(D)抗体，可以尽早发现和避免新生儿溶血病。

三、其他血型系统

（一）MNS 血型系统

MNS 是继 ABO 血型之后，第二个被发现的血型系统。ISBT 命名为 MNS，数字序列 002，目前，已经确认的抗原 46 个。

1.基因及生化特征

MNS 基因位于 4 号染色体，是两个紧密连锁的基因，即 GYPA 基因和 GYPB 基因，编码 GPA 和 GPB。GYPA 基因有 7 个外显子，GYPB 基因有 5 个外显子和 1 个无功能的外显子。

MNS 抗原决定簇位于血型糖蛋白 A(GPA)血型糖蛋白 B(GPB)，并以单穿通方式嵌入红细胞膜。N 端位于细胞外，C 端位于细胞内。GPA 在红细胞上的数量多达 10^6，GPB 数量约为 $1.7\times10^5\sim2\times10^5$。CPA 和 GPB 是红细胞磷脂双层中的基础和主要蛋白质，并在很大程度上被糖基化和唾液酸化。

GPA 和 GPB 是红细胞膜上主要的唾液酸糖蛋白，GPA 分子上有 MN 抗原。GPB 分子上主要携带 Ss 抗原。GPA 有 131 个氨基酸，氨基酸序列分为 3 个功能区，分别是：红细胞膜外 N 端区域，有 72 个氨基酸；疏水性跨膜区，有 23 个氨基酸；C 端细胞质内区，有 36 个氨基酸。GPB 有 72 个氨基酸，也分为 3 个区域：N 端糖基化细胞外区，有 44 个氨基酸；20 个氨基酸组成的疏水性跨膜区；C 端细胞质内区，有 8 个氨基酸。GPB 氨基端的前 26 个氨基酸结构与带有 N 抗原的 GPA 相同，因此，GPB 上有少量 N 抗原。

MN 抗原特异性是由 GPA 氨基末端第一位和第五位氨基酸所决定。M 抗原第一位是丝氨酸，第五位是甘氨酸；N 抗原第一位是亮氨酸，第五位是谷氨酸。S 和 s 抗原的区别在于 GPB 肽链第 29 位氨基酸的不同，S 抗原是甲硫氨酸，s 抗原是苏氨酸。

MN 基因座位有一罕见的等位基因产物——M^g 抗原。该抗原与抗-M 和抗-N 试剂均不发生反应，易将基因型 M^gN 误定为表型是 NN 型，基因型 M^gM 误定为表型是 MM 型。

2.常见的抗原抗体及临床意义

经研究证实，MN 抗原对胰蛋白酶敏感，Ss 和 GPB 上的 N 抗原对胰蛋白酶不敏感。在 α-糜蛋白酶作用下，MN 的活性部分减低，但是 Ss 和 N 将会失活。木瓜蛋白酶、无花果蛋白酶、菠萝蛋白酶等对 MNS 系统的抗原具有破坏作用。在使用这些酶处理红细胞时，破坏了 GPA 和 GPB，因此，MNS 抗原也会随之破坏，对 Ss 作用有时不肯定。

人血液中比较常见的是抗-M,多为自然产生,也有因输血或细菌感染而产生抗-M 的报道。抗-M 以 IgM 类抗体为主,少部分是 IgG 类抗体。抗-M 最佳反应温度是 4℃。与抗-M 相比,抗-N 罕见,多数抗-N 是 IgM 类,表现为典型的冷凝集素性质,在 25℃ 以上很快失去活性。部分抗-M 与抗-N 有剂量效应,即与纯合子细胞的反应要强于杂合子细胞。做抗体筛查(抗体鉴定)时,可灵活应用酶处理红细胞的方法,进行抗体鉴别。多数抗-M 及抗-N 在 37℃ 不发生反应,所以没有临床意义。

如果患者血液中检出 37℃ 有活性的抗-M 或抗-N,输血时应选择抗人球蛋白试验配血相合血液或者相应抗原阴性红细胞。该抗体引起新生儿溶血病少见。

部分抗-S 是自然产生的,多数是免疫性抗体。抗-s 均是免疫性抗体。抗-S 和抗-s 通常是非补体结合性 IgG 类抗体,能够引起新生儿溶血病和溶血性输血反应。

个例报道抗-N 引起温抗体型自身免疫性溶血性贫血,还未发现抗-M 能够引起。自然产生抗-S、抗-U(MNS5)偶尔与自身免疫性溶血性贫血相关。

3.其他抗原抗体

MNS 系统还包括某些低频抗原和高频抗原。GYPA 和 GYPB 基因有部分相似,可能发生基因互换重组产生杂合基因,导致某些低频抗原产生或者高频抗原缺失。由 GYPA 和 GYPB 基因的杂合基因产生的表型,可以与抗-Mi[a](MNS7)发生反应。

Mur(MNS10)在白种人和黑种人中罕见,中国人阳性率为 7%,泰国人则为 10%。我国香港和台湾地区曾报道,抗-Mur 是除了抗-A、抗-B 之外最常见的血型抗体,必须引起重视。抗-Mur 可引起较为严重的溶血性输血反应和新生儿溶血病,在东南亚检测 Mur 抗原和抗体(抗体筛查细胞应包括 Mur 抗原)是重要的。

(二)PIPK 血型系统

PIPK 血型系统是第三个被发现的血型系统,早期命名混乱。目前,ISBT 认定 PIPK 血型系统(003)包括 3 个抗原,即 PIPK1(P1)、PIPK3(P[K])和 PIPK4(NOR),其基因位于 22 号染色体。Globoside 血型系统(028)有 1 个抗原,即 P,其基因位于 3 号染色体。虽然这些抗原不受同一基因控制,抗原的生物合成途径也不同,但因其血清学等方面相关性,在此一并阐述。

1.基因及生化特征

P1、P[K] 和 P 抗原均由不同的合成酶通过阶梯式增加糖分子形成。PIPK 血型系统基因编码 P1 合成酶,即一种 α-半乳糖基转移酶,以副红细胞糖苷脂为底物合成了 P1 抗原;P[K] 合成酶也是一种 α-半乳糖基转移酶,以乳糖神经酰胺为底物合成 P[K];P 合成酶即 β-1,3-N-乙酰半乳糖胺转移酶,以 P[K] 为底物合成了 P 抗原。

2.临床意义

P1 抗原频率在人群中差异较大,白种人中约为 80%,非洲更高些,亚洲人中稍低,约为 30%。

婴幼儿时期 P1 抗原尚未发育成熟,7 岁以后逐步发育完全。流式细胞仪检测显示 P1 抗原除了红细胞,还在粒细胞、淋巴细胞、单核细胞表达。

人血清中常见抗-P1,通常是冷抗体,凝集反应很弱,如果温度超过 25℃,一般不出现凝集反应,也不会发生溶血反应,因此,临床意义不大,不用选择 P1 抗原阴性红细胞。如果抗-P1

在 37℃ 有活性,用抗球蛋白方法交叉配血阳性,那么可引起溶血性输血反应,应选择配血阴性血液。未见抗-P1 引起 HDFN 的报道。

p 表型是一种基因突变导致的无标志表型,非常罕见,其特征是红细胞上无 P1、P^K 和 P 的表达,而血清可以凝集除 p 表型以外所有表型的红细胞,因此,目前将其血清中的抗体称为抗-$PP1P^K$。抗-P 是 PK 个体中存在的天然抗体,主要是 IgM 类,偶有 IgM 与 IgG 抗体共存,此类抗体能引起溶血,偶尔会引起 HDFN。抗-$PP1P^K$ 是可分离的混合物,抗-$PP1P^K$ 具有快速清除供者红细胞的能力,可造成早期流产和新生儿溶血病。

P 抗原在出生时已发育完全,它是红细胞糖苷脂,除了表达极罕见的 p 和 P^K 抗原外,所有红细胞均表达 P 抗原。P 抗原是微小病毒 B19 的细胞受体,B19 可引起儿童疾病,偶尔引起红细胞生成严重失调。微小病毒 B19 空壳能够凝集携带 P1 抗原的红细胞,不能凝集 p 和 PK 红细胞。p 阳性个体对微小病毒 B19 有天然免疫力,即该病毒对 p 阳性个体的骨髓细胞及红细胞克隆无细胞毒作用。

所有表型为 PK 的个体,血液中都有抗-P,在补体存在的情况下,抗-P 可使 P 抗原阳性红细胞发生溶血。

阵发性寒冷性血红蛋白尿(PCH)是一种溶血性疾病,多发于儿童感染病毒后,体内能检测到抗-P,Donath-Landsteiner 试验呈阳性,为双相溶血素。当温度降至 20℃ 以下时,冷抗体与红细胞结合并激活补体;当温度提高至 37℃,抗体与红细胞分离脱落到血浆中,已激活的补体导致溶血。

四、交叉配血试验

(一)原理

除非极为紧急的情况,输血前患者(受血者)必须与献血者(供血者)进行交叉配血,即血液配合性试验。其目的主要是检查受血者血清中有无破坏供血者红细胞的抗体,保证受血者与供血者的血液间无可检出的不相配合的抗原、抗体成分。

完整的交叉配血试验包括:①复查受血者 ABO、RhD 血型;②查阅受血者既往血型记录,如与复查结果不符,立即分析原因;③复查献血者血型;④作交叉配血试验。

(二)方法

1.主侧交叉配血

受血者血清(浆)与供者红细胞反应,检测受血者体内是否存在针对供者红细胞的抗体。

2.次侧交叉配血

受血者红细胞与供者血清(浆)反应,检测供者血液中是否存在针对受血者红细胞的抗体。

3.自身对照

受血者红细胞与自身血清(浆)反应,以排除自身抗体、直接抗人球蛋白试验阳性及红细胞缗钱状假凝集等干扰试验结果的因素。

用于交叉配血的受血者血液标本应该是抽取后不超过 3d 的血标本,且试验前最好用生理盐水洗涤红细胞,以去除血清(浆)中的影响因素。此外,交叉配血反应体系均应在 37℃ 孵育,以去除冷凝集素的影响。除了使用盐水介质法外,还应使用能检出意外抗体的方法,例如:抗人球蛋白试验、酶技术、聚凝胺法、低离子强度介质或其他合适的方法。

(三)结果判读

1.抗体筛查阴性,交叉配血相容

即试验结果均为阴性,可以发放血液。

2.抗体筛查阴性,主侧交叉配血不相容

多考虑受血者或供血者的血型定型不正确,应复检血型,必要时需做 ABO 亚型鉴定;受血者血清中含有同种抗体,但筛选红细胞上无此抗原存在。

3.抗体筛查阳性,交叉配血不相容

(1)自身对照阴性:受血者体内含有同种抗体,可进一步做抗体鉴定,同时对供血者血液做抗原鉴定,选择相应抗原阴性的血液重做交叉配血试验;如果抗体特异性无法确定,应选择交叉配血试验阴性的血液发出。

(2)自身对照阳性:受血者血清中可能含有自身抗体或同时存在意外抗体。

(四)影响因素

(1)缗钱状形成:被检血清在室温和 37℃,使红细胞出现了缗钱状假凝集,造成配血结果误判。常见于巨球蛋白血症、多发性骨髓瘤、霍奇金病及其他表现为血沉加速的疾病。

(2)出现抗体筛查试验阴性和交叉配血结果阳性的现象,提示受血者血清中可能存在未检明的抗体。

(3)直接抗人球蛋白试验阳性,显示受血者或供血者血清中存在自身抗体。

(4)在被检血清中如含有溶血性抗体,则具有相应抗原的红细胞被溶解而不是凝集,此种情况下交叉配血结果应为阳性。如果血清中存在补体而导致溶血反应,血清应灭活后再做试验。

(5)红细胞不正确的洗涤和悬浮,使抗人球蛋白试验出现假阴性。

输血前检查试验是一项具有高度科学性和责任性的工作,输血科人员需要熟练掌握并灵活应用血型血清学试验的原理和技术,对于试验结果能够全面、细致地观察和分析,准确出具报告,才能使输血前检查工作成为受血者安全输血治疗的保障。

五、常用检查方法

(一)抗球蛋白试验

抗球蛋白试验(AGT)又称 Coombs 试验,是检查红细胞上是否致敏有 IgG 抗体(直接抗球蛋白试验)或血清中是否存在 IgG 抗体(间接抗球蛋白试验)的一种经典方法。当血清或血浆中的 IgG 抗体致敏到红细胞上或红细胞膜上本身就致敏有抗体,通过加入抗人球蛋白(AHG)的"桥连"作用,使红细胞表面的 IgG 抗体与抗人球蛋白抗体发生特异性反应,形成肉眼可见的红细胞凝集。抗人球蛋白除可以测定红细胞上 IgG 抗体外,也可以测定补体组分(C_3、C_4)。所谓多特异性 AHG,即包括抗 IgG 和抗 C_3 抗体。

1.直接抗球蛋白试验

(1)原理:利用抗球蛋白可与体内已被 IgG 抗体或补体致敏的红细胞产生凝集反应,用于检查红细胞膜上是否已被 IgG 抗体所致敏。直接抗球蛋白试验（DAT）常用于新生儿溶血病（胎儿红细胞被母亲血型抗体致敏）、溶血性输血反应（输入的不相合红细胞被受血者不完全抗体致敏）、自身免疫性溶血性贫血（患者红细胞被自身抗体致敏）以及药物诱导产生的自身抗体（由甲基多巴类药物、青霉素等所致）的检测。

（2）试剂与器材：

①抗人球蛋白（AHG）试剂：多特异性抗球蛋白试剂或抗-IgG 和抗 C3d。

②对照试剂：盐水或 6％白蛋白。

③IgG 致敏的试剂红细胞。

（3）操作：

①将 EDTA 抗凝的血样用生理盐水配制成 2％～5％的红细胞。

②向测定管和对照管中分别加入 1 滴 2％～5％红细胞悬液。

③生理盐水洗涤 3～4 次，最后一次洗涤，除尽上清液。

④立即向测定管中加入抗人球蛋白试剂 1 滴，向对照管中加入 1 滴盐水或 6％白蛋白，混匀。

⑤（900～1000）×g 离心 15s。

⑥观察凝集情况，评分并记录结果。

⑦若测定管中未观察到凝集，向含有抗球蛋白试剂的试管中加入 IgG 致敏红细胞，（900～1000）×g 离心 15s，观察并记录结果，确认阴性结果的有效性。

（4）结果判定：

①立即离心测定管出现凝集，而盐水或 6％白蛋白对照管未出现凝集，直接抗球蛋白试验（DAT）为阳性。

②如果盐水或 6％白蛋白对照管在离心后出现凝集，则实验结果无效。

③如果实验过程中未观察到凝集，加入 IgG 致敏红细胞后发生凝集，则 DAT 为阴性。如果 IgG 致敏细胞不凝集，阴性结果无效，需重复实验。

（5）注意事项：

①在有激活的补体存在的情况下，可使用单特异性 AHG 试剂。

②进一步确认致敏在被检红细胞上的是 IgG 或是补体，可采用单特异性抗 IgG 和抗 C3dg。

③DAT 阴性不一定证明红细胞上没有结合球蛋白分子，多特异性和单特异性抗 IgG 试剂的检测灵敏度可达 150～500 个 IgG 分子/红细胞，但患者体内红细胞上 IgG 包被数即使低于此水平，仍会发生自身免疫性溶血性贫血。

④盐水或 6％白蛋白对照管出现凝集，提示可能存在冷自身凝集素或温反应性 IgM/IgG 抗体导致的自发凝集。37℃孵育红细胞或用温（37℃）盐水洗涤，可消除冷自身抗体的反应。自身凝集需要用二硫苏糖醇（DTT）或 2-氨乙基异硫脲溴化物（AET）处理红细胞。

⑤初检可只用多特异性抗球蛋白试剂。如果 DAT 阴性，不需要后续试验。如果 DAT 阳性，再用单特异性试剂（抗-IgG 和抗补体）做 DAT，以确定是何种球蛋白。

⑥脐血标本中含有华通胶，可能需增加洗涤次数。

⑦可用柱凝集卡(抗-IgG 卡)进行 DAT。在进行柱凝集试验时需注意样本中尽量不含凝块、纤维蛋白,以避免假凝集。

2.间接抗球蛋白试验

(1)原理:间接抗球蛋白试验(IAT)是一种检测血清中不完全抗体或补体的方法,即用已知抗原表型的红细胞测定受检血清中是否含有相应的不完全抗体(IgG 抗体)或用已知特异性的抗血清测定受检红细胞上是否含有相应抗原。本试验常用于血型鉴定、抗体的筛查和鉴定、输血前交叉配血试验以及其他特殊研究。

(2)试剂与器材:①生理盐水。②抗人球蛋白(AHG)试剂,可按需要,使用多特异性或单特异性抗 IgG。③O 型抗筛细胞。混合 O 型抗筛细胞只能用于献血者检测。患者样本必须使非混合细胞。④生理盐水配制的 2%～5%献血者红细胞悬液。⑤IgG 致敏的试剂红细胞。

(3)操作:①向正确标记的试管中加 2 滴血清或血浆。②每管中,加 2%～5%试剂 O 型红细胞盐水悬液或献血者红细胞悬液 1 滴,混匀。③(900～1000)×g 离心 15s,观察溶血和凝集情况,评分并记录结果。④37℃孵育 30～60min。⑤(900～1000)×g 离心 15s,观察溶血和凝集情况,评分并记录结果。⑥生理盐水洗涤红细胞 3 次或 4 次,最后一次洗涤尽量移除上清。⑦向红细胞扣里加入 AHG,充分混匀。⑧(900～1000)×g 离心 15s,观察凝集,评分并记录结果。⑨加入 IgG 致敏的试剂红细胞确认阴性结果的有效性。

(4)结果判定:①37℃孵育后,出现凝集/溶血为阳性结果。②加 AHG 后,出现凝集为阳性结果。③初次离心未观察到凝集,加 IgG 致敏红细胞后,离心出现凝集为阴性结果。④如果加入的 IgG 致敏的试剂红细胞离心后未凝集,阴性结果无效,实验需重做。

(5)注意事项:

①质控:输血前对不规则抗体的检测实验,需每日使用弱抗体进行监控。质控血清可用 6%牛白蛋白稀释定型用抗血清试剂至 IAT 反应 2+强度,也可用人源 IgG 抗体。

②在间接抗球蛋白试验中,可使用白蛋白、低离子强度溶液(LISS)、PEG 来加快并增强抗原-抗体反应。加 22%牛白蛋白后,37℃孵育时间为 15～30min;加 LISS 后,孵育时间为 10～15min;加 4 滴 20%PEG 后,孵育时间为 15min。加 PEG 的实验,37℃孵育后没有直接离心看结果这一步,因为红细胞无法重悬。

③可使用单特异性抗 IgG 试剂替代多特异性 AHG,以避免结合 C3 的自身抗体造成不必要的阳性反应。

④使用 PEG 时,由于血清球蛋白浓度提高,会出现血清蛋白沉淀现象。当 IgG 致敏红细胞不反应或反应很弱时,这一问题会很明显。在 AHG 介质中,至少 4 洗红细胞,并充分摇匀、重悬红细胞通常可防止问题发生或者用不加 PEG 的方法重复一次实验。

⑤操作步骤 6～9 需连续完成,不可中断。

(二)唾液中 ABH 血型物质测定

1.原理

约 78%的个体带有 Se 基因,可分泌水溶性 ABH 抗原至除脑脊液外的体液中。这种分泌型抗原可通过 ABH 抗血清对唾液的抑制试验来检测。

2.试剂与器材

(1)唾液的留取:在小烧杯或广口试管中收集唾液5~10mL。大多数人可在几分钟内积累到这一数量。为促进唾液分泌,可嚼石蜡或干净的橡皮圈,但不要嚼口香糖或含糖/蛋白的物品。(900~1000)×g离心8~10min,将上清液转移至一干净试管,沸水浴8~10min,灭活唾液酶。(900~1000)×g离心8~10min,收集透明或略带乳白色的上清液。用等量生理盐水稀释上清液。如果样本采集当天不进行实验,应将样本放于-20℃冻存。冻存样本可保持活性数年之久。

(2)人(多克隆)抗A和抗B试剂。

(3)荆豆来源的市售抗-H凝集素或用荆豆种子盐水抽提物制备的抗-H。

(4)A、B、O型红细胞。

(5)来自已知分泌型和非分泌型个体的冷冻/新鲜唾液,分别作为阳性和阴性对照。

3.操作

(1)倍比稀释要用的分型试剂:检测A物质用抗A、检测B物质用抗B、检测H物质用抗-H。

(2)每1滴稀释的分型试剂,分别加入对应的2%~5%红细胞(A、B、O)盐水悬液1滴。1000×g离心15s,肉眼观察凝集情况,选择凝集强度2+的最高稀释度。

(3)在4支试管中各加1滴正确稀释的定型试剂。检测ABH抗原,试管上标记"分泌""非分泌""盐水"和"待检"。

(4)向"分泌""非分泌"和"待检"管中各加1滴对应分泌型个体的唾液,在"盐水"管中加1滴盐水。

(5)混匀,室温孵育8~10min。

(6)根据检测的目标抗原,每管中加1滴2%~5%洗涤过的指示红细胞悬液(A、B、O)。

(7)混匀,室温孵育30~60min。

(8)(900~1000)×g离心15s,肉眼观察细胞扣凝集情况。

4.结果判定

指示红细胞被抗体凝集,说明唾液中没有相应抗原。指示细胞不被抗体凝集,说明唾液中含有相应抗原。盐水对照管中的抗体不能凝集指示红细胞,说明实验无效。无效实验通常说明试剂被过度稀释,需重新确定适宜的稀释度,再重复实验。

5.注意事项

之前已检测过的分泌(Se)和非分泌个体的唾液可分别作为阳性和阴性对照。已知分泌/非分泌型个体的唾液可分装冻存,以备后用。

(三)吸收试验

1.原理

血清中的抗体可以通过表达相应抗原的红细胞吸收除去。抗体被吸收后,分离血清和细胞,相应的抗体仍结合在红细胞上。通过放散试验,可收集结合的抗体。检测吸收后的血清,可鉴定吸收后剩余的抗体。吸收试验常用于:分离多抗体血清;吸收自身抗体,以检测可能被掩盖的同种抗体;制作血清试剂时,除去不要的抗体(通常是抗A、抗B);用已知特异性的抗血清,通过吸收试验证明红细胞上存在相应抗原;用已知抗原表型的红细胞,通过吸收试验可证明抗体的特异性。

2.试剂与器材

(1)待吸收的血清或血浆。

(2)(自体或异源)红细胞,应有待吸收抗体所对应的抗原。

3.操作

(1)盐水洗涤红细胞至少三次。

(2)红细胞末次洗涤后,(800~1000)×g 离心至少 5min,尽量除尽上清液。残余盐水可用滤纸条吸尽。

(3)混匀适量体积的压积红细胞和血清,在适宜的温度下孵育 30~60min。

(4)孵育过程中,定时混匀血清和细胞。

(5)红细胞(800~1000)×g 离心 5min。如有条件,在孵育温度下离心,防止抗体从红细胞膜上解离。

(6)将上清液(被吸收的血清)转移至干净的试管。如要放散液,保留红细胞。

(7)取部分吸收后的血清反应,和保留的未用过的吸收红细胞反应,以检查是否所有抗体都被吸收。

4.结果判定

如果吸收后血清仍有活性,证明抗体未被完全吸收。血清不反应,证明抗体被完全吸收。

5.注意事项

(1)压积红细胞和血清可按等体积加入,也可根据实际情况,加大红细胞或血清的量。IgG 抗体的最适吸收温度为 37℃,IgM 抗体的最适吸收温度为 4℃。

(2)如果红细胞和血清的接触面积较大,吸收会更有效。推荐使用大口径试管(13mm 以上)。

(3)抗体要完全除尽,可能需多次吸收。但每增加一次吸收,血清被稀释的可能性会增加,未被吸收的抗体会减弱。

(4)重复吸收时,要用新的红细胞,而非之前吸收过的红细胞。

(5)对于耐酶处理的抗原,可用酶处理红细胞,以增强对相应抗体的吸收。

(四)放散试验

1.原理

红细胞上的抗原与血清中抗体在适合条件下发生凝集或致敏,这种结合是可逆的,如改变某些物理条件,抗体又可从结合的细胞上放散,再以相应的红细胞鉴定放散液内抗体的种类并测定其强度,用以判定原来红细胞上抗原的型别。这种方法常用于 ABO 亚型的鉴定、全凝集或多凝集红细胞的定型、类 B 的鉴定以及新生儿溶血病的诊断等。

放散试验的方法很多,ABO 血型新生儿溶血病的 IgG 抗 A、抗 B 以及 IgM 血型抗体以热放散法为常用。Rh 血型 IgG 抗体以乙醚放散法为常用。

2.热放散法

(1)试剂与器材:①直接抗球蛋白试验(DAT)阳性红细胞,用大量盐水洗涤 4~6 次。②待放散红细胞末次洗涤的盐水上清。③6%牛白蛋白。

(2)操作:①在13mm×100mm的试管中,加等体积洗涤后的压积红细胞和6%牛白蛋白,混匀。②56℃,孵育10min。孵育期间,定时摇动试管。③(900～1000)×g离心2～3min。④立即转移上清放散液至一新试管,和红细胞末次洗涤的盐水上清平行试验。

(3)注意事项:对于冷抗体,红细胞应用冷盐水洗涤,防止结合的抗体在放散前解离。

3.乙醚放散法

(1)试剂与器材:①受检者血清。②相应抗原的红细胞(抗凝血)。③乙醚(分析试剂)。④AB型血清。

(2)操作:

①取具有相应抗原的抗凝血,离心后吸去血浆,加大量生理盐水,洗涤3次,离心,取压积红细胞备用。

②将适量的受检者血清和压积红细胞混匀后,放在适当的温度中1h,在此期间要摇匀1～2次。

③(800～1000)×g离心5min,将上清液吸出另放1管,鉴定上清液中的抗体,以判断待检血清除被吸收的抗体外,是否还有其他血型抗体。

④将红细胞用盐水洗涤3次,离心压积红细胞。

⑤取1体积压积红细胞,加1体积AB型血清或生理盐水、2体积乙醚,用力颠倒振摇1min,然后以(900～1000)×g离心3min。

⑥离心后即分成3层,最上层是乙醚,中层是红细胞基质,下层是具有抗体的放散液,其色深红。

⑦用清洁的吸管吸出放散液。若有混浊,可再离心1次。

⑧将放散液放置37℃水浴中10min,除尽乙醚。

⑨(900～1000)×g离心2min,取上层深红色放散液鉴定抗体。

(3)注意事项:本试验适用于鉴定Rh抗体。最大优点用于检查获得性溶血性贫血,此类患者的红细胞为直接抗球蛋白试验阳性,说明在体内已有自身抗体吸附在红细胞上。这种抗体常常有Rh特异性。

(五)血型抗体效价测定

1.原理

血型效价测定(又称效价滴定)是一种半定量方法,用来确定血清中抗体的浓度或比较红细胞表面抗原表达强度差异。血型抗体效价滴定常用于以下情况:发生胎母同种免疫时,检测孕妇体内抗体的活性;判断自身抗体特异性;鉴别高效价低亲合力抗体,Knops、Chido/Rodgers、Csa、JMH抗体常表现此特性;观察巯基还原剂对抗体活性的影响,以判断免疫球蛋白的种类(IgG或IgM)。

2.试剂与器材

(1)待滴定血清或血浆。

(2)2%～5%表达相应抗原的红细胞生理盐水悬液。

(3)生理盐水(也可用白蛋白作稀释液)。

3.操作

(1)根据血清稀释度标记 10 支试管(比如 1∶1、1∶2 等)。1∶1 代表 1 体积未稀释血清;1∶2 代表 1 体积血清被稀释至 2 体积或 50％的血清稀释液。

(2)除第 1 管(未稀释,1∶1)外,每支试管中加 1 体积盐水。

(3)前两管(未稀释和 1∶2)中,各加 1 体积血清。

(4)用干净的吸管,混匀 1∶2 中的液体数次,转移 1 体积至下一支试管(1∶4)。

(5)重复相同的步骤,直至完成所有稀释,每次使用干净的吸管混匀并转移液体。从最后一管中吸出 1 体积稀释过的血清并留存,以备后续稀释使用。

(6)按稀释度标记 10 支试管。

(7)从每个稀释过的血清中转移 2 滴至对应标记的试管,每个稀释度使用一支独立的吸管。每管加 2 滴 2％红细胞悬液。也可加试剂商提供的 3％～4％的红细胞悬液 1 滴,但这种方法不够精确。

(8)充分混匀,根据抗体性质,用合适的血清学技术检测。

(9)肉眼观察结果,打分并记录。前带效应可能会造成稀释度低的血清反应比稀释度高的血清弱。如果要避免结果误读,最好先观察稀释度最高的试管,依次判读,直至未稀释样本管。

4.结果判定

观察肉眼凝集 1＋的最高稀释度。效价用稀释度的倒数表示(如 32,而不是 1/32 或 1∶32)。如果稀释度最高的血清仍有凝集,说明还未到达反应终点,应继续稀释并检测。

5.注意事项

(1)在比较研究中,效价相差 3 个或 3 个以上稀释度,为显著差异。技术差异和生物固有的可变性会导致重复试验的结果升高或降低 1 个稀释度。比如,血清中抗体的真实效价为 32,在重复试验中,终点可能出现在 1∶32、1∶64 或 1∶16 的试管中。

(2)如果不评估凝集强度,效价值就会引起误解。可以给观察的凝集强度打分,滴定试验中所有试管的分数总和为最终分数,这是另一种测量抗体活性的半定量方法。不同的样品相差 10 分或以上,可以粗略地判定两者的分数有显著差异。

(3)高效价低亲合力抗体的效价通常大于 64,而且大部分试管表现出一致的弱反应。

(4)大体积比小体积测量准确。同一组试验中,大量稀释得到的结果比每个实验分别稀释的结果更可靠。要计算所有试验需要的体积,每个稀释度都要准备足够的量。

(5)移液很关键。推荐使用可更换吸头的移液器。

(6)检测用红细胞的年龄、表型和浓度会影响结果。

(7)孵育的最适时间和温度、离心的时间和转速都要保持一致。

(8)如果要比较多个含抗体血清的效价,所用红细胞(最好新鲜采集)应来自同一献血者。如果没条件,应用来自相同表型献血者的混合试剂红细胞完成试验。样本只有同时做检测,比较才有效。

(9)如果一份血清要和不同的红细胞样本反应,所有红细胞都应采用相同的采集和保存方法,并稀释到相同的浓度。所有试验都应来自同一份母液。样本只有同时做检测,比较才有效。

（六）聚凝胺试验

1.原理

聚凝胺试验使用低离子介质（LIM）加速 IgG 型抗体与红细胞之间的反应速度。聚凝胺作为一种碱性分子可以和红细胞表面的酸性糖分子结合，在离心力的作用下聚凝胺使红细胞相互靠近，使得已经结合在红细胞表面的 IgG 抗体分子可以在不同的红细胞之间搭桥。然后加入重悬液，使得聚凝胺的作用被消除。被聚凝胺凝集起来的红细胞，此时会渐渐散开，但已经被 IgG 抗体分子搭桥连接起来的红细胞不会散开，以此检测血清或血浆中存在的血型抗体。本试验具有敏感性高及快速等优点，已应用于血型检查、抗体筛选和鉴定、交叉配血试验。聚凝胺试剂目前国内市场有售。

2.试剂与器材

(1)低离子介质（LIM）。

(2)Polybrene 试剂。

(3)2%～5%已知抗原的红细胞生理盐水悬液。

(4)重悬液。

3.操作

(1)小试管中加入待检血清 2 滴和 1 滴 2%～5%红细胞悬液。

(2)立即以 1000×g 离心，观察结果。如果阴性则继续试验；如果阳性，需分析原因排除干扰后继续后续试验。

(3)加 0.6mL LIM 试剂，室温放置 1min。

(4)加入 2 滴 polybrene 试剂，立即以 1000×g 离心 1min，弃去试管中液体，轻摇试管，肉眼判断红细胞凝集情况。如果有凝集出现则继续操作。如果没有凝集出现则该试验无效。

(5)加入 1 滴重悬液，轻摇试管，肉眼观察结果。

4.结果判定

1min 内凝集消失为聚凝胺试验阴性，1min 内凝集不消失为聚凝胺试验阳性。

5.注意事项

(1)通常情况下，使用低离子强度溶液（LISS）法和 LIM 试剂作为缩短抗原.抗体的反应时间是同时有效的。

(2)加入重悬液后，应尽快观察结果，以免弱反应消失。

(3)肝素会中和聚凝胺的作用，应避免用肝素抗凝的血样。

(4)聚凝胺方法不适合 Kell 系统抗体的检测，所以对阴性结果需进行抗球蛋白试验，以免漏检。黄种人中 Kell 系统抗体极罕见。

六、抗体筛查和鉴定

（一）红细胞血型抗体筛查

抗体筛查试验的原则是让受检者的血清与已知血型的试剂红细胞即筛选红细胞反应，以发现在 37℃ 有反应的抗体。试验中使用的方法有盐水法、抗人球蛋白试验、白蛋白介质法、低离子强度溶液(LISS)法、聚凝胺法、凝胶法等。

红细胞血型抗体筛查适用于下列情况:ABO 血型鉴定发现受检者血清中有不规则抗体时;供血者血清抗体筛检;输血前受血者血清抗体筛查;输血后溶血性输血反应疑为由同种抗体引起时;孕妇血清的抗体检查;新生儿溶血病婴儿血液中抗体检查;直接抗球蛋白试验阳性红细胞放散液中抗体的检查。

1.IgM 血型同种抗体筛查试验

(1)原理:当血清(或血浆)中的血型抗体是 IgM 免疫球蛋白时,具有相应抗原的红细胞在盐水介质中就可以直接被 IgM 性质的抗体凝集。

(2)样本:

①血清和血浆标本均可用于抗体筛查和鉴定。极少数情况下,需通过激活补体才能证实的抗体,才需使用血清标本。

②血清标本的采取时间应注意。为了检出由于近期红细胞刺激而产生的抗体,血样必须是新近的。

③为了防止血样溶血对血清中抗体检测的影响,有必要把血清从凝块中分离,贮存在另一个单独的试管内,并适当标记、密封或用塞子塞紧。

④红细胞放散液也可以作抗体筛查及鉴定。

⑤如果以冷冻血清作抗体检查,融化后的样本要充分混合。如果一个样本要使用多次,应把它分成数小份后冷冻。反复冻融的标本不能供抗体鉴定用。

⑥每一样本应详细记录病史,包括姓名、性别、年龄、民族、诊断、妊娠史、输血史,使用过哪些药物(如甲基多巴、青霉素、先锋霉素等)、采样日期、有无抗凝剂、抗凝剂的种类和剂量、血液样本的外观、有无溶血、黄疸等。

⑦5~10mL 全血分离得到的血清可鉴定单一特异性的抗体,如包含较多抗体,可能需要更多的全血。

(3)试剂:

①抗体筛选细胞有多种商业化的试剂可供选择,以 2 个或 3 个抗原互补的单一供者红细胞为 1 套,单一人份红细胞的敏感性较混合红细胞更好。

②针对中国人群,一套筛选细胞至少有以下抗原通常被认为是合适的:D,C,E,c,e,M,N,S,s,P1,Lea,Leb,K,k,Fya,Fyb,Jka,Jkb 和 Mur。

③某些抗体与抗原反应时存在剂量效应,即抗体与抗原纯合的红细胞比与抗原杂合的红细胞反应要强,如 Rh、MNS、Duffy 和 Kidd 系统中的抗体。如果某种抗体只能与相应抗原的纯合子细胞反应,而筛选细胞上这种特定抗原是杂合子时,则该抗体有可能被漏检。合适的纯合子表型的供血者是很少的,为了能尽可能地避免具有临床意义的抗体漏检,通常在使用来自 3 个供者的红细胞的筛选细胞中,以下抗原一般需纯合表达:D、C、E、s、Fyb、Jka 和 Jkb。由于在蒙古人种中 s-,Fya-的频率相对较低,因此,有条件时可选用 S 和 Fya 纯合表达的细胞。

④筛选细胞通常不包括低频率抗原,所以针对低频率抗原的抗体会漏检。这种抗体只有在抗体鉴定时才能检测到或在交叉配血时或新生儿出生后出现黄疸时才会被发现。

（4）操作：

①取受检者血清 2 滴加入各支标好的试管中。

②取筛选红细胞悬液各 1 滴加入每个试管中，与血清混匀。

③室温孵育 10～15min 后,（900～1000）×g 离心 15s。

④观察是否溶血。轻轻重悬细胞扣，观察凝集反应，记录结果。

（5）结果判定：

①溶血或凝集都是阳性结果。如果溶血和凝集都存在，离心后要立即观察上清液的溶血情况。

②重悬细胞扣后，红细胞呈平滑悬液状为阴性结果。

③判读试验结果时，必须记录观察到的每个细胞样本的凝集强度或溶血现象。同一实验室中的技术人员必须使用同样的解释和符号。

（6）注意事项：

①多数在室温或 4℃下反应最强。

②在室温下有活性而在 37℃无活性的抗体是没有什么临床意义的。

2.IgG 血型同种抗体筛查试验

（1）原理：当抗体是 IgG 免疫球蛋白时，大多必须使用抗人球蛋白法、白蛋白介质法、低离子强度溶液法等方法之一才能使红细胞出现凝集反应。凝胶技术是近年来出现的另一种显示红细胞抗原-抗体反应的方法，它利用微柱中填充物的空间位阻或亲和反应，在离心力的作用下，使被抗体致敏的红细胞留在微柱上端，而未被致敏的红细胞沉至柱底。

（2）样本：同 IgM 血型同种抗体筛查试验。

（3）试剂：除筛选细胞外，IgG 血型同种抗体筛查试验还需以下试剂。

①抗人球蛋白试剂单特异性（抗-IgG 特异性）或多特异性（含抗 IgG 和抗补体）的抗人球蛋白试剂（AHG）均可，多数实验人员倾向于使用单特异性 AHG 以避免由结合补体引起的意外反应。

②增效剂包括 LISS、聚乙二醇（PEG）、凝胶柱、聚凝胺和固相技术等。复杂情况下还需使用其他技术。

（4）操作：

①抗人球蛋白试验：a.在标记的试管中加入受检者血清 2 滴。b.加 2％～5％试剂红细胞悬液 1 滴，混匀。c.离心，观察是否溶血和凝集，并记录结果。离心速度和时间通常为（900～1000）×g,15s。d.37℃孵育 30～60min。e.离心，观察是否溶血和凝集，并记录结果。离心速度和时间通常为（900～1000）×g,15s。f.洗涤细胞 3～4 次，最后一次洗涤后，弃去全部洗涤液。g.将抗人球蛋白试剂加入细胞扣，充分混匀。h.离心，观察凝集反应，记录结果。离心速度和时间通常为（900～1000）×g,15s。i.如结果为阴性，加入 IgG 致敏的细胞，离心并观察结果。离心速度和时间通常为（900～1000）×g,15s。

②低离子强度溶液（LISS）：抗人球蛋白试验抗原、抗体在低离子强度溶液的条件下发生反应，可缩短检出大多数抗体所需的温育时间。

a.LISS 的配制：称取氯化钠 1.75g 和甘氨酸 18g，置 1L 的容量瓶内；加磷酸盐缓冲液

（0.15mol/L KH$_2$PO$_4$11.3mL 和 0.15mol/L Na$_2$HPO$_4$8.7mL 混合）20mL；加蒸馏水定容至1L；用 NaOH 调节 pH 至 6.7±0.1；加 0.5g 叠氮钠作为防腐剂。

b.方法一：加受检者血清 2 滴于标记的试管中；加入等体积的 LISS；加 2%～5% 的试剂红细胞悬液 1 滴，混匀；37℃孵育 10～15min；离心，离心速度和时间通常为 1000×g，15s。观察是否溶血或凝集，记录结果；按照抗人球蛋白试验操作步骤（见操作 a）中的 f～i 操作。

c.方法二：将适量的试剂红细胞用盐水洗涤 3 次，弃去全部盐水；用 LISS 将红细胞配制成2%～3%悬液；加受检者血清 2 滴于标记的试管中；加 LISS 重悬的红细胞悬液 2 滴，混匀；37℃孵育 10～15min；离心，离心速度和时间通常为 1000×g，15s。观察是否溶血，轻轻重悬细胞扣观察是否凝集，记录结果；按照抗人球蛋白试验操作步骤中的 f～i 操作。

③聚乙二醇(PEG)抗人球蛋白试验：a.将受检者血清 2 滴，20%PEG 溶液 2 滴，2%～5%的试剂红细胞悬液 1 滴混匀。b.37℃孵育 15min。c.不立即离心。d.用生理盐水将红细胞洗涤 4 次，最后一次洗涤后，弃去全部洗涤液。e.使用单特异性抗 IgG，按照抗人球蛋白试验操作步骤中的 g～i 操作。

（5）结果判定：①37℃孵育后的凝集/溶血均为阳性结果。②加入抗人球蛋白试剂后的凝集为阳性结果。③如加入 IgG 致敏的红细胞离心后出现凝集，则之前观察到的没有凝集的抗人球蛋白试验结果是阴性，如加入 IgG 致敏的红细胞也不见凝集，表示试验无效，必须重做。

（6）注意事项：①孵育时间和红细胞的体积及浓度均为文献报道。各实验室根据条件可制订抗体检查的室内方法。②抗人球蛋白试验的步骤 c 可省略以避免检出室温下反应的抗体。③抗人球蛋白试验的步骤 f～i 需连续完成，不得中断。④有些抗体与 H 抗原有关，它们与 O 型红细胞的反应比与 A 型、B 型或 AB 型强，鉴定这些抗体还需要 ABO 细胞、ABO 亚型细胞以及脐血细胞的协助。⑤血型同种抗体筛查试验也可用聚凝胺、酶法等多种检测 IgG 抗体的方法进行。

（7）临床意义：抗体筛查试验也有其局限性。阴性的试验结果不一定意味着受检血清中没有抗体，而只是在使用这些技术时，缺乏与筛查细胞起反应的抗体。如果临床资料等提供了另外的线索，就应扩大常规筛查方法。如遇到受检者血清同试剂红细胞呈阳性反应，而同供血者红细胞呈阴性反应或者相反，可能由下列抗体所引起：

①在 A$_1$ 和 A$_1$B 型血清中偶尔有抗 H。而 O 型红细胞上有大量的 H 抗原，A$_1$ 和 A$_1$B 细胞上的 H 抗原非常少。所以，含抗-H 的血清能凝集全部 O 型试剂红细胞，但不凝集 A$_1$ 和 A$_1$B 供血者的红细胞。同样，因为 A$_2$ 细胞有相当大量的 H 抗原，所以如果 A$_1$ 血清中含有抗-H 时，与 A$_2$ 细胞交叉配血可能是不相合的。

②抗-LebH。这种抗体与 O 型 Le(b+)红细胞起反应，但不与 A$_1$ 或 A$_1$B 型 Le(b+)红细胞凝集。因此，在抗体检查中检出有抗-LebH，而这种抗体与 A$_1$ 或 A$_1$B 型 Le(b+)红细胞作交叉配血可以是相合的。

③在 A$_2$ 受血者血清中有抗 A$_1$，这种情况受检者血清与 O 型筛选细胞呈阴性，而与 A$_1$ 供血者细胞呈阳性反应。

④受检者血清中存在与低频率抗原反应的抗体如 Wr^a，这种情况可能受检者血清与筛选细胞不反应，而与红细胞表面存在相应抗原的供者红细胞凝集。

⑤受检者血清中存在仅与相应抗原的纯合子细胞起反应的抗体,这种情况可能与筛检细胞或供血者细胞发生凝集。

(二)红细胞血型抗体鉴定

红细胞血型抗体鉴定是血型抗体筛查后的进一步检查。一旦抗体被检出,应作抗体鉴定试验,以确定其特异性。

抗体鉴定应有的样本信息:受检者的血型,包括 ABO、Rh 以及其他必需的血型;以往输血史及妊娠史;临床诊断,尤其是自身免疫性溶血性贫血(AIHA);药物治疗史(包括 Rh 免疫球蛋白);如果以往曾有过血型鉴定,应进一步了解以往试验方法等;与随机供者红细胞反应阳性的频率和强度;试验时有无溶血现象及剂量效应等。

1.试剂

红细胞血型抗体鉴定需使用谱细胞。

谱细胞一般由 8～16 人份已知血型抗原组成的单个供者的 O 型红细胞组成。可选择市售试剂,也可根据情况自行制备。谱细胞中的红细胞表型应包括 Rh、Kidd、MNSs、Duffy、Diego、Xg、Kell、Lewis、P 及 Lutheran 等血型系统的主要抗原,为了提供 Rh 系统中复合抗体(如抗-Ce)与混合抗体(如抗-C＋抗-e)的鉴定依据,谱细胞中 Rh 的基因型也应加以标明(如 R_1R_1,R_1R_2)。如有条件对其他特殊抗原可以另列一栏加以说明,如对低频率及高频率抗原是阴性还是阳性。通常一套谱细胞应尽可能包括多种抗原决定簇,以及一些缺乏某种抗原决定簇的红细胞。谱细胞中应包含针对有剂量效应抗体的相应纯合子抗原细胞。谱细胞的组合原则是,可有效鉴定常见的有临床重要性的抗体,如抗-D、抗-E、抗-K、抗-Fya 等,且不覆盖其他抗体,对大多数单一抗体和多种混合抗体鉴定方便。为了保证抗体鉴定的正确性,要求每个抗原有足够的阳性和阴性细胞,从而使血清学检查的结果表现出客观的规律而不是偶然的结果。应注意结果判定时使用正确对应的谱细胞反应格局。通常谱细胞保存于特殊保养液中,试管法中谱细胞浓度一般为 2%～5%,应在有效期内使用。

2.操作

(1)血型抗体鉴定:实验包含以下主要内容。①自身对照:观察受检者的血清与受检者自身细胞的反应情况,确定血清内是否有自身抗体或自身抗体和同种抗体二者同时存在。②谱细胞:使用谱细胞,应用各种抗体检查技术,检测受检者的血清,结合谱细胞反应格局,确定其抗体的特异性。还需同时检测受检者的红细胞表型进行验证。③吸收放散:当患者体内的同种抗体有两种或两种以上时,可采用吸收放散试验。

(2)复杂抗体鉴定:抗体鉴定的方法无统一的规定,须灵活应用盐水法、白蛋白介质法、抗人球蛋白试验、低离子强度溶液法、聚凝胺法及凝胶法等各种技术。一般应包括盐水法(4℃、室温及 37℃)、抗人球蛋白试验,必要时再结合吸收放散试验及用巯基乙醇(2-ME)或二硫苏糖醇(DTT)处理的血清分析抗体特异性。各种方法均应包含自身对照。如反应格局较弱,可使用增效剂。

(3)以下技术可视具体情况使用:

①LISS 和 PEG:LISS 和 PEG 均可增强反应,减少孵育时间。但 LISS 和 PEG 也可增强自身抗体反应,对同时包含自身抗体和同种抗体的样本应慎用。

②低温孵育:某些抗体在室温或4℃时反应更佳,如抗-M、抗-N、抗-P1、抗-Le^a、抗-Le^{b}和抗A$_1$等。由于有些血清中也包含抗-I或其他冷自身抗体,此时自身对照尤为重要。

③增加血清/细胞比:红细胞使用量不变而增加血清的体积可增强某些低效价抗体的反应。可使用5~10倍体积的血清与体积的2%~5%红悬液在37℃孵育60min。孵育中定期混匀可促进红细胞与抗体的接触。如增加血清使用量,三洗前离心去除血清有助于洗涤完全,但洗涤次数不应超过4次。如使用增效剂,则不可增加血清比例。

④孵育时间:孵育时间为30~60min有利于增加反应强度,但如使用LISS或PEG时则不可延长孵育时间。

⑤巯基试剂:如DTT和2-ME,可破坏IgM抗体的二硫键或某些红细胞抗原。以下情况可使用巯基试剂:a.确定抗体的亚类时;b.IgM混合IgG抗体的鉴定,特别是IgM抗体掩盖IgG抗体时;c.分离结合有IgM自身抗体的红细胞时;d.有目的地破坏某些红细胞抗原时(如Kell、Dombrock、LW和Knops系统的某些抗原)。

⑥吸收放散试验:吸收、放散试验视试验目的可单独使用,也可结合使用,适用于以下情况:a.分离单个样本中存在的多种抗体时;b.鉴定同种抗体时除去自身抗体;c.除去人源试剂中的其他抗体(通常为抗A、抗B或两者皆有);d.通过吸收含已知特异性抗体的血清,确定红细胞存在相应的抗原;e.确定某些只可被特定表型红细胞吸收的抗体的特异性。

3.结果判定

要对谱细胞的反应结果有正确的解释,必须首先对一些特异性抗体的血清学特性进行了解,再分析反应结果。

确定抗体特异性时可以综合运用以下的实验结果中的信息。

(1)观察受检血清与每个试剂谱细胞的反应结果。

(2)观察受检血清与其自身细胞的反应结果。

(3)观察反应的格局,检查每个反应相的结果,包括不同的温度、介质作用的情况,一些抗体的特异性与反应介质直接相关。

(4)是否溶血现象。在阳性反应的细胞中,反应强度有否不同,是否出现剂量效应。

(5)对自身红细胞上的抗原详细检查,从所缺少的抗原情况,提示是否存在相应的抗体。

4.临床评价

不规则抗体能造成严重的输血反应,有些抗体与特定疾病有关,如新生儿溶血病、流产、寒冷性阵发性血红蛋白尿等。因此,抗体筛查和鉴定在提高输血的安全性、有效性以及某些疾病的诊断和防治方面有重要意义。

在传统的试管法中,增效剂PEG相对于LISS,尽管假阳性率相对更高,但也更为敏感。而在鉴定有临床意义的抗体以及直接抗球蛋白试验方面,凝胶法较试管法敏感性更高($P<0.01$)。如怀疑由免疫性抗体导致直抗阳性而抗体筛查试管法结果为阴性时,应进行更全面的检测。自动的固相法在抗体鉴定方面与手动凝胶法相当,而一项对手动固相法、自动固相法和使用增效剂PEG的方法比较研究结果显示,手动固相法敏感性最好而特异性最差,自动固相法敏感性最差但特异性最好,PEG法则敏感性特异性均居中。

第二节　血液及血液成分的制备和保存

血液是一种流体组织,由血浆和血细胞组成,在人体内不断循环流动。正常人血液约占体重的 7%～8%,相对密度(俗称:比重)1.050～1.060,pH7.35～7.45。血浆是血液中的液体成分,包括水、电解质、血浆蛋白、凝血因子等。血细胞是血液的有形成分,如红细胞、白细胞和血小板。通过物理或化学方法可以把全血分离制备成高纯度、高活性的单一成分,以便临床合理输血治疗,有效达到治疗或缓解疾病的目的。成分输血的开展能最大限度地实现一血多用、节约血液资源,同时也可提升医疗供血、用血单位的输血技术水平。

一、全血的采集和保存

(一)全血的采集

全血是指采用特定的方法将符合要求的献血者体内一定量外周静脉血采集至塑料袋内,与一定量的保养液混合而成的血液制剂。

全血理论上讲含有血液的全部成分,包括血细胞及血浆成分。但基于所用的保养液,将致血液中某些成分丢失,但增加了保养液的成分;血液离开人体,其成分将随时间、保存条件及血液保护剂的不同而发生变化;同时全血的成分含量还受献血者个体差异的影响。全血的贮存时间长短主要取决于保养液和保存条件。随着贮存时间的延长,全血中的有效成分(红细胞、白细胞、血小板、凝血因子等)会逐渐减少或失活,相关成分功能(如 2,3-DPG、ATP、红细胞变异能力、携氧能力等)逐渐降低甚至丧失;而一些有害成分(氨、游离血红蛋白、血钾、细胞碎片、泛素等)又会逐渐增加。

全血可按容量(mL)或单位进行计量,国外常将 450mL 全血计量为 1 单位;我国将 200mL 全血计量为 1 单位,即 1 单位全血为 200mL 全血。

全血可直接应用于临床输注,同时又可以作为血液成分制备的原料。全血的采集质量直接影响着全血本身和后续所制备的相关血液成分的质量。

全血采集多在血站(血液中心、中心血站)内进行,随着无偿献血工作的推广和方便献血者献血需要,现在采血(献血)场所是多元化的,目前,将献血场所分为三类:固定献血场所(设置血站内、血站外的固定献血室)、临时献血场所(在机关、厂矿企业、社区、学校、医院等单位临时设置的献血场所)和献血车(流动采血车、流动献血屋)。所有的采血场所均应符合国家相关要求,一般应包括献血登记、血源管理、等候区、体检室、采血室、休息室、抢救室、检验室等,各区域应相对独立,人流、物流、信息流流向合理,具体按《献血场所配置要求》(WS/T401-2012)执行。

我国已全面使用一次性密闭式无菌塑料血袋采集系统,采用开放式采血方式。此方式有助于提高采血效率和加强采血者与献血者的交流以减少献血不良反应的发生。

1.献血(采血)场所配置

献血场所的人员、设施、设备和器具、关键物料的配备按有关规定执行,所有物品、器材均应达到使用要求,按相关要求进行场所、物品消毒。

2.采血人员准备

采血人员调整好心理与情绪,进入献血者服务工作状态,情绪稳定,工作热情,说话和气,态度和蔼,耐心细致周到。熟悉采血技术操作规程,尤其应注意关键控制点和近期变更的操作步骤。采血人员着工作制服,不佩戴戒指、手镯(链)等饰物。采血人员保持手卫生,具体操作按照《医务人员手卫生规范》(WS/T313-2009)的规定执行。

3.采血器材准备

(1)采血器材清单:建立采血器材卡片,列出采血所需的全部器材。采血人员按卡片准备和核查采血器材的种类和数量。采血器材的数量与预计采血量相适宜。一次性使用物品在有效期内且包装完好。采血器材准备工作应有专人复核。

(2)血袋质量检查:①无破损、无渗漏,无污染,抗凝剂和保养液无变色;②处于有效期内;③宜采用具有留样袋的血袋。

(3)标本管准备:①带有分离胶用于检测病毒核酸的标本管;②用于酶联免疫吸附法(ELISA)、丙氨酸转氨酶(ALT)和血型检测的标本管。

(4)皮肤消毒剂:一般选用含碘消毒剂,对碘过敏者可选用其他消毒剂;所用消毒剂应当符合相应的国家标准要求;处于有效期内。

(5)采血仪(秤):开启并检查采血仪(秤),检查证实处于正常状态。

(6)热合机:开启并检查热合机,证实处于正常状态。

(7)健康征询物料:体重磅秤、血压计、听诊器、献血者健康情况征询表、献血宣传资料等。

(8)快速检测设备、试剂与物料:ALT快速检测仪、ALT快速检测条、硫酸铜溶液(或血红蛋白快速检测仪)、乙型肝炎表面抗原(HBsAg)快速检测条、ABO血型试剂与反应板、扎指针等。

(9)其他器材:各种标签、电脑、扫描枪、血液保存冰箱(运输箱)、洗手液、各种记录表格、纪念品、献血证、抢救器材与药品等。

4.献血者准备

应加强宣传无偿献血知识,特别是对献血者应注意精神和饮食的细心询问和观察,建议并要求献血者献血前一晚应有充足的睡眠,献血当日早餐应为清淡饮食、餐量与平时相同;献血前可适当或鼓励饮用糖水、温水或饮料。献血者应认真、如实填写"献血者健康情况征询表"中的相关内容,并签名。血站应为献血者提供私密性强的环境,切实做好献血者隐私保护、个人信息保密。

5.献血者健康征询

应严格认真核对献血者身份信息;问询献血者健康状况,进行必要的体格检查;询问献血者的既往献血经历、近日休息等情况,评估出现献血不良反应的可能性和不适合献血的情况,解答献血者提问。

6.献血者快速检测

对献血健康征询符合《献血者健康检查要求》(GB18467-2011)的献血者,再次核对献血者身份信息;选择献血者无名指进行皮肤消毒,应用扎指针扎刺,取血进行 ABO 血型、Hb、

ALT、HBsAg 快速检测。

7.血液采集

在静脉穿刺前,应核对献血者身份。在血液采集过程中应当加强与献血者的沟通,尤其是进行每一项主要操作之前,应当与献血者沟通并取得配合。观察献血者面部表情和肢体语言,是否处于紧张、害怕甚至恐惧状态。如发现这些不利情况,则不急于采血,做好宽慰工作,待献血者解除思想顾虑,充分放松后开始采血。

应选择无损伤、炎症、皮疹、皮癣、瘢痕的皮肤区域为穿刺部位。选择上肢肘部清晰可见、粗大、充盈饱满、弹性好、较固定、不易滑动的静脉,通常选择的静脉主要有肘正中静脉、头静脉、前臂正中静脉、贵要静脉等;使用止血带可使静脉充盈,便于触及和穿刺。

用无菌棉拭蘸取适量使用皮肤消毒剂,以穿刺点为中心,自内向外螺旋式旋转涂拭,消毒面积不小于 6cm×8cm。消毒作用 1~3min,消毒 2~3 遍。待消毒剂干后行静脉穿刺。

静脉穿刺成功后,如果使用的带留样袋的采血袋,松开留样袋夹子,使最先流出的血液流入留样袋,约 15~20mL,用作血液检测标本。夹闭留样袋夹子,松开阻塞件下端止流夹,使血液流入采血袋。如果使用不带留样袋的采血袋,松开夹子,使血液直接流入采血袋。

维持静脉穿刺点与血袋的落差,保持血流通畅。嘱献血者做握拳和松手动作,以促进静脉回流。血液开始流入采血袋后,即将其与抗凝剂轻匀混合。宜采用连续混合采血仪。应当对采血时间进行控制,一般情况下,采血 200mL 需要 3min,采血 400mL 需要 6min。200mL 全血采集时间>5min 或 400mL 全血采集时间>10min,应给予特殊标识,所采集的全血不可用于制备血小板。200mL 全血采集时间>7min 或 400mL 全血采集时间>13min,所采集的全血不可用于制备新鲜冰冻血浆。注意与献血者进行交流,观察献血者面容、表情,及时发现并处置献血反应。

采血结束和献血者休息与观察。采血量达到要求时,嘱献血者松拳,松开止血带,合闭止流夹,用创可贴/消毒棉球/纱布轻按静脉穿刺点,拔出针头后即加重按压,用弹力绷带包扎,松紧度适中。嘱献血者在献血者休息处用茶点,休息 10~15min。如出现献血不良反应,按相应程序处理。

发给献血者无偿献血证和纪念品,表示感谢,鼓励定期献血。

8.留取标本与热合

检测结果用于判定血液能否放行的标本只能在献血时同步留取,不得在献血者健康检查时提前留取。将标本管内促凝剂或抗凝剂与血液充分混匀。

血袋及血液标本标识,一次只能对来源于同一献血者的一份血袋、标本管和献血记录进行标识。经核对后,将唯一性条形码标识牢固粘贴在采血袋、标本管、转移袋、血袋导管、献血记录单上。

在标本管与留样针/静脉穿刺针分离前开始标识,对采血袋和标本管的标识应当首先连续完成,不应中断。宜在标本管与留样针/静脉穿刺针分离前核查采血袋、血液标本、献血登记表,所标识的献血条形码应一致。宜采用计算机程序进行核查。

分段热合血袋导管,以供交叉配血、血型复查和血液标本保存使用。血袋应保留注满全血的导管至少 35cm。

（二）全血的保存

采集后的血液应按照要求进行暂存。全血采集后应尽快在合适的温度下保存。

全血保存时间的长短主要取决于保养液。全血保存液由保存24h逐渐发展至现在可以保存35d，所用的抗凝剂主要有以下几种：

（1）柠檬酸钠溶液，1914年首先发现柠檬酸钠与血液中的钙作用可形成可溶性的螯合物；研发出第一个血液保存液，它由柠檬酸盐与葡萄糖组成；1918年发现冷藏可以延长血液保存时间，开始用柠檬酸钠作为血液抗凝剂保存血液，实现了间接输血法的诞生，这是输血发展历史上的一大进步。单纯柠檬酸钠由于不含葡萄糖，保存期仅为5d。

（2）柠檬酸-柠檬酸钠-葡萄糖保存液（ACD），从1943年第二次世界大战中开始使用该抗凝剂，在柠檬酸钠-葡萄糖保存液中加入柠檬酸。葡萄糖是正常红细胞酵解过程中的必需底物，其主要功能是氧化供能，延长红细胞的保存期，保存期可延长至21d。柠檬酸还可延缓保存中红细胞脆性的增加。

（3）柠檬酸-柠檬酸钠-磷酸二氢钠-葡萄糖保存液（CPD），1957年有人在ACD保存液中加入磷酸盐，使其pH有所提高（5.63），成为CPD保存液（柠檬酸盐-磷酸盐-葡萄糖），由于加入磷酸盐后pH的提高，使2,3-DPG下降速度减慢，保存1周后2,3-DPG不变，保存2周后仅下降约20%。

（4）柠檬酸盐-磷酸盐-葡萄糖-腺嘌呤（CPD-A），该保存液是在CPD的基础上增加了腺嘌呤，可以促进ATP的生物合成，有利于红细胞活性的维持，大大延长血液保存期，从原来的21d延长到35d。还有对部分配方进行稍加修改的改良保存液。各种保存液的有效期均是指红细胞在保存期其输入到人体24h后红细胞仍有70%以上存活率所对应的时间。常见的各种血液保存液配方及保存时间见表2-2-1。

表 2-2-1 血液保存液配方（g/L）及保存时间

保存液	柠檬酸钠 $C_6H_5O_7Na_3 \cdot 2H_2O$	柠檬酸 $C_6H_5O_7 \cdot H_2O$	无水葡萄糖	磷酸二氢钠	腺嘌呤	比率（保养液 mL/血 mL）	保存天数
ACD-A	22.0	8.0	24.5	—	—	1.5∶10	21
ACD-B	13.2	4.8	14.7	—	—	2.5∶10	21
CPD	26.3	3.27	25.5	2.22	—	1.4∶10	21
CP2D	26.3	3.27	51.1	2.22	—	1.4∶10	21
CPDA-1	26.3	3.27	31.8	2.22	0.275	1.4∶10	35
CPDA-2	26.3	3.27	44.6	2.22	0.550	1.4∶10	42

由于全血含一定量的抗凝剂（保养液），保存温度2~6℃仅是红细胞的最佳保存温度，在此条件下，血液中凝血因子、白细胞、血小板等有效成分会很快失活。白细胞寿命只有5d，其中粒细胞死亡最快，淋巴细胞最慢。血小板在24h内至少有50%丧失功能，48h更为显著，72h后其形态虽然正常，但已失去止血功能。全血保存在4℃超过24h后仅含有少量的有功能活性的血小板和稳定的凝血因子（FⅡ、FⅦ、FⅨ、FⅩ）及纤维蛋白原。热不稳定性凝血因子FⅤ和FⅧ随时间延长而逐渐降低，FⅧ（抗血友病因子）保存24h后活性丧失可达50%，FⅤ保存

$3\sim5d$ 也丧失活性可达 50%。全血保存至 21d 时 FV 的含量降低到正常水平的 30%，而 FⅧ 降低到仅 $15\%\sim20\%$ 水平。所以，4℃ 保存 5d 的全血，基本成分是红细胞、血浆蛋白和稳定的凝血因子。随着保存时间的延长，各种血液成分的生理生化指标会发生改变，即所谓的贮存损伤。一般情况下这些贮存损伤引起的变化对受血者不会带来明显的临床影响，但应用于幼儿和新生儿受血者需特别注意。

全血保存时，其中各种成分的变化说明"全血不全"，即全血中各种成分包括红细胞在内的各种成分的生物活性、生理功能随保存时间的延长，均有不同程度地衰减，起不到它们在循环中的生理作用。因此，国内外均把全血作为制备血液成分的原料，将全血及时分离制备成各种血液成分。

二、红细胞的制备和保存

血液成分制备的原则是采用手工或血细胞分离机方法将全血中各种血液成分制备成体积小、浓度高、纯度好的统一规格的有效治疗成分。

无论是手工法还是血细胞分离机方法，血液成分制备的原理多利用离心、过滤、磁材料等物理的方法来分离，最常应用的是利用各种血液成分相对密度的差异，通过离心分层而得到浓度、纯度较高的单一成分。血液成分的相对密度分别是：血小板 $1.030\sim1.060$，淋巴细胞 $1.050\sim1.078$，粒细胞 $1.080\sim1.095$，红细胞 $1.090\sim1.111$，血浆 $1.025\sim1.030$。采用全自动血细胞分离机单采某种血液成分可得到比手工法纯度更高、剂量更大的单一成分。

手工法制备血液细胞成分最常用的是使用多联塑料血袋和大容量低温离心机来完成的。

多联塑料采血袋是用于血液成分制备的原料全血采集的容器，也是各种血液成分制备的容器。它的使用经历了几十年的发展过程。常用的采血袋有二联袋、三联袋和四联袋等。

由于多联塑料采血袋在设计上做到了多个塑料单袋相连成密闭无菌系统，包括有采集全血的首袋、有添加液的子袋及 $1\sim2$ 个空的卫星袋。在首袋使用的多是保养液，既能抗凝又有利于红细胞的保存。在成分分离制备过程中，大部分保养液随血浆分离而去，不利于红细胞的保存，为了克服这一问题，在采血多联袋中有一红细胞添加液联袋。制备血液成分时，将全血在采集到多联袋系统的首袋（含保养液的袋子）后，通过控制离心可将全血分成不同的层面：血浆在最上层，呈浅黄色；红细胞在最下层，呈红色；白细胞（含粒细胞、淋巴细胞等）为一灰白色的膜层（简称白膜层），悬浮在红细胞上层；在白膜层之上和血浆下层（下部分）为血小板层。基于不同的离心力，血小板分层可不同，同时不易观察，血小板常处在血浆层内。利用挤压的方法，将它们一一分到与首袋密闭相连的其他袋子中，再根据制备需要进一步离心制备得到较纯的单一成分。

血液成分制备时需要将多联袋装在设定的离心机中并在一定的条件下，进行离心，然后采用挤压等方法制备出各种血液成分。一般需采用大容量低温离心机，离心机半径、离心转速、离心时间、离心温度、离心加速强度及离心刹车强度等均影响血液成分的分离效果。

离心力（RCF）计算公式为：

$$RCF(\times g) = 28.38 \times R \times (rpm/1000)^2$$

RCF 为相对离心力(×g);R 代表离心半径(英寸),1 英寸＝2.54cm;rpm 代表每分钟转速。

或根据以下简单公式:

$$RCF＝0.0000118×RN^2$$

RCF 为相对离心力(×g);R 代表离心半径(cm);N 代表每分钟转速(rpm)。

血液成分手工制备和保存还需要其他设备,包括:速冻冰箱－50℃、－20℃以下低温冰箱、高频热合机、血小板保存箱(22±2)℃、冷沉淀融化箱、4℃恒温水浴制备冷沉淀装备、净化台(100 级,开放采血袋使用,多联袋可不需要净化台)、分离支架或分浆夹或全自动成分分离器、托盘天平(精确度为1g)或自动电子平衡称、电子秤及无菌接口机,以及各种塑料血袋和止血钳、离心用平衡物等。

血液成分手工制备一般应注意的事项为:

(1)收集已采全血的多联袋,在进行血液细胞成分制备前,应检查采血袋的热合部位是否漏血,各种标签是否齐全等。

(2)检查离心桶内壁是否光滑,有无遗留的硬物、尖锐物,如采血袋上封闭管路的硬塑卡子等。

(3)根据制备各种血液成分的要求,按不同规格型号的离心机,经实验摸索,设定不同转速、时间、温度进行离心。最高离心力不能超过 5000×g。

(4)将多联袋规整地放入离心桶(最好先将离心桶置于离心套杯中)内,用平衡物平衡血袋。将平衡后盛有血袋离心桶(杯)对称放入离心机内。必须将所有的平衡物和多联袋上的连接塑料管盘放入离心桶中,防止因塑料管路缠绕而造成的损坏。

(5)开动离心机前,如配有稳压器应先开稳压器,再开动离心机,提前使温度达到设定温度。根据不同的分离要求设定时间、转速、升降速率等。

(6)开动离心机后,注意转速变化,观察有无异常噪声、气味、振动等。在未达到预定转速之前不要离开离心机。待离心机停稳后,打开离心机盖和防护盖,轻轻取出离心桶(杯),注意机器停止转动之前不得打开离心机盖(现在绝大部分离心机均有自动防护锁)。

(7)血液经离心后轻轻取出,进行外观检查。观察离心后血袋、塑料管有无渗漏,离心桶中有无血痕,如有破损应查找渗漏点。凡当血袋破漏者,血液应报废处理,并对离心桶进行有效的消毒处理。

(8)应观察离心后各种血液成分的分层情况,若血液成分分层不清,血脂严重,以及血细胞比容太低等不合格者,应重新离心或不再用于成分制备。

(9)每天工作结束前必须擦拭离心机内部,晾干离心仓,并清洁整理台面、地面。

红细胞是血液的主要成分之一,占全血总量的40％以上。由于全血的缺点,绝大多数临床输血不再使用全血,临床输血以输注红细胞制剂为主,比例可达98％以上,而且多数使用已滤除白细胞的悬浮红细胞制剂。红细胞制剂常见有浓缩红细胞、悬浮红细胞、去白细胞红细胞、洗涤红细胞、冰冻红细胞、年轻红细胞、辐照红细胞等。国外近年来开展单采红细胞制剂(如在美国,可从一个献血者单采 2 单位红细胞或 1 单位红细胞和 1 单位血浆),我国部分单位有开展。

下面分别介绍常见的红细胞制剂的制备和保存等。

(一)浓缩红细胞

浓缩红细胞(CRBC)也称为压积红细胞或少浆全血,是将采集的全血中大部分血浆在全封闭的条件下分离后剩余的部分所制成的红细胞成分血。浓缩红细胞可以在全血有效保存期内任何时间分离出部分血浆制备而成。一般推荐用二联塑料采血袋采集的全血制备浓缩红细胞。

1.制备方法

(1)用二联袋(装有保养液的主袋和一空转移袋)采集 200mL 或 400mL 全血于主袋内。

(2)将二联袋在 2~6℃低温离心机内离心,离心力 3400×g,离心 8min,沉淀红细胞。

(3)轻轻取出离心后的全血,在低温操作台上用分浆夹将大部分血浆分入空的转移袋内。

(4)用高频热合机切断塑料袋间的连接管,制备成浓缩红细胞制剂。

2.浓缩红细胞的保存

浓缩红细胞含有全血中全部红细胞、白细胞、大部分血小板和少量血浆,具有补充红细胞的作用。浓缩红细胞制剂的保存与全血相同,温度为 2~6℃,保存期与全血相同。含 ACD-B、CPD 保养液的浓缩红细胞保存期为 21d,含 CPDA-1 保养液的浓缩红细胞保存期为 35d。

(二)悬浮红细胞

悬浮红细胞(SRBC)又称添加剂红细胞,将全血中的大部分(90%)血浆在全封闭的条件下分离后并向其中加入红细胞添加液制成的红细胞成分血。悬浮红细胞是目前国内临床应用最广泛的一种红细胞制剂,适用于大多数需要补充红细胞提高携氧能力的患者。一般采用三联袋方法制备悬浮红细胞。

1.制备方法

采集血液的容器为塑料袋,我国每次采血 1U(200mL 全血)、1.5U(300mL 全血)或 2U(400mL 全血)。三联袋一般主袋内含有抗凝剂柠檬酸盐-葡萄糖(ACD)或柠檬酸盐-磷酸盐-葡萄糖(CPD)、红细胞保存液袋和空袋。

将全血采集于三联袋的主袋内,在适宜条件下暂存和运输后送达成分血液制备间。制备时先将全血与抗凝剂充分混合后,在一定时间内(如需制备新鲜冰冻血浆,则应在 6h 内)分离制备。具体方法为:

(1)用带有红细胞保存液(如 MAP)的三联袋(或四联袋)采集全血。将装有全血的三联袋在大容量冷冻离心机内离心,温度 2~6℃,离心力 3400×g,离心时间为 7min。

(2)轻轻取出离心后的血袋悬挂于分离支架上或放入压浆板内,折断管道内塑料卡子,将上层不含血细胞的血浆分入空的转移袋内,注意不能有红细胞混入,用塑料卡子将血浆袋封闭。

(3)将与红细胞保存液相连的管道上的塑料卡子折断(或打开),把末袋中的保存液加入主袋红细胞内,使红细胞与保存液充分混匀。

(4)用高频热合机切断塑料袋间的连接管,封闭红细胞悬液袋上的所有管道,制成悬浮红细胞。

2.保存

悬浮红细胞制剂是含有全血中全部的红细胞、一定量白细胞、血小板、极少量血浆和保养液的混悬液。红细胞添加液种类较多,如 MAP(甘露醇,腺嘌呤-磷酸盐)、SAGM(生理盐水-腺嘌呤-葡萄糖-甘露醇)、CPDA-1、AS-1、AB-3、AS-5 等。一般保存在(4±2)℃,含 CPDA-1、MAP、SAGM 保养液的红细胞保存期为 35d;含 AS-1、AS-3、AS-5 保养液的红细胞为 42d。

(三)去白细胞红细胞

去白细胞红细胞分为两种,浓缩去白细胞红细胞和悬浮去白细胞红细胞。浓缩去白细胞红细胞(CLRBC)与悬浮去白细胞红细胞(SLRBC)的制备有两种方法:方法一是对采集的全血进行过滤,后再按浓缩红细胞、悬浮红细胞制备方法制备的;方法二是对浓缩红细胞、悬浮红细胞进行过滤所得。大多数患者因输血、妊娠、移植等,体内产生白细胞抗体,这些抗体大部分属于人类白细胞抗原(HLA)系统的同种抗体,当再次输入全血或其他含有白细胞的血液成分时,极有可能产生免疫性发热输血反应。有反复输血史和妊娠史的患者,再次输血时,有的会出现严重的发热性非溶血性输血反应(FNHTR)。各种血液成分中均含有的一定数量的白细胞,因此,去除全血或成分血制剂中的白细胞可减少发生输血不良反应的风险。一般认为去除后的白细胞低于每袋 $5×10^8$,可避免因白细胞抗体所致的 FNHTR,白细胞降至每袋 $5×10^6$ 可以预防 HLA 抗体所致的同种免疫和与白细胞携带病毒有关疾病的传播。

1.制备方法

去除白细胞的方法很多,其效果依据方法不同而异,过滤法因滤除效果好,简单易行,适宜规模化开展,在血液成分分离制备中得到广泛采用。

血液过滤器有近几十年的发展历史,经历了三代的发展。滤器按其使用分两种:一种可供血站使用;另一种供医院患者床边使用。前者为在线式白细胞过滤系统,在采集全血后即可对其过滤处理,减少了因保存过程中白细胞破坏以及炎症因子产生、释放所带来的输血不良反应发生的风险。后者因过滤时间的关系,其效果仍存在缺陷,一般不建议在医院进行操作。白细胞滤器的操作步骤按生产厂家的要求和使用说明进行,将全血或悬浮、浓缩红细胞经去白细胞滤器过滤即制成相应的去白细胞全血和去白细胞红细胞制剂。

现以血站型白细胞过滤器为例介绍过滤器的使用步骤(实际操作时应严格按照生产厂家的操作说明书进行,并注意使用时间和温度)。

(1)使用含白细胞滤器的采血多联袋采集全血。

(2)打开去白细胞滤器前血袋导管夹,悬挂全血袋,血液的在自身重力作用下,以(5~50)mL/min流速自动流入白细胞过滤器下端血袋中。

(3)血液过滤完后,关上血袋夹。

(4)打开旁路夹和血袋夹,将下端血袋中的空气排出。

(5)用高频热合机在滤器下方热合血袋导管并离断。

2.保存

目前,采用过滤法的白细胞滤器多为第三代产品,减除白细胞可达 99%,一般可使白细胞降低至每袋 $1.0×10^6$~$1.0×10^5$,红细胞回收率大于 90%,血小板回收率大于 85%。

悬浮去白细胞的红细胞制剂应保存在 2~6℃,含 CPDA-1、MAP、SAGM 保养液的红细胞保存期为 35d；含 AS-1、AS-3、AS-5 保养液的红细胞为 42d。

浓缩去白细胞红细胞制剂应保存在 2～6℃，含 ACD-B、CPD 保养液的红细胞保存期为 21d，含 CPDA-1 保养液的红细胞保存期为 35d。

（四）洗涤红细胞

洗涤红细胞（WRBC）是在无菌条件下，将保存期内浓缩红细胞或悬浮红细胞等制剂用生理盐水洗涤，去除绝大部分非红细胞成分，并将红细胞悬浮在生理盐水中即为洗涤红细胞。一般用生理盐水反复洗涤，可以降低白细胞和血小板，去除血浆蛋白的良好方法。制备洗涤红细胞时的血浆清除率应≥98%，白细胞清除率应≥80%，红细胞回收率应≥70%。

1.制备方法

（1）封闭盐水联袋式洗涤法（手工法）：用三联生理盐水袋或四联生理盐水袋洗涤红细胞时，使用无菌接口机连接红细胞袋和生理盐水袋。

四联袋洗涤红细胞：四联袋为 4 个容积为 300mL（或 350mL）的单袋，用塑料管道相连的密闭系统。每袋内装有 100～150mL 注射用生理盐水，各袋之间用导管夹夹住，彼此不相通。

①将连接管与红细胞袋相连，使首袋内的盐水缓慢流入红细胞袋内，边加盐水边混匀，后将中间塑料管用导管夹夹住。

②将 5 个袋子按要求放入离心机内离心。

③离心后将血袋轻轻取出，悬挂于支架上或放入分浆夹中，把上清液和白膜层分入转移袋中（废液袋），热合并切断相连接的导管，弃去废液袋。

④依次反复洗涤红细胞至少 3 次。

⑤最后一次挤出上清液及残余白膜后注入生理盐水制成洗涤红细胞。

（2）机器洗涤法：自动细胞洗涤机所采用全封闭系统，具有安全性好，洗涤时间短、洗涤质量高等优点。选择适用于血细胞洗涤设备所规定的储存期以内的红细胞制剂，按照细胞洗涤设备操作说明书进行洗涤制备。

2.保存

手工洗涤红细胞可以除去红细胞制剂中80%～90%的白细胞和99%以上的血浆蛋白；使用机器洗涤后的红细胞制剂中，白细胞可减至 5×10^9/L 以下，几乎不含有任何血浆蛋白。

由于洗涤方法和条件不同，对洗涤红细胞的保存也不相同。国内规定，洗涤红细胞制剂的保存温度为 4～6℃，自制备好后尽早输注，最好在 6h 内输用，一般不超过 24h。

（五）冰冻红细胞

冰冻红细胞（FRBC）又称为冰冻解冻去甘油红细胞（FTDRBC），是采用甘油作为冰冻保护剂深低温保存，根据需要再进行解冻、洗涤去甘油处理的红细胞制剂。冰冻红细胞是长期保存红细胞的一种理想方法。

1.制备方法

目前，常用的主要有两种方法：高浓度甘油慢冻法和低浓度甘油超速冷冻法。两种方法都是以浓缩红细胞为材料。

（1）高浓度甘油慢冻法：甘油的最终浓度 40%，红细胞冰冻及保存温度为 −70～−86℃。因输注前洗脱甘油的方法不同，可分为盐水洗涤法和糖浆洗涤法。

①盐水洗涤法：

a.甘油化：按全血采集方法采集全血 200mL，按浓缩红细胞的制备方法制备浓缩红细胞 100mL，并在无菌条件下，将其转移至专用的三联袋，先按 10mL/min 的速度加入复方甘油溶液 100mL，后再按 20mL/min 加入复方甘油溶液 60mL，整个过程中一定要加甘油充分振荡混匀，甘油加入好后在室温中静置平衡 30min，后置于−80℃深低温冰箱冻存。

b.解冻：冰冻红细胞解冻器具：40℃水浴箱、无菌空袋、9％ NaCl 1 袋、706 代血浆 1 瓶、生理盐水 2～3 袋、分浆夹、不锈钢支架、挂钩、无菌接口机。

于输注前将贮存的冰冻红细胞从深低温冰箱取出，放入 37～40℃恒温水浴中缓慢摇动，融化到全部解冻。

c.按 1740×g，4℃离心已融解的冰冻红细胞 12min，挤出上清液。

d.洗涤脱甘油：先加 9％ NaCl 80mL，速度 10mL/min，同时振摇，加完后平衡 5min，以同前速度再加 706 代血浆 100mL，4℃，1740×g 离心 7min，去上清液；加入 706 代血浆 100mL，再加 0.9％ NaCl 150～200mL，3400×g 离心 9min，去上清液；加入 0.9％ NaCl 150～200mL 混匀红细胞，3400×g 离心 9min 去上清液；最后快速加入 0.9％ NaCl 100mL 混匀制成红细胞悬液供临床输注。同时留供配血用的标本约 3mL。

②糖液洗涤法：又名团聚法，原理为存在于血浆中的 γ-球蛋白与红细胞膜上的脂蛋白在 pH5.2～6.1 时量可逆性结合，当加入非电解质的蔗糖时，如果糖、葡萄糖、蔗糖等由于离子强度减小，离子间引力减小，与脂蛋白结合的球蛋白之间又可结合，使红细胞聚集成团块。当加入电解质如生理盐水等时，离子间引力增加，可使球蛋白之间的结合断开或当升高 pH，也可使 γ-球蛋白与红细胞膜上的脂蛋白之间的结合断开，所以红细胞又呈悬浮状态。

a.甘油化：向 200mL 全血分离后余下的 100～120mL 红细胞中缓慢加入等容积的甘油化试剂，大约 10min，并不断摇荡混匀，室温静置平衡 30min 后放入−80℃低温冰箱保存。

b.解冻：同盐水洗涤法。

c.洗涤脱甘油：边搅拌边加入与甘油化红细胞等体积的 50％的葡萄糖，再加入蔗糖溶液，等待红细胞聚集沉淀后去除上清液。再用 10％蔗糖溶液 500mL 反复洗涤 2 次，除上清液。加入生理盐水混匀，离心去除上清液，再加入生理盐水 100mL 制成细胞悬液。

(2)低浓度甘油超速冷冻法：美国纽约血液中心首先建立。浓缩红细胞加入等体积 28％甘油化溶液，快速 1.5～2.0min 冷冻并保存在−196℃液氮中。输注前从液氮中取出，立即在 45℃水浴中振荡快速解冻，利用细胞分离机或标准离心机分次洗涤，加 16％甘露醇生理盐水 300～350mL 离心去上清液，加 0.9％ NaCl 或 0.2％葡萄糖的生理盐水 1000～2000mL 离心去上清液。加等体积的 0.9％ NaCl 或 0.2％葡萄糖的生理盐水悬浮。

2.保存

冰冻红细胞最大优点是可以长期保存，高浓度甘油冷冻的红细胞可以保存 3 年；低浓度甘油超速冷冻的红细胞可以保存 10 年以上。高浓度甘油冷冻的红细胞在−80℃保存，超低温冰箱即可保存，广为人们所接受。

一般冰冻红细胞洗涤后在 2～6℃保存，24h 内输注。

(六)年轻红细胞

年轻红细胞(YRBC)是一种具有较多的网织红细胞、酶活性相对较高、平均细胞年龄较小的红细胞成分。年轻红细胞的存活期明显长于成熟红细胞,半存活期为 44.9d,而成熟红细胞仅为 29d。因年轻红细胞,输入患者体内可相对延长存活期,所以对长期依赖输血的贫血患者、重型珠蛋白生成障碍性贫血患者疗效较好。国外大多采用血液细胞分离机制备。

1.制备方法

(1)离心、特制挤压板法:采集全血 400mL 于三联袋主袋内,离心力可选择 1670×g、1960×g、2280×g 分别离心 5min。将离心后的主袋放入特制挤压板上,先分出上层血浆(含血小板、白细胞),再分离红细胞袋上层约 100g 的红细胞至收集袋,即可获得 2U 年轻红细胞。

(2)离心分离钳法:采集全血 400mL,4℃ 2900×g 离心 10min,去除上层 200mL 血浆,其余部分血浆与红细胞充分混匀,移入无菌空袋,置于离心桶内以 4℃ 3500×g 离心 30min。用分离钳将红细胞上层 45% 和底部 55% 分开,将上部的红细胞与白膜层和部分血浆混匀,移入另一无菌空袋即为 2U 年轻红细胞,余下为年老红细胞 1 单位;将 100mL 保存液分别移入年轻红细胞和年老红细胞各 50mL。

(3)血细胞分离机法:用 Aminco 和 IBM2997 型连续流动血细胞分离机制备,把浓缩红细胞引入分离机的加工袋中,生理盐水洗涤 2 次,再收集最先流出的红细胞,收集量为原来的一半,即为年轻红细胞。

(4)血细胞分离机采集法:应用血液细胞分离机的年轻红细胞采集程序,对献血者进行年轻红细胞采集。

2.保存

年轻红细胞制剂的保存与全血相同,温度为 2～6℃。含 ACD-B、CPD 保养液的年轻红细胞保存期为 21d,含 CPDA-1 保养液的年轻红细胞保存期为 35d。

(七)辐照红细胞

辐照红细胞(IRBC)是用射线照射灭活活性淋巴细胞的红细胞制剂,用来预防 TA-GVHD 的发生。

血液成分制剂中能引发输血相关性移植物抗宿主病(TA-GVHD)的主要成分是白细胞群,特别是淋巴细胞群。绝大部分红细胞血液成分中都含有足够量的能使易感受血者发生 GVHD 的淋巴细胞。患者出现 GVHD 有 3 个先决条件:①受体与供体之间组织相容性不同;②移植物(所输注的血液成分)中存在免疫活性细胞;③宿主无法清除这些免疫活性细胞。

采用辐照血液的方法则可灭活血液制剂中的活性淋巴细胞,达到预防 TA-GVHD 的目的。常用 γ 射线辐照红细胞等血液成分。红细胞制剂经 γ 射线照射后,淋巴细胞则完全失去活性或死亡。辐照后的红细胞并没有放射活性,因此,对受体无任何放射损伤作用。国外应用 γ 射线照射血液日益增多,有的国家应用率已高达 95%。

1.辐照红细胞的制备

血液制剂的辐照剂量是以其对被照射物质的吸收剂量来计算,吸收剂量取决于照射量。血液制剂的最佳辐照剂量是完全消除供血者淋巴细胞的有丝分裂能力而不破坏其他血液细胞功能。

1993年,美国FDA把照射中心的靶剂量定为25Gy,其他部位的剂量不得低于15Gy。欧洲学术委员会制定的照射剂量范围是25～40Gy,英国规定的剂量范围是25～50Gy。我国要求的照射剂量为25～35Gy。

实际操作时应按照不同厂家提供辐照仪说明书要求进行。每次进行血液辐照处理时,应放置辐照剂量测试条,以观察辐照剂量是否达标,如剂量不达标,成分应按未辐照成分供临床使用,但保存期同经辐照的成分。

2.保存

美国FDA规定红细胞辐照后保存不超过28d,最好尽快输注,输后体内恢复率应>75%;红细胞制剂保存的总时间不能超过未辐照的红细胞制剂保存时间。欧洲会议则推荐红细胞的辐照应在采血后14d内进行,并且辐照后红细胞的保存时间应在辐照后14d内。我国还未修订血液制剂制备与保存标准,可参照国外标准执行。通常情况下,血液辐照后宜尽快使用,不宜长时间贮存。

红细胞悬液经辐照后,对红细胞的功能有一定影响,随时间延长,红细胞2,3-DPG、ATP、pH的变化不大,但K^+含量在一周内迅速升高。

三、血小板的制备和保存

血小板是血液有形成分中相对密度最小的,密度约为1.040,用离心法可以从全血中分离血小板。目前,血小板制剂的制备方法有两种:一种是手工法,制备出的血小板为浓缩血小板制剂,并可进行多人份汇集保存和输注;另一种方法是用血细胞分离机从单一献血者体内进行直接采集,制备的血小板称为单采血小板,可从单一献血者采集1或2个成人治疗剂量的血小板。美国规定一个治疗剂量为$\geq 3.0 \times 10^{11}$。我国规定一个治疗单位(剂量)为$\geq 2.5 \times 10^{11}$。血小板均可进行进一步处理,以获得更为高质量和安全的血小板制剂,如去除白细胞、辐照等处理,可得到相应的血小板制剂。

(一)浓缩血小板

浓缩血小板(PC)制剂是将室温保存的多联袋内的全血,于采血后在一定时间内(通常6h内)在20～24℃的全封闭条件下将血小板分离出来并悬浮在血浆内所制成的成分血,已有研究表明,全血采集后室温20～24℃放置后再制备血小板,可得到更高产率。制备浓缩血小板有三种模式:一种为富血小板血浆法(PRP),新鲜采集的全血于4～6h内分离PRP,再进一步分离为PC。另一种为白膜法,从白膜中经第二次离心后提取血小板。美国多采用PRP法,欧洲则多用白膜法。在我国则两种方法均有采用。第三种方法为机分法,采集全血后,用专业血细胞分离器分离浓缩血小板。

1.浓缩血小板的制备

(1)白膜法:

①全血采集于四联袋内。

②将400mL全血放入离心机内,20～24℃ 3100×g离心10min。

③血液离心后,分出上层血浆,留下约20～30mL血浆,然后将剩余血浆连同白膜层及白

膜层下 1.5cm 的红细胞(约 60mL)挤入第 3 袋。

④热合封闭并切断连接主袋与第 2 袋之间的塑料管。

⑤将第 3、4 袋置 20～24℃ 280×g 离心 6min。

⑥第 3 袋上层悬液挤入第 4 袋即为血小板浓缩液。

(2)PRP 法:

①用三联袋或四联袋采集全血于主袋内。

②全血采集 4～6h 内,20～24℃ 1100×g 离心 7min 或 700×g 离心 10min,使红细胞、白细胞基本下沉,大部分血小板因比重较轻而保留于血浆中为 PRP 层,约可获得全血中 70% 以上的血小板。

③将上层 PRP 分入转移空袋内。

④热合机热合切断主袋与末袋之间的连接塑料管。

⑤把装有 PRP 的次空袋协同另一转移袋重度离心,20～24℃ 3400×g 离心 10min。

⑥分离上层少血小板血浆进入转移袋内。留下 40～60mL 血浆即为制备的浓缩血小板,约可获得全血中 60% 以上的血小板。

⑦在 20～24℃ 静置 1～2h,使血小板自然解聚重新悬浮形成悬液,置 20～24℃ 血小板振荡器中保存。

(3)机分法:

①将全血采集于四联袋主袋内。

②将 400mL 全血放入离心机后,20～24℃ 2100×g 离心 14min。

③开启血细胞分离机的电脑,启动分离血小板的程序,按仪器操作说明进行。

④分离结束后,设备自动热合,同时取下富有血小板层挤入 2 号转移袋进行第二次离心,20～24℃ 280×g 离心 10min。

⑤将第二次离心后的血袋置于悬挂架上,进行分离,取下分离好的血小板,热合称重,一般约 80～90mL。

2.浓缩血小板的保存

PC 可在 20～24℃ 振荡条件下保存 1～5d,保存天数依据所使用的血小板专用保存袋而定。

常采用多人份汇集浓缩血小板并进行白细胞过滤的方式,汇集后 PC 的保存期在美国规定为 4h,欧洲为 6h。我国虽未有明确规定,但汇集的多人份 PC 仍应尽早使用,保存不得超过 6h。

PC 的质量还与保存介质有一定关系,通常情况下,制备 PC 采用献血者本身血浆作为保存介质,国外开发出合成的无机盐溶液作为血小板添加液(PASs),一方面可以替代 PC 中 2/3 的血浆,减少输注血浆蛋白所导致的输血不良反应,延长血小板的保存时间,另一方面可为病毒灭活技术提供更好的处理平台。PASs 于 1980 年首先开发出来,随后逐渐进行改进。使用 PASs 对血小板保存质量和患者输注均有益。PASs 配方使用名称各异,有人建议进行统一命名。绝大多数 PASs 使用醋酸作为血小板的营养剂,血小板在保存期间氧化代谢过程中会产生碳酸氢盐,因此,醋酸可起到缓冲作用。有些 PASs 使用葡萄糖,则可能由于代谢过程产生乳酸对保存浓缩血小板的 pH 维持起到不利影响。还有些配方加入其他缓冲物质,如磷酸盐,维持中性 pH 的作用。研究发现,镁和钾离子对血小板活化起抑制作用。相对于血浆介质,缺少镁和钾离子的 PASs 对 PC 的保存时间明显缩短,加入这两种离子后,浓缩血小板的保存时间与血浆介质相似或甚至更长。Thrombosol(TS)是一种抑制血小板活化的第二信使调节剂混合物,包含阿米洛利、硝普钠和腺苷,可以延长血小板保存期。目前,采用 PASs 可以替代 70% 的血浆,进一步的研究需寻找更好的配方、减少血浆比例,有利于病原体灭活,延长保存时间,同时还需进行大量的临床应用评估。国外已有商品化的手工血小板制备耗材,包括进行白细胞去除和核黄素/光化学法病毒灭活处理,使临床血小板制剂的使用更为安全、有效。国内还未有成功上市的 PASs 及其病毒灭活处理系统。

血小板的保存方式还有 4℃ 低温保存和冰冻保存等,但这些方式迄今还未正式得到我国卫生行政部门的批准,应用有限。

(二)单采血小板

使用血细胞分离机采集献血者的血小板所制成的血小板制剂,称之为单采血小板制剂。由于单采血小板是从单一个体用全自动血细胞分离机采集而来,通常又称为机采血小板。单采血小板制剂具有纯度高、质量好等优点,可以从单个献血者体内采集 1 个或 2 个成人治疗剂量的血小板($\geqslant 2.5 \times 10^{11}$ 血小板),且白细胞残留量低。

1.单采血小板对献血者的要求

献血者除符合捐献全血的健康要求外,还需符合以下要求:

(1)采前血小板计数在 $(150 \sim 450) \times 10^9 /L$,血细胞比容 $\geqslant 0.36$。血小板计数达到 $\geqslant 250 \times 10^9 /L$ 时,体重 $> 60kg$,可以进行采集 2 个血小板治疗剂量($\geqslant 5.0 \times 10^{11}$ 血小板)。单采血小板后,献血者的血小板仍应 $\geqslant 100 \times 10^9 /L$。

(2)单采血小板采集过程需要持续 $1 \sim 1.5h$,要求献血者静脉必须充盈良好。

(3)献血前 1d 最好多饮水,当日必须吃早餐,宜清淡饮食,如稀饭、馒头。

(4)要求献血者在献血前 1 周不得服用阿司匹林、吲哚美辛(消炎痛)、保泰松、布洛芬、维生素 E、双嘧达莫(潘生丁)、氨茶碱、青霉素及抗过敏类药物。

(5)单采血小板献血间隔时间为不少于 2 周,一年不超过 24 次,因特殊配型需要,经医生批准,最短间隔时间不少于 1 周;单采血小板后与全血献血间隔时间不少于 4 周;全血献血后与单采血小板献血间隔不少于 3 个月。

2.采集血小板

血细胞分离机通常分为两类:连续性单采和非连续性单采。连续性血细胞分离机以美国汾沃为代表的 CS3000Plus、Amicus、Cobe 公司的 Spectra、Trama 和费森尤斯的 Com.tec 等,用机器采集出献血者血液,通过离心分离出需要的成分,并将不需要的部分回输给献血者,整个过程连续不断进行,机器与献血者之间有两条管道相通,一根为采血管路,另一根为血液回输管路。非连续性血细胞分离机以美国血液技术公司的 MCS 和 PCSPlus 等为代表,用机器先采集出全血后,通过离心分离出需要的血液成分,再将不需要的成分回输给献血者。机器上只需要一根管道与献血者相连,既用于血液采集,又用于血液回输。不同型号的血细胞分离机,具有不同的操作程序,具体应根据仪器厂商的操作说明进行,严格执行各型血细胞分离机的使用规程,选择血小板采集程序并设定相应的参数。采集完成后,取出产品轻轻摇动 $3\sim$ 5min,静置 1h 使血小板解聚并混匀,贴好标签,放入血小板保存箱保存。美国规定 1 个治疗剂量的单采血小板计数应 $\geqslant 3.0\times 10^{11}$。我国规定单采血小板计数应达到 $\geqslant 2.5\times 10^{11}$/袋,白细胞混入量 $\leqslant 5.0\times 10^{5}$/袋,红细胞混入量 $\leqslant 8.0\times 10^{9}$/袋。

3.单采血小板的保存

保养液为 ACD-A 及经开放和(或)采用普通血袋的单采血小板($125\sim 200$mL)保存期为 24h;未经开放处理并采用血小板专用保存袋的单采血小板($250\sim 500$mL)保存期可达 $5\sim 7$d。

血小板的保存方式还有 4℃ 低温保存、血小板添加剂和冰冻保存等,但这些方式国内还未得到许可应用,国外有许可应用的。

(三)辐照血小板

辐照对血液成分有一定影响。血小板辐照处理采用的辐照剂量与辐照红细胞一致。无论是手工分离制备的浓缩血小板制剂,还是单采血小板制剂,经辐照后,血小板计数、pH、聚集功能、ATP 释放功能、低渗休克反应等指标均无显著差异,IL-1β、IL-6、IL-8 和 TNF-α 等细胞因子水平会降低。辐照对血小板功能的影响很小,允许血小板可在有效保存期内任何时间以 $25\sim 35$Gy 以下剂量辐照。血小板辐照后宜尽快使用。

四、血浆的制备和保存

血浆是指抗凝全血经离心去除细胞有形成分后的淡黄色液体,含有水、电解质、激素、蛋白质、凝血因子等。临床所用的血浆可由单采或经全血制备其他成分如 RBC 和 PC 时分离出来。目前,国内常用的血浆制剂,根据制备方法、来源、凝血因子含量等的不同分为两类:新鲜冰冻血浆和普通冰冻血浆,进一步处理加工后,可制备成病毒灭活血浆、去冷沉淀凝血因子血浆等。

(一)血浆制剂的制备

1.新鲜冰冻血浆制备

在全血采集后 6h 内,在全封闭的条件下,将分离出的新鲜液体血浆经速冻后并保存于 -20℃ 以下冰箱即为新鲜冰冻血浆,有效期为 1 年。可用二联袋、三联袋和四联袋来制备。

(1)二联袋制备浓缩红细胞时:将全血在 $2\sim 6$℃ 经第 1 次以 5000×g、强离心 7min,用分浆夹或全自动血液成分分离器将血浆分入空的转移袋,热合连接管,将血浆立即放入 -50℃ 速冷箱或血浆快速冷冻机内快速冷冻血浆,再把血浆放入 -20℃ 冰箱冷贮。

(2)三联袋制备悬浮红细胞时:将全血在 $2\sim 6$℃ 经第 1 次强离心将血浆分入第 2 袋;将第 3 袋红细胞保养液加入第 1 袋;血浆再经第 2 次强离心,上清血浆分入第 3 袋中,立即速冻并冷贮存。

(3)三联袋制备红细胞、浓缩血小板时:将全血经第 1 次以 1220×g、轻离心 5min,制备富含血小板血浆(PRP)和浓缩红细胞;热合连接管分开红细胞袋后,再次将 PRP 袋经强离心,制备血小板浓缩液和乏血小板血浆(PPP);血浆立即速冻并冷贮存。

(4)四联袋制备红细胞、浓缩血小板和白细胞时:将全血经第 1 次强离心将血浆分入第 2

袋;将含有一定量血浆及白膜层分入第 3 袋;将第 4 袋红细胞保养液加入第 1 袋;第 3 袋及另一空袋再次轻离心,制成浓缩血小板;血浆立即速冻并冷贮存。

2.普通冰冻血浆制备

(1)新鲜冷冻血浆保存 1 年以后,由于凝血因子活性的降低,可改为普通冰冻血浆。

(2)制备冷沉淀后所得的血浆在 −20℃ 以下冰箱冰冻并保存,在我国也称为普通冰冻血浆,但实际上这种类型的血浆所含凝血因子很少,使用时应注意相对应的临床适应证。

(3)全血采集后无法在 6h 内进行新鲜冰冻血浆制备时,按照新鲜冰冻血浆的制备方法进行血浆制备,此血浆在 −20℃ 以下冰箱冰冻并保存,本法所制备的血浆称为普通冰冻血浆。

3.单采血浆制备

利用血细胞分离机采集血浆,已成为血浆来源的一条重要途径。采集原理和方法与单采血小板相类似。单采血浆在 6h 内速冻并冷贮存,制成新鲜冰冻血浆。采集方法按血细胞分离机的操作手册进行。

4.病毒灭活血浆制备

对血浆采用病毒灭活处理的目的是杀灭血浆中可能含有的病毒,提高血浆输注的安全性。目前,血液病原体灭活是输血领域的研究热点,但国内得到批准使用的血浆病毒灭活方法和材料批准并不多,国内广泛使用的仅有亚甲蓝光化学法血浆病毒灭活技术。国内外血浆病毒灭活的方法是成熟的,但其他血液成分(主要是血液细胞成分)病毒灭活的方法仍处在研发阶段。

亚甲蓝(MB)是一种光敏剂,可以与病毒的核酸以及病毒的脂质包膜相结合,在高强度可见光的作用下发生光化学反应,使病毒核酸(DNA 或 RNA)断裂、包膜破损,从而达到病毒灭活效果。MB 法存在不足,只能灭活包膜病毒,如 HBV、HCV、HIV 等,而对非包膜病毒如 HAV、B19 病毒等无效;且目前仅采用单一血袋进行处理,程序较烦冗。光照处理后的血浆经病毒灭活装置配套用输血过滤器过滤可除去残留的亚甲蓝,且可以同时去除血浆中残留的白细胞,因此,病毒灭活血浆在进行病毒灭活的同时,还滤除了白细胞。

普通冰冻血浆、新鲜冰冻血浆在低于 37℃ 进行融化成液体血浆,液体血浆可以直接使用,按无菌要求将病毒灭活器与血浆袋连接,倒置悬挂血浆袋,打开管路夹,使血浆流过亚甲蓝片(亚甲蓝添加元件),夹住下端管路夹,作用 5min,打开下端管路夹,使血浆全部流入处理袋,热合并去除原血浆袋,将含有亚甲蓝的血浆袋置于病毒灭活处理仪中,按病毒灭活处理仪的操作手册启动光源,进行光照处理,达到处理时间后,关闭光源,取出血浆袋并倒置悬挂,打开过滤器的管路夹,去除光照后的亚甲蓝,血浆全部过滤后,关闭管路夹,在离血浆袋 10cm 处热合管路并离断,将经病毒灭活处理的血浆快速冷冻,在 −20℃ 以下冰箱冰冻并保存,保存期 1 年。

(二)血浆制剂的保存

新鲜液体血浆和新鲜冷冻血浆含有全部凝血因子,包括不稳定的 Ⅴ 因子和 Ⅷ 因子。国内一般不将新鲜液体血浆直接提供临床使用,而是将新鲜液体血浆速冻保存作为新鲜冰冻血浆。新鲜冰冻血浆于 −20℃ 以下冰箱保存可达 1 年,其后可转为普通冰冻血浆,可再保存 3 年(自采血时起共 4 年保存期)。病毒灭活血浆的保存期与普通冰冻血浆相同。冰冻血浆应轻拿轻放,可放入塑料袋并用纸盒包装后保存。

各类冰冻血浆使用前于37℃水浴(湿式法或干式法)中迅速融化,防止纤维蛋白析出。融化后的血浆应立即经输血滤网过滤输注。融化后的血浆不应再冰冻保存。普通液体血浆因制备处于非封闭状态,在2～6℃冷藏箱内可暂存,24h内必须输用。

五、冷沉淀的制备和保存

冷沉淀凝血因子以往简称冷沉淀,是新鲜血浆快速冰冻并置−80℃冻存2周后在1～5℃条件下不溶解的白色沉淀物,其被加热至37℃时呈溶解的液态。它是由美国科学家在1964—1965年期间发现的,主要含有Ⅷ因子、纤维蛋白原、vonWillebrand因子(vWF)以及纤连蛋白(FN)等组分。

(一)冷沉淀的制备方法

1.Pool方法

将新鲜液体血浆快速冰冻后置−80℃冻存,冰冻保存2周后,取出,置于4℃冰箱或恒温冷室过夜,血浆融化后,经离心血浆袋底部不融化白色胶状物,即为冷沉淀。

2.水溶融化法

(1)将新鲜液体血浆快速冰冻后置−80℃冻存,冰冻保存2周后,取出,置室温5min,待双联袋间连接的塑料管变软后,用金属棒把原料浆袋上端小孔串联在一起,10袋(或20袋)为一组,悬吊在水浴槽的摇摆架上(空袋用金属钩,悬挂在水浴槽的上方)。向水浴槽加入自来水和相应量的温水或冰块调至16℃。当加入血浆袋后,启动摇摆装置,使血浆袋在水浴中摇摆30min后温度调至4℃。若发现温度降至3℃以下,加适量温水,使其维持在4℃。当血浆袋内血浆全部融化时(约60～90min/200mL),加足够量的冰块,使水浴温度降至0～2℃。

(2)融化后的血浆袋于2℃,2500×g离心15min,使冷沉淀下沉于塑料袋底部。

(3)离心后立即将上层血浆(去冷沉淀凝血因子血浆)分入空袋内,留下约30mL血浆与冷沉淀于袋内即为冷沉淀制剂。

(4)将制备好的冷沉淀凝血因子应尽快(1h内)置于速冻冰箱进行速冻,后再转移至−20℃以下冰箱贮存,保存期1年。

3.虹吸法

将新鲜液体血浆快速冰冻后置−80℃冻存,冰冻保存2周后,取出,置室温5min,待双联袋间连接的塑料管变软后进行制备。将新鲜冰冻血浆置于2～6℃恒温水浴槽,浸没于水中。另一空袋悬于水浴槽外,且位置低于冰冻血浆袋,两袋之间形成一定的高度落差。冰冻血浆融化时,上清血浆随时被虹吸入空袋中,冷沉淀留在冰冻血浆中。待融化后仅有30mL冷沉淀和血浆时,将冷沉淀和冷上清袋之间的导管热合分离并离断。

(二)冷沉淀的保存

将制备好的冷沉淀凝血因子尽快(1h内)置于速冻冰箱快速速冻,后再转移至−20℃以下冰箱贮存。保存期为自采集日起12个月。冷沉淀融化后应尽早输注,医院临用前于37℃水浴中融化,融化后尽快使用或室温保存6h内输注,不得再次冰冻或冷藏。冷沉淀发出和运输时应注意保温使其保存冰冻状态。

六、造血干细胞制备技术

造血干细胞(HSC)是一群原始细胞,存在于骨髓、外周血及脐带血中,是机体各种血细胞的共同来源。HSC具有自我更新和分化为各种血细胞的能力,植入足够数量后能使机体的正常造血功能得到恢复和重建。

根据造血干细胞来源,造血干细胞移植可分为骨髓移植、外周血干细胞移植和脐带血干细胞移植。根据移植物来源又可分为自体移植和异体移植。异体移植是对患有恶性肿瘤的受血者先用放射治疗或大剂量化学药物治疗,使其免疫系统受抑制,再输入献血者的造血干细胞,使其植入受血者的骨髓内,并继续分化增殖,从而受血者的所有血细胞和免疫细胞均由植入的干细胞生成。

由于受到采集和使用等方面的限制,目前,广泛采用的移植干细胞,大多源于外周血。近年来,脐带血干细胞移植快速发展,在国内应用较为普遍。骨髓移植由于采集过程烦琐、一次采集剂量不足等原因,目前,已很少用,所以本节不再介绍。

(一)外周血干细胞

正常人外周血中存在少量造血干细胞,称为外周血干细胞(PBSC)。近几十年,随着对造血干细胞特性及造血与调控的深入研究,人们对移植免疫学的认识逐层深入,血细胞分离机及多种造血细胞生长因子被广泛应用,使得自体及异体PBSC移植迅速成为目前主要的造血干细胞移植技术。通过细胞成分分离技术采集的PBSC具有以下优点:①采集无须住院,不需麻醉,术后无明显疼痛,痛苦小,被采集者耐受性好;②通过PBSC动员后,细胞成分分离法所采集的干细胞较骨髓多;③外周血干细胞移植(PBSCT)术后,白细胞和血小板比骨髓移植后恢复快;④可根据干细胞需要量多次采集PBSC,而骨髓一般不能多次采集;⑤自体HSC移植时,PBSC较易采集,且肿瘤细胞污染较少。

1.外周血干细胞的动员

造血干细胞动员是指将造血干细胞/祖细胞从骨髓中动员到外周血的过程。正常情况下,干细胞处于骨髓、外周血、脾脏及干细胞池的动态平衡之间。由于外周血干细胞数量较少,仅为骨髓中干细胞的 $1/10 \sim 1/100$,为保证外周血干细胞移植的有效剂量,采集之前必须把造血干细胞从造血部位动员到循环池中。

外周血干细胞动员的方法大致有3种:骨髓抑制性化疗法、造血生长因子诱导法及化疗与生长因子联合应用法。

(1)骨髓抑制性化疗法:是最早用于外周血干细胞动员的方法,许多抗肿瘤药物具有动员外周血干细胞的作用,动员效果与药物剂量及骨髓抑制程度呈正相关,常用有环磷酰胺和阿糖胞苷。环磷酰胺(CY)化疗后出现短暂的骨髓抑制,外周血干细胞会出现反弹性增加,巨系祖细胞(CFU-GM)峰值高于化疗前 $10 \sim 18$ 倍。

(2)造血生长因子诱导法本法:已被广泛应用于外周血干细胞移植中。粒系集落刺激因子(G-CSF)和粒系-巨噬集落刺激因子(GM-CSF)能使巨系祖细胞增高 60 倍。动员方案为 G-CSF $10 \sim 12\mu g/(kg \cdot d)$,GM-CSF $250\mu g/(m^2 \cdot d)$,均为皮下注射,连续 $4 \sim 8d$。一般在第

4d 或第 5d 起开始采集。G-CSF 外周血细胞动员疗效好,不良反应轻,是用于健康献血者较好的外周血细胞动员方法。

(3)化疗与生长因子联合应用:利用这一方法进行外周血干细胞动员一般先对患者进行化疗,结束给予 G-CSF 或 GM-CSF 皮下注射,直至干细胞单采结束。例如环磷酰胺和粒系-巨噬集落刺激因子联合使用可增加 60~550 倍(人峰值)。目前,联合方法是获得充足移植量的最有效方法。

2.外周血干细胞的采集

(1)采集时机:外周血干细胞的采集时机应根据外周血白细胞计数及分类计数、CD34$^+$ 细胞等的结果来确定。一般情况下,肿瘤患者大剂量化疗+造血生长因子动员 PBSC 时,外周血白细胞 $>1.0×10^9$/L、血小板 $>(20~50)×10^9$/L、CD34$^+$ 细胞 $>1‰$ 时开始采集,根据血象的恢复速度连续或隔日采集,至血象达到高峰时止,一般采集 1~3 次。

健康供者用 G-CSF 动员时,虽在 4~6h 即可见白细胞增多,但血中 CD34$^+$ 细胞只有在 3d 后才持续增加,在用 G-CSF 5~6d 时达峰值,其后即使继续用 G-CSF,血中 CD34$^+$ 细胞数量逐渐下降,故采集时间应在动员后 5~6d,多数 1 次即能采够,少数需于次日再采 1 次。为避免血中白细胞过高可能引起的不良反应,在白细胞 $>70×10^9$/L 时,应减少 G-CSF 剂量。

(2)采集方法:外周血干细胞的采集方法与成分血的单采术类似,即用血细胞分离机分离采集外周血的单个核细胞组分。多采用分离淋巴细胞的程序分离。一般情况下行大静脉穿刺即可,外周静脉穿刺困难(尤其是小儿)时需中心静脉穿刺。

采集成人时的血流速度为 50~60mL/min,每次分离 4~6 循环(约 3~4h),分离血液的总容积 9L,依据情况连续或隔日采集。对儿童采集时的血流速度和分离的总容积依年龄和体重而定。

(3)采集质量指标:采集、输注足够数量的造血干/祖细胞是保证外周血干细胞移植成功的重要环节,因此,采集结束时应对采集的 PBSC 进行准确评价,常用的质量指标包括:处于 DNA 合成期的单个核细胞(MNC)数、CD34$^+$ 细胞计数。按患者体重计算,自体移植 MNC $>2×10^8$/kg,异体移植 MNC $>4×10^8$/kg 或者 CD34$^+$ 细胞 $≥2×10^6$/kg。

3.外周血干细胞的纯化

对恶性淋巴细胞造血疾病和某些实体肿瘤患者,在施行自体 PBSC 移植过程中有因肿瘤细胞污染而复发率增加的可能。异体 PBSC 移植中,由于存在能导致 GVHD 的细胞,致患者发生移植后 GVHD,使死亡率升高。因此,纯化干细胞对于提高移植成功率是非常重要的。造血干细胞主要存在于 CD34$^+$ 细胞群,目前,发现 CD34$^+$ 细胞中几乎含有所有的集落形成细胞(CFU-GM,BFU-E,CFUmix,GFU-BC)、具有多分化潜能的干细胞和未分化的前驱细胞。CD34$^+$ 细胞在正常骨髓中占有核细胞的 1%~5%,占外周血稳定期 MNCs 的 0.01%~0.1%,动员期的 0.5%~5%。从干细胞中分离纯化 CD34$^+$ 细胞的方法很多,目前,实验室研究应用较多的有 CD34$^+$ 单克隆抗体(McAbs)与免疫技术相结合,如免疫磁珠法,Fenwal Isolex^{TM}50,300,亲和层析柱等方法,比较有效地纯化 PBSC 中的 CD34$^+$ 干细胞,获得较高纯度的 CD34$^+$ 细胞,相对降低肿瘤细胞的污染。

(二)脐带血干细胞

脐带血(UCB)是胎儿娩出后残留在胎盘及脐带中的血液,体积约为 50～200mL,脐带血中含有大量造血干细胞,采集方便而且对母体和胎儿无危险,可供儿童或体重较轻的成年人移植。

1.脐带血干细胞采集

脐带血采集简单,应在胎盘娩出后 15min 内采集,脐带血量取决于胎儿血液循环和胎盘血流的分布。在胎盘娩出过程中早期夹闭脐带进行采集,可充分利用子宫收缩的挤压作用,采集更多的脐带血,一般能采集 90mL 以上,而较晚夹闭脐带,只能采集 60mL 左右。脐带血是在胎儿娩出、夹闭脐静脉后进行的,所以其采集过程对新生儿并无明显影响。

2.脐带血干细胞的处理

脐带血采集后可用肝素、CPD 或 ACD 抗凝,一般的采血袋 20mL CPD 可保存 170mL 脐血,25mL CPD 可保存 200mL 脐血。脐带血的组成与外周血相似,含有大量红细胞、白细胞、血小板。因脐血库需要冷冻保存的脐带血量较大,为节约空间,应去除红细胞后保存,经处理后脐血干细胞的回收率可达 90%。

第三节　临床输血

一、合理用血

合理用血是指输注安全的血液制品,仅用于治疗引起患者死亡或处于严重情况,而又不能用其他方法有效预防和治疗的疾病。要做到合理用血,在临床输血前一定要明确输血适应证,可输可不输的,坚决不输;对于确实需要输异体血的患者,进行输血必要的综合评价和风险评估,充分权衡输血利弊,严格掌握输血指征,在恰当的时机选择正确的血液制品和合适的剂量输注给患者;尽量输去白细胞的成分血,采用新型白细胞滤器,滤除其中的白细胞;应用细胞因子如促红细胞生成素、G-CSF、GM-CSF 等以减少输血;有条件者输注辐照的红细胞或血小板等,减少输血传播病毒的危险,提高临床输血安全性。另外,应积极开展围术期血液保护、术前储备自体血、术中急性等容血液稀释、术中/术后血液回收等措施,大力推广各种自体输血技术,不断加强患者血液管理。

科学合理使用血液或血液制剂的有效举措之一是依据患者病情需要进行成分输血。血液成分制剂的原料主要来自全血。全血(WB)是指将人体一定量的血液采集入含有抗凝保存液的血袋中,不作任何加工的一种血液制剂。我国规定 200mL 全血为 1 个单位。全血的有效成分主要是红细胞、血浆蛋白和部分稳定的凝血因子,其主要功能为携带氧气和维持渗透压。全血输注主要用于同时需要补充红细胞和血容量的患者,如产后大出血、大手术或严重创伤等引起的急性失血量超过自体血容量 30% 并伴有明显休克症状时,在补充晶体液和胶体液的基础上,可输注全血;新生儿溶血病患儿需要换血治疗可应用全血。适用于各种成分输血的情况均应视为全血输注的相对禁忌证。

二、全血输注

全血（WB）是指将人体一定量的血液采集人含有抗凝保存液的血袋中，不作任何加工的一种血液制剂。我国规定 200mL 全血为 1 个单位。全血的有效成分主要是红细胞、血浆蛋白和部分稳定的凝血因子，其主要功能为载氧和维持渗透压。目前，全血主要用于分离血液成分的原料，各种纯度高、疗效好的血液成分制剂已基本上取代全血的临床应用。

（一）适应证和禁忌证

临床需用全血应严格掌握适应证，主要是同时需要补充红细胞和血容量的患者，各种原因如产后大出血、大手术或严重创伤等引起的急性失血量超过自体血容量的 30% 并伴有明显休克症状时，在补充晶体液和胶体液的基础上，可输注全血。

适用于各种成分输血的情况均应视为全血输注的相对禁忌证。

（二）剂量及用法

1.剂量

剂量视病情而定，需根据输血适应证、年龄、患者一般状况以及心肺功能等决定。60kg 体重的成人每输入 1 单位全血约可提高血红蛋白 5g/L；儿童按 6mL/kg 体重输入，大约可提高血红蛋白 10g/L。新生儿溶血病需要换血时，应根据病情选择合适的血液成分制剂，若应用全血进行换血治疗时应注意掌握出入量平衡。

2.用法

全血输注时应用标准输血器，最好使用白细胞过滤器，特殊患者还应进行血液辐照处理，以减少输血不良反应。输全血的速度应根据患者具体情况进行调整。通常，开始时输血速度应较慢，一般为 5mL/min，数分钟后可适当调快，1 单位全血多控制在 30～40min 输完较适宜。严重急性失血患者输血速度可加快，婴幼儿、心功能不全以及老年患者输血速度应减慢。

三、红细胞输注

红细胞输注是根据患者具体病情，选择不同类型红细胞制剂进行输血治疗，其主要目的是补充红细胞，纠正贫血，改善组织氧供。红细胞输注适用于循环红细胞总量减少致运氧能力不足或组织缺氧而有临床症状的患者，也可用于输注晶体液/胶体液无效的急性失血患者，不应用于扩充血容量、提升胶体渗透压、促进伤口愈合或改善患者的自我感觉等。红细胞输注是现代成分输血水平的最主要标志之一。在输血技术水平较高的国家和地区，红细胞输注率在95% 以上。

临床上输注红细胞应根据患者具体情况具体分析，不同患者对氧的需求存在显著的个体差异，其输注决定应结合临床评估而不仅根据实验室数据。血红蛋白浓度在决定是否需要输注红细胞中有重要的参考价值，但不是决定性指标，不能仅凭实验室检查如血细胞比容、血红蛋白浓度等来指导红细胞输注，应综合考虑患者一般情况和创伤程度、手术、预计失血量及速度、贫血原因及其严重程度、代偿能力等因素，充分权衡输血利弊，决定是否输注红细胞并选择合适类型的红细胞制剂等。

（一）浓缩红细胞输注

浓缩红细胞（CRBC）也称为压积红细胞，与全血相比，主要是去除了其中的大部分血浆，但具有与全血相同的携氧能力，而容量只有全血的一半，其中的抗凝剂、乳酸、钾、氨亦比全血少。浓缩红细胞应用于心、肝、肾功能不全的患者较全血安全，可减轻患者的代谢负担。由于浓缩红细胞过于黏稠、临床输注困难、无红细胞保存液，现在采供血机构已较少提供。

（二）悬浮红细胞输注

悬浮红细胞（SRBC）又名添加剂红细胞，是目前国内应用最广泛的红细胞制剂。它是从全血中尽量移除血浆后制成的高浓缩红细胞，并加入专门针对红细胞设计的添加剂，使红细胞在体外保存效果更好，静脉输注流畅，一般不需要在输注前另外加入生理盐水稀释。其保存期随添加剂配方不同而异，一般可保存 21～42d。

悬浮红细胞的适应证广，适用于临床大多数贫血需要补充红细胞、提高携氧能力的患者：①外伤或手术引起的急性失血需要输血者；②心、肾、肝功能不全需要输血者；③血容量正常的慢性贫血需要输血者；④儿童的慢性贫血等。

（三）去白细胞红细胞输注

去白细胞红细胞是在血液采集后应用白细胞过滤器滤除白细胞后制备的红细胞制剂，白细胞清除率和红细胞回收率都很高，输血不良反应少，在发达国家已逐渐替代悬浮红细胞。

去白细胞红细胞主要用于：①需要反复输血的如再生障碍性贫血、珠蛋白生成障碍性贫血、白血病等患者；②准备做器官移植的患者；③由于反复输血已产生白细胞或血小板抗体引起非溶血性发热反应的患者。

（四）洗涤红细胞输注

洗涤红细胞已去除 80％以上白细胞和 99％血浆，保留了至少 70％红细胞。输注该制品可显著降低输血不良反应的发生率。洗涤红细胞主要用于：

（1）输入全血或血浆后发生过敏反应的患者。

（2）自身免疫性溶血性贫血患者。

（3）高钾血症及肝、肾功能障碍需要输血的患者等。

（五）冰冻红细胞输注

冰冻红细胞又称冰冻解冻去甘油红细胞，是利用高浓度甘油作为红细胞冷冻保护剂，在−80℃下保存，需要使用时再进行解冻、洗涤去甘油处理后的特殊红细胞制剂，目前，主要用于稀有血型患者输血。该制品解冻后应尽快输注。

（六）年轻红细胞输注

年轻红细胞大多为网织红细胞，其体积较大而比重较低，故可用血细胞分离机加以分离收集。它主要用于需要长期反复输血的患者，使输血间隔延长，减少输血次数，从而减少或延缓因输血过多所致继发性血色病的发生。

（七）辐照红细胞输注

辐照红细胞不是单独的红细胞制剂，而是对各种红细胞制剂进行辐照处理，杀灭其中有免疫活性的淋巴细胞，达到预防输血相关性移植物抗宿主病（TA-GVHD）的目的。辐照红细胞主要适用于有免疫缺陷或免疫抑制的患者输血、新生儿换血、宫内输血、选择近亲供者血液输血等。

(八)剂量及用法

1.剂量

根据病情而定,成年患者如无出血或溶血,1单位红细胞制剂可提高血红蛋白5g/L。原则上无需提高血红蛋白浓度至正常水平,以能改善和满足组织器官供氧即可,通常提高血红蛋白浓度到80～100g/L。洗涤红细胞在洗涤过程中损失部分红细胞,输注剂量应比其他类型红细胞制剂大一些。有人推荐儿童剂量为增加血红蛋白(xg/L)所需要的血量(mL)＝0.6x×体重(kg);另有人认为,婴儿按10mL/kg输注红细胞可使血红蛋白浓度提高约30g/L。

2.用法

根据病情决定输注速度,通常红细胞输注速度宜慢,不宜太快。成年人输注1单位红细胞制剂不应超过4h或按1～3mL/(kg·h)速度输注。心、肝、肾功能不全,以及年老体弱、新生儿及儿童患者,输注速度宜更慢或按不超过1mL/(kg·h)速度输注,以免发生输血相关性循环超负荷(TACO),而急性大量失血患者应加快输血速度。输注红细胞制剂时,除必要时可以加入生理盐水外,不允许加入任何药物。

四、血小板输注

血小板输注主要用于预防和治疗血小板数量或功能异常所致出血,以恢复和维持机体正常止血和凝血功能。目前,我国规定手工法由200mL全血制备的浓缩血小板(PC)为1个单位,所含血小板数量应≥$2.0×10^{10}$;血细胞分离机采集的单个供者浓缩血小板(SDPC)规定为单采血小板1个单位(袋),即为1个治疗量,所含血小板数量应≥$2.5×10^{11}$。单采血小板于($22±2$)℃振荡条件下可保存5d。手工制备的血小板混入的白细胞和红细胞则较多;而单采血小板浓度高、纯度高、白细胞和红细胞含量少,输注后可快速提高血小板计数,显著降低血小板输注无效发生概率。

(一)适应证

临床医师应根据患者的病情、血小板的数量和功能以及引起血小板减少的原因等因素综合考虑是否输注血小板。据美国血库协会(AABB)调查发现:超过70%的血小板输注是预防性的;只有不足30%为治疗性输注,用于止血目的。

1.预防性血小板输注

预防性血小板输注可显著降低血小板计数低下患者出血的概率和程度,特别是减少颅内出血和内脏大出血的危险性,降低死亡率,具有显著的临床疗效。若血小板计数低下并伴有血小板破坏或消耗增加的因素如感染、发热、败血症、抗凝剂治疗、凝血功能紊乱(如DIC)、肝衰竭等,发生出血的危险性则更大。因此,预防性血小板输注在血小板输注中占主导地位,但仅限于出血危险性大的患者,不可滥用。

各种慢性血小板生成不良性疾病如再生障碍性贫血、恶性血液病、大剂量放化疗后、造血干细胞移植后等引起的血小板减少,输注血小板使之提高到某一水平,防止出血。当血小板计

数低于 $5 \times 10^9/L$ 时,无论有无明显出血都应及时输注血小板,预防发生颅内出血。若血小板计数低下患者须手术或侵入性检查,血小板计数 $\leq 50 \times 10^9/L$ 者须预防性输注血小板,同时应考虑手术部位(是否利于压迫止血)和手术大小,脑部或眼部手术须提高患者血小板计数 $>$ $100 \times 10^9/L$。

2.治疗性血小板输注

治疗性血小板输注用于治疗存在活动性出血的血小板减少患者:

(1)血小板生成减少引起的出血。

(2)大量输血所致的血小板稀释性减少,血小板计数低于 $50 \times 10^9/L$ 伴有严重出血者。

(3)感染和弥散性血管内凝血(DIC):严重感染特别是革兰阴性细菌感染者,血小板计数低下是常见并发症,可能由于血小板寿命缩短或骨髓造血受抑或两者兼而有之。若血小板计数降至极低水平并引起出血,则需输注血小板且起始剂量应加大。对于 DIC 首先应针对病因治疗,若是血小板计数降低引起的出血,应输注血小板。

(4)特发性血小板减少性紫癜(ITP):ITP 患者体内存在针对血小板的自身抗体,在体外可与多数人血小板起反应。ITP 患者输注血小板后血小板寿命显著降低,甚至使低下的血小板计数降至更低,因此,ITP 患者输注血小板应严格掌握指征:①脾切除等手术的术前或术中有严重出血者;②血小板计数低于 $20 \times 10^9/L$ 并伴有出血可能危及生命者。若输注前应用静脉注射免疫球蛋白可延长输入血小板的寿命。

(5)血小板功能异常所致严重出血:有的患者,如巨大血小板综合征、血小板病等,虽然血小板计数正常,但功能异常。当这些患者出现威胁生命的严重出血时,需要及时输注血小板以控制出血。

(二)禁忌证

肝素诱导性血小板减少症(HIT)和血栓性血小板减少性紫癜(TTP)均为血小板输注的禁忌证。HIT 是药物诱导的免疫性血小板减少症,常引起严重血栓,故不应输注血小板。TTP 患者血小板计数极低,可能是由于血栓形成消耗造成大量血小板所致,输注血小板可能加重 TTP,除非有威胁生命的出血,否则是禁忌使用的,因为血小板输注后可促进血栓形成而使病情加重,因此,可通过血浆输注、血浆置换和药物等治疗 TTP。

(三)剂量及用法

1.剂量

血小板输注的剂量和频率取决于个体情况,视病情而定。成人预防性输注血小板时,推荐使用一个治疗量,若不出现血小板输注无效,这将使体内血小板计数增加 $20 \times 10^9/L$。当血小板用于治疗活动性出血,可能需要更大剂量;年龄较小的儿童($<20kg$),输注 $10 \sim 15mL/kg$ 直至一个治疗量的血小板;年龄较大的儿童,输注一个治疗量的血小板。若患者存在脾大、感染、DIC 等导致血小板减少的非免疫因素,输注剂量要适当加大。

2.用法

血小板输注要求:①ABO 血型相合;②Rh 阴性患者需要输注 Rh 阴性血小板;③血小板输注应用过滤器(滤网直径 $170\mu m$);④严禁向血小板中添加任何溶液和药物;⑤输注前要轻摇血袋、混匀,以患者可以耐受的最快速度输入;⑥因故未能及时输注不能放冰箱,可在室温下短暂放置,最好置于血小板振荡箱保存。

(四)特制血小板制剂

1.移除大部分血浆的血小板

适用于不能耐受过多液体的儿童及心功能不全患者,也适用于对血浆蛋白过敏者。

2.洗涤血小板

将单采血小板通过洗涤去除血浆蛋白等成分,防止血浆蛋白引起的过敏反应,增强输注效果,适用于对血浆蛋白过敏者。

3.去白细胞血小板

在单采血小板过程中、血小板贮存前或输注时滤除白细胞,可大大降低其中的白细胞含量,预防发热性非溶血性输血反应、HLA同种免疫和亲白细胞病毒,如巨细胞病毒(CMV)、人类亲T细胞病毒(HTLV)的感染,主要适用于需要反复输注血小板和有HLA抗体而需要输注血小板的患者。

4.辐照血小板

输注前应用γ射线进行辐照,灭活其中有免疫活性的淋巴细胞而不影响血小板功能,大大降低TA-GVHD,主要适用于有严重免疫损害的患者。

(五)血小板输注疗效评价

许多因素影响血小板输注效果,因此,需进行正确评价。对于治疗性血小板输注,评价输注有效性的最重要指标就是临床止血效果,应观察、比较输注前后出血速度、程度的变化;而对于预防性血小板输注,应确认不会产生血小板减少性出血,常用的实验室检查指标包括校正血小板计数增加值(CCI)和血小板回收率(PPR)。

五、血浆输注

血浆制品主要有新鲜冰冻血浆(FFP)和普通冰冻血浆(FP)两种。其主要区别是FFP中保存了不稳定的凝血因子Ⅴ、Ⅷ活性。近年来,为减少输血传播疾病的风险,各种经病毒灭活的血浆逐渐应用于临床。

(一)新鲜冰冻血浆输注

1.适应证

新鲜冰冻血浆(FFP)是由抗凝的新鲜全血于6h内在4℃离心将血浆分出,并迅速在-50℃以下冰冻成块制成。FFP常用的规格有每袋200mL、100mL和50mL。FFP含有全部凝血因子,一般每袋200mL的FFP内含有血浆蛋白60~80g/L,纤维蛋白原2~4g/L,其他凝血因子0.7~1.0IU/mL。FFP在-20℃以下可保存1年,1年后成为普通冰冻血浆。

FFP主要用于补充体内先天性或获得性各种凝血因子缺乏:①单个凝血因子缺乏如血友病,无相应浓缩制剂时可输注FFP;②肝病患者获得性凝血功能障碍;③大量输血伴发的凝血功能紊乱;④口服抗凝剂过量引起的出血;⑤血栓性血小板减少性紫癜;⑥免疫缺陷综合征;⑦抗凝血酶Ⅲ缺乏;⑧DIC等。

2.禁忌证

FFP输注的禁忌证:①对于曾经输血发生血浆蛋白过敏患者,应避免输注血浆,除非在查明过敏原因后有针对性地选择合适的血浆输注;②对血容量正常的年老体弱患者、重症婴幼儿、严重贫血或心功能不全的患者,因有易发生循环超负荷的危险,应慎用血浆。

3.剂量及用法

(1)剂量:FFP 输注剂量取决于患者具体病情需要,一般情况下凝血因子达到 25% 的正常水平基本能满足止血要求。由于每袋 FFP 中含有的凝血因子量差异较大,因此,输注 FFP 补充凝血因子时,动态观察输注后的止血效果对决定是否需要增加用量十分重要。一般成年患者的首次输注剂量为 200~400mL。儿童患者酌情减量。

(2)用法:FFP 在 37℃ 水浴中融化,不断轻轻地摇动血袋,直到血浆完全融化为止。融化后在 24h 之内用输血器输注,输注速度为 5~10mL/min。对于老年人、心肾功能不全者和婴幼儿患者应减慢输注速度。

(3)注意事项:①融化后的 FFP 应尽快输注,以免血浆蛋白变性和不稳定的凝血因子失活。②输注 FFP 前不需做交叉配合试验,但最好与受血者 ABO 血型相同。如果在紧急情况下无同型血浆,可输注与受血者 ABO 血型相容的血浆;AB 型血浆可安全地输给任何型的受血者;A 型血浆可以输给 A 型和 O 型受血者;B 型血浆可输给 B 型和 O 型受血者;O 型血浆只能输给 O 型受血者。③输注 FFP 前肉眼检查为淡黄色的半透明液体,如发现颜色异常或有凝块不能输注。④FFP 不能在室温下放置使之自然融化,以免大量纤维蛋白析出。⑤FFP 一经融化不可再冰冻保存,如因故融化后未能及时输注,可在 4℃ 暂时保存,但不能超过 24h。⑥目前 FFP 有滥用趋势:将其用于扩充血容量、提升白蛋白浓度、增加营养、增强免疫力、消除水肿、加快愈合等不合理临床应用。

(二)普通冰冻血浆输注

普通冰冻血浆(FP)主要包括从保存已超过 6~8h 的全血中分离出来的血浆、全血有效期以内分离出来的血浆、保存期满 1 年的 FFP。普通冰冻血浆在 −20℃ 以下可保存 5 年。FP 主要用于因子 V 和 Ⅷ 以外的凝血因子缺乏患者的替代治疗。

六、冷沉淀输注

冷沉淀(Cryo)又称为冷沉淀凝血因子,是新鲜冰冻血浆在低温下(约 2~4℃)解冻后沉淀的白色絮状物,是 FFP 的部分凝血因子浓集制品。Cryo 在 −20℃ 以下保存,有效期从采血之日起为 1 年。每袋 Cryo 是由 200mL FFP 制成,体积为 (20±5)mL,主要含有 ≥80IU 凝血因子 Ⅷ、150~200mg 纤维蛋白原(Fg)以及 F Ⅷ、纤连蛋白(FN)、血管性血友病因子(vWF)等。Cryo 主要用于补充 F Ⅷ、vWF、纤维蛋白原、F Ⅷ 等。由于 Cryo 制备过程中缺乏病毒灭活,导致输注后感染病毒风险增加,在一些发达国家已较少应用。但由于制备工艺较为简单、成本低,目前,Cryo 在我国临床应用还较多,使用时应严格掌握适应证,不可滥用。

(一)适应证

1.儿童及轻型成年人甲型血友病

甲型血友病的治疗主要是补充 F Ⅷ,冷沉淀是除 F Ⅷ 浓缩剂外的最有效制剂之一。

2.先天性或获得性纤维蛋白原缺乏症

对严重创伤、烧伤、白血病和肝衰竭等所致的纤维蛋白原缺乏,输注冷沉淀可明显改善预后。

3.先天性或获得性FXⅢ缺乏症

由于冷沉淀中含有较丰富的FXⅢ,故常用作FXⅢ浓缩剂的替代物。

4.血管性血友病(vWD)

vWD表现为血浆中血管型血友病因子(vWF)缺乏或缺陷。因冷沉淀中含有较高的FⅧ和vWF,所以vWD替代治疗最理想制剂是冷沉淀。

5.获得性纤连蛋白缺乏症

纤连蛋白(FN)是重要的调理蛋白。在严重创伤、烧伤、严重感染、血友病、大手术、DIC、恶性肿瘤、皮肤溃疡和肝衰竭等疾病时,血浆纤连蛋白水平可明显下降。冷沉淀可用于这些获得性纤连蛋白缺乏症患者。

6.先天性或获得性凝血因子Ⅷ缺乏症

获得性凝血因子的缺乏常见的疾病如严重的肝病、尿毒症、DIC、重症创伤、手术后出血等,由于冷沉淀中含有较丰富的FⅧ,故常用作FⅧ浓缩制剂的替代物。

(二)禁忌证

冷沉淀输注的禁忌证是除适应证以外的其他凝血因子缺乏症。

(三)剂量及用法

1.剂量

冷沉淀输注的常用剂量为1~1.5U/10kg体重,存在剂量依赖性特点,即初次治疗效果较差者,增大剂量重复使用,可获得较好的效果。

2.用法

冷沉淀在37℃水浴中完全融化后必须在4h内输注完毕。输注冷沉淀时,应采用标准输血器静脉滴注。由于输注冷沉淀时袋数较多,可事先将数袋冷沉淀集中混合在一个血袋中静脉滴注,也可采用"Y"形输液器由专人负责在床边进行换袋处理。以患者可以耐受的速度快速输注冷沉淀。冷沉淀选择ABO同型或相容输注。

3.注意事项

(1)冷沉淀中不含凝血因子Ⅴ,一般不单独用于治疗DIC。

(2)冷沉淀融化后应尽快输注,在室温放置过久可使FⅧ失活,因故未能及时输用,不应再冻存。

(3)冷沉淀融化时温度不宜超过37℃,以免FⅧ失活。若冷沉淀经37℃加温后仍不完全融化,提示纤维蛋白原已转变为纤维蛋白则不能使用。

(4)制备冷沉淀的血浆,虽然经过严格的HBsAg、抗-HCV、抗-HIV及梅毒血清学等病原学检测,但依然存在漏检的可能,又没有进行病毒灭活处理。因此,随着输注次数的增加,发生输血传播疾病的风险不断增高。尤其是遗传性凝血因子缺乏的患者,终生需要相应因子替代治疗。例如,血友病A患者出血的治疗,每次至少需要输注多个供者血浆制备的冷沉淀,长期反复输注可能需要接受数以千计的供者血浆,发生输血传播疾病的概率则增加千倍。因此,对凝血因子缺乏患者的治疗,首选相应因子浓缩制剂。目前,国内已有FⅧ浓缩剂、纤维蛋白原制品等生产。对于血友病A患者,首选FⅧ浓缩剂;纤维蛋白原缺乏患者,选择纤维蛋白原制品。这些凝血因子制品在生产过程中有可靠的病毒灭活处理工艺,使发生输血传播疾病的风险大大降低。

七、粒细胞输注

粒细胞的制备方法有血液成分单采机单采粒细胞和手工制备两种方法,其所含的粒细胞数量随制备方法不同而异:手工法由 200mL 全血制备的为 1 单位,约 20～30mL,其中仅含粒细胞 $0.5×10^9$ 个;单采粒细胞每单位约 200mL,平均含有粒细胞 $1.5×10^{10}$ 个。目前,临床上使用的多为单采粒细胞制品。

(一)适应证

粒细胞输注的不良反应和并发症多,其适应证要从严掌握。一般认为,应在同时满足下列三个条件,且充分权衡利弊的基础上进行粒细胞输注:

(1)中性粒细胞数量绝对值低于 $0.5×10^9/L$。

(2)有明确的细菌感染。

(3)经强有力的抗生素治疗 48h 无效。

另外,如果患者有粒细胞输注的适应证,但预计骨髓功能将在几天内恢复,则不需要输注粒细胞。

(二)禁忌证

(1)对抗生素敏感的细菌感染患者或感染已被有效控制的患者。

(2)预后极差,如终末期癌症患者不宜输注粒细胞,因粒细胞输注不能改善其临床症状。

(三)剂量及用法

1.剂量

每天输注一次,连续 4～5d,每次输注剂量大于 $1.0×10^{10}$ 个粒细胞,直到感染控制、体温下降、骨髓造血功能恢复为止,如有肺部并发症或输注无效时则应停用。

2.用法

(1)制备后应尽快输注,以免减低其功能,室温保存不应超过 24h。

(2)由于粒细胞制品中含有大量红细胞和血浆,因此,应选择 ABO、RhD 同型输注,输注前必须做交叉配合试验。

(3)为预防 TA-GVHD 发生,必要时应在输注前进行辐照处理。

3.注意事项

(1)不宜使用白细胞过滤器对浓缩粒细胞进行过滤来预防 CMV 的传播,而应通过选择 CMV 抗体阴性的供者来避免。

(2)临床输注粒细胞的效果不是观察白细胞计数是否升高,而是观察体温是否下降、感染是否好转。因为粒细胞输入体内后很快离开血管,到达感染部位或者先到肺部,然后进入肝脾。

八、血浆蛋白制品输注

血浆蛋白制品有数十种,目前,常用的有白蛋白、免疫球蛋白、纤维蛋白原浓缩剂、FⅧ浓缩剂、凝血酶原复合物浓缩剂、FⅨ浓缩剂、纤维蛋白胶和抗凝血酶浓缩剂等。

(一)白蛋白制品输注

白蛋白是临床常用的血浆容量扩张剂,是从健康人血浆中应用低温乙醇法或利凡诺法,并经 60℃10h 加热处理以灭活其中可能存在的病毒而制备的。白蛋白制品于 2～6℃保存,有效期 5 年,使用安全,储存稳定,在临床应用最普及。输注白蛋白的主要作用是提高血浆胶体渗透压,血浆白蛋白浓度与胶体渗透压成正比。

1.白蛋白制品输注的适应证及禁忌证

(1)适应证:

①低蛋白血症:低蛋白血症患者输注白蛋白制品,补充外源性白蛋白,提高血浆白蛋白浓度和胶体渗透压,可以减轻水肿和减少体腔积液。

②扩充血容量:用于休克、外伤、外科手术和大面积烧伤等患者扩容。

③体外循环:用晶体液或白蛋白作为泵的底液,可以减少术后肾衰竭的危险。

④血浆置换:在去除含病理成分的血浆同时也去除了其中的白蛋白,常需要使用一定量的白蛋白溶液作为置换液,特别是对于血浆置换量大或伴有严重肝肾疾病患者。

⑤新生儿溶血病:白蛋白能结合游离胆红素,阻止游离胆红素通过血脑屏障,预防胆红素脑病。白蛋白制品适用于新生儿溶血病患者,但使用时应注意白蛋白的扩容作用。

(2)禁忌证:对输注白蛋白制品有过敏反应者、心脏病、血浆白蛋白水平正常或偏高等的患者应慎用。

2.用法

白蛋白制品应单独静滴或用生理盐水稀释后滴注。白蛋白的输注速度应根据病情需要进行调节,需要紧急快速扩容时输注速度应较快。一般情况下,血容量正常或轻度减少时,5％白蛋白输注速度为 2～4mL/min,25％白蛋白输注速度为 1mL/min,儿童及老年人患者输注速度酌情减慢。

(二)免疫球蛋白制品输注

免疫球蛋白(Ig)是机体接受抗原(细菌、病毒等)刺激后,由浆细胞产生的一类具有免疫保护作用的蛋白质。它能特异地与刺激其产生的抗原结合形成抗原-抗体复合物,从而阻断抗原对人体的有害作用。目前,作为血液制品生产和应用的免疫球蛋白主要成分是 IgG,其含有主要的 4 种 IgG 亚型成分。常用的免疫球蛋白制品主要有丙种球蛋白、静脉注射免疫球蛋白和特异性免疫球蛋白。

1.丙种球蛋白

丙种(γ)球蛋白也称正常人免疫球蛋白,是由上千人份混合血浆中提纯制得,主要含有 IgG,而 IgA 和 IgM 含量甚微。其含有抗病毒、抗细菌和抗毒素的抗体。仅用于肌内注射,禁止静脉注射。

2.静脉注射免疫球蛋白

静脉注射免疫球蛋白(IVIG)是采用胃酶消化、化学修饰、离子交换层析等进一步处理制备的适宜静脉输注的免疫球蛋白,多为冻干粉剂,可配制成 5％或 10％溶液使用,主要用于免疫缺陷性疾病、病毒、细菌感染疾病等治疗。

3.特异性免疫球蛋白

特异性免疫球蛋白是用相应抗原免疫后、从含有高效价特异性抗体的血浆中提纯制备的。其主要适应证包括：

（1）预防某些病毒感染，如高效价乙型肝炎免疫球蛋白（HBIg）、狂犬病免疫球蛋白。

（2）预防细菌感染，如破伤风免疫球蛋白。

（3）抑制原发性免疫反应，如 RhD 的同种免疫预防可用抗 RhD 免疫球蛋白。

（4）其他用途：抗胸腺免疫球蛋白治疗急性再生障碍性贫血的有效率可以达到50%。

目前，国内已能生产和制备特异性免疫球蛋白包括抗牛痘、抗风疹、抗破伤风、抗狂犬病、抗乙型肝炎和抗-RhD 免疫球蛋白等。对免疫球蛋白制品过敏者应慎用。

（三）凝血因子Ⅷ浓缩剂输注

凝血因子Ⅷ浓缩剂又称抗血友病球蛋白（AHG），是从 2000～30 000 个供者的新鲜混合血浆中分离、提纯获得的冻干凝血因子浓缩剂，主要适用于治疗 FⅧ缺乏引起的出血和创伤愈合，如血友病 A、vWD 和 DIC 等。与冷沉淀相比，FⅧ浓缩剂活性高，储存、输注方便，过敏反应少，使用前需加注射用水或生理盐水进行稀释。近年来基因重组 FⅧ制品也开始应用于临床。

（四）凝血因子Ⅸ浓缩剂输注

FⅨ是由肝脏合成的正常凝血途径中重要的凝血因子之一。FⅨ缺乏见于各种疾病，如血友病 B、肝衰竭等，可表现明显的出血倾向。凝血因子Ⅸ浓缩剂主要用于补充 FⅨ，其适应证包括血友病 B、维生素 K 缺乏症、严重肝功能不全和 DIC 等。对血栓性疾病和栓塞高危患者等禁用，对存在 FⅨ抗体的患者也应慎用。

（五）凝血酶原复合物浓缩剂输注

凝血酶原复合物浓缩剂（PCC）是依赖维生素 K 的凝血因子Ⅱ、Ⅶ、Ⅸ、Ⅹ的混合制品，是混合人血浆制备的冻干制品。PCC 主要适用于先天性或获得性凝血因子Ⅱ、Ⅶ、Ⅸ、Ⅹ缺乏症，包括血友病 B、肝病、维生素 K 缺乏症、DIC 等的治疗。

（六）纤维蛋白原制品输注

纤维蛋白原由肝细胞合成，正常人血浆中纤维蛋白原含量约为 2～4g/L。当肝脏受到严重损伤或机体营养不良时，其合成减少。机体维持有效止血的纤维蛋白原水平应≥0.5g/L，但需要进行大手术或有大创伤时则应保持≥1.0g/L。纤维蛋白原浓缩剂适应证主要包括：①先天性无或低纤维蛋白原症；②获得性纤维蛋白原缺乏症，如肝病；③DIC；④原发性纤溶症等。

（七）纤维蛋白胶

纤维蛋白胶（FS）是从人血浆中分离制备的具有止血作用的止血黏合剂，是一种由人纤维蛋白原与凝血酶组成的止血凝胶制品。因具有不透气、不透液体、能生物降解、促进血管生长和形成、局部组织能生长和修复等优点而广泛应用于外科创面止血。

（八）抗凝血酶浓缩剂输注

抗凝血酶（AT）浓缩剂是采用肝素琼脂凝胶亲和层析技术从血浆中分离纯化制备的血浆蛋白制品，适用于先天性和获得性 AT 缺乏患者，包括遗传性 AT 缺乏或功能缺陷症、外科手术中预防深静脉和动脉血栓形成、肝硬化和重症肝炎、血液透析和肾病综合征、DIC、骨髓移植和化疗导致继发性 AT 缺乏等。

(九)活化蛋白 C 制品

近年来,基因工程制备的人活化蛋白 C 制品已经面世,其药理作用机制主要是灭活体内 FVa 和 FⅧa,限制凝血酶的形成,改善与感染相关的凝血通路发挥抗血栓作用。其适应证主要有:①死亡危险高的成人严重感染;②DIC;③血栓性疾病。重组人活化蛋白 C 最常见的不良反应是出血,常见部位是胃肠道和腹腔内。

(十)基因重组活化凝血因子Ⅶ

基因重组活化凝血因子Ⅶ(rFⅦa)是采用基因工程技术制备的具有活性的凝血因子制品,其主要作用机制是在凝血的起始阶段,rFⅦa 与组织因子在细胞表面结合,导致少量凝血酶的产生,然后凝血酶激活因子Ⅴ、Ⅷ、Ⅺ和血小板,放大凝血反应,最终导致凝血酶的大量产生。此外,药理剂量的 rFⅦa 可以在活化血小板表面直接激活 FⅩ,该过程无需组织因子的参与。目前,全球范围内 rFⅦa 的主要用途包括:①有抗体的血友病 A 和 B 的出血;②外科手术止血;③肝移植;④心外科;⑤前列腺手术;⑥脑出血;⑦创伤止血;⑧上消化道出血;⑨其他包括血小板减少、抗凝药物过量、产后大出血等。

(十一)其他血浆蛋白制品

目前在临床应用的血浆蛋白制品还有 α_2-巨球蛋白、纤连蛋白、α_1-抗胰蛋白、血管性血友病因子浓缩剂等。

第三章　临床体液检验

第一节　尿液检验

尿液是血液经过肾小球滤过、肾小管和集合管重吸收和排泌所产生的终末代谢产物,是人体体液的重要组成成分,其变化可以反映泌尿系统、造血系统、内分泌系统、循环系统等的生理或病理变化,可为临床诊断、疗效观察及预后判断提供重要信息。

尿液检查主要用于:①协助泌尿系统疾病的诊断、病情和疗效观察;②协助其他系统疾病的诊断;③职业病防治;④用药的监护;⑤健康人群的普查。尿液检查也有一定的局限性:①检查结果易受饮食影响;②尿液的各种成分变异和波动范围大;③易被污染;④与其他成分相互干扰。

一、尿液标本采集

(一)采集方法

尿液标本采集和处理是否正确直接影响检查结果的准确性。根据检查目的不同,尿液标本可分为晨尿、随机尿、计时尿和特殊尿等。临床常用的尿液标本及用途见表3-1-1。

表 3-1-1　临床常用的尿液标本及用途

种类	采集要求与特点	用途
晨尿	采集新鲜尿液,以清晨第一次尿液为宜,其浓缩、酸化,有形成分、化学成分浓度高	适用于有形成分、化学成分和早孕检查
随机尿	可随时采集的尿液标本。其采集方便,标本易得;但影响因素多	适合于门诊、急诊
3h尿	采集上午6~9时时段内的尿液	尿液有形成分排泄率检查,如白细胞排泄率等
12h尿	晚8时排空膀胱并弃去此次尿液,采集至次日晨8时最后一次排出的全部尿液	12h尿有形成分计数,但其检查结果变化较大,已较少应用
24h尿	晨8时排空膀胱并弃去此次尿液,采集此后直至次日晨8时的全部尿液	化学成分定量检查
餐后尿	午餐后2h的尿液标本	检查病理性尿蛋白、尿糖和尿胆原
清洁中段尿	清洗外阴后,不间断排尿,弃去前、后时段的尿液,无菌容器采集中间时段的尿液	微生物培养

尿液标本采集后应及时送检,并在 1h 内完成检查(最好在 30min 内)。如有特殊情况不能及时检查或需进行特殊检查时,可将尿液标本冷藏保存或在尿液标本中加入防腐剂。

1.冷藏

如果尿液标本不能及时完成检查,则将其保存于 2～8℃条件下,但不能超过 6h(检查微生物学的标本在 24h 内仍可进行培养)。应注意有些尿液标本冷藏后有盐类析出,影响其显微镜检查。

2.化学防腐

防腐剂可抑制细菌生长,维持尿液的弱酸性。可根据不同的检查目的选择适宜的防腐剂。当有多种防腐剂适用于尿液检查时,应选择危害性最小的防腐剂。常用尿液化学防腐剂、用量及用途见表 3-1-2。

表 3-1-2 常用尿液化学防腐剂、用量及用途

防腐剂	用量	用途
甲醛	100mL 尿液加入 400g/L 甲醛 0.5mL	用于管型、细胞检查;甲醛具有还原性,不适于尿糖等化学成分检查,过量可干扰显微镜检查
硼酸	1000mL 尿液加入约 10g 硼酸	在 24h 内可抑制细菌生长,可有尿酸盐沉淀。用于蛋白质、尿酸、5-羟吲哚乙酸、羟脯氨酸、皮质醇、雌激素、类固醇等检查;不适于 pH 检查
甲苯	100mL 尿液加入 0.5mL 甲苯	用于尿糖、尿蛋白检查
盐酸	1000mL 尿液加入 10mL 浓盐酸	用于钙、磷酸盐、草酸盐、尿 17-OHS、17-KS、肾上腺素、儿茶酚胺等检查;因可破坏有形成分、沉淀溶质及杀菌,故不能用于常规筛查
碳酸钠	24h 尿液中加入约 4g 碳酸钠	用于卟啉、尿胆原检查;不能用于常规筛查
麝香草酚	100mL 尿液加入 0.1g 麝香草酚	用于有形成分和结核分枝杆菌检查,过量可使尿蛋白呈假阳性,并干扰胆色素检查

(二)评价

1.影响因素

(1)标本采集时间可以影响检查结果,晨尿标本的价值最大。

(2)粪便、精液、阴道分泌物和月经血可污染标本。

(3)患者或陪伴者未按准确程序采集标本。

(4)尿液标本放置时间过长、盐类结晶析出、尿素分解产氨、细菌繁殖、尿胆原和尿胆红素的转化等多种因素,均可影响检查结果;陈旧性标本可因尿液 CO_2 挥发或细菌生长而使 pH 增高;细菌可使尿液葡萄糖降解为酸和乙醇,使 pH 降低。

2.与检查相关的临床须知

(1)采集尿液标本之前,医护人员必须对患者进行指导,务必用肥皂洗手、清洁尿道口及其周围皮肤。

（2）向患者解释采集计时尿标本(尤其是24h尿液标本)的意义,确保患者理解,并指导患者尽可能在接近采集时间点的终点排尿。

（3）如果标本不能在1h送达实验室或检查,应冷藏保存或加入适当的防腐剂。

二、理学检查

尿液理学检查包括尿量、外观(颜色和清晰度)、比重、渗透量、气味、电导性等,也称为尿液一般性状检查。

（一）检测方法和原理

1.尿量

人24h或每小时尿液由体内排出体外的量。尿量多少主要取决于肾脏生成尿液的能力和肾脏的浓缩与稀释功能。尿量测定一般使用专用量具,如量筒、量杯或刻度容量器具直接量取或分段量取。

2.颜色和透明度

尿色与尿中色素、尿胆素、尿胆原及尿卟啉有关,还与饮水、食物、药物及尿液浓缩程度有关。尿液透明度或混浊程度与尿液中所含混悬物质的类别和量有关,通过观察尿色和透明度可初步了解尿中所含物质情况。一般通过肉眼观察方法对尿色、透明度进行描述,某些尿干化学分析仪具有尿色和透明度的测定能力。

（二）质量管理

1.质量控制

（1）尿量:尿量测量必须使用有刻度的专用量具,如1000mL量筒应精确到±10mL;100mL量筒应精确到±1mL。24h尿:须收集此时间段内的全部尿液;推荐采集早7时始至次日早7时止的尿液。测量误差应小于20mL。

（2）颜色和透明度:应使用透明容器,在光线条件良好的情况下观察尿液,其结果受观察者主观因素影响;尿色和透明度还受尿中有形成分含量的影响。其结果表达方法多样,难于统一,临床应用中仅供参考。采集新鲜尿标本和防止尿标本被污染,有助于准确判断尿液颜色和透明度。

2.干扰因素

（1）尿量:干扰尿量测定结果的因素见表3-1-3。

（2）颜色和透明度:干扰尿颜色和透明度测定结果的因素见表3-1-4。

表 3-1-3 干扰尿量测定结果的因素

干扰因素	
生理性	增高:①昼夜变异(晨2～6时最高),月经期,妊娠,饥饿,仰卧位;②氯化铵,阿司匹林,右旋糖酐。
	减低:①直立,运动,组胺,疼痛,腰麻;②对乙酰氨基酚,卡那霉素,抗利尿激素

表 3-1-4　干扰尿液颜色深浅的因素

	干扰因素
生理性	色加深:格鲁米特,利福平,非那吡啶。色减浅:大量饮水
分析性	色加深:①细菌,胆红素,血液,浓缩尿,血红蛋白;②对乙酰氨基酚,氨基比林,左旋多巴。色变浅:稀释尿

(三)临床应用

1.参考范围

(1)尿量:成人:1000～2000mL/24h;1～6 岁儿童:300～1000mL/24h;7～12 岁儿童:500～1500mL/24h;小儿按千克体重计算,较成人多 3～4 倍。

(2)尿色和透明度:正常尿液呈淡黄色或黄色,清晰透明状。

2.临床意义

(1)尿量:

①多尿:当 24h 尿量多于 2500mL 时称为多尿。当肾脏功能正常时,可因食用含水分较多的水果和食物,以及饮水过多、静脉输液过多、精神紧张等因素可造成生理性多尿。病理性多尿可由肾小管受损致使肾浓缩稀释功能减退;抗利尿激素(ADH)分泌不足或缺乏,肾小管对 ADH 反应性减低造成;代谢性疾病也可出现多尿现象。多尿常见于慢性肾炎、慢性肾盂肾炎、急性肾衰竭多尿期、慢性肾衰竭早期、尿崩症、糖尿病、甲状腺功能亢进等疾患。

②少尿和无尿:当尿量少于 400mL/24h 或持续少于 17mL/h 时称为少尿。当尿量少于 100mL/24h 时称为无尿。病理性少尿的临床意义见表 3-1-5。

(2)尿色和透明度:尿液颜色和浊度改变原因、特点和临床意义见表 3-1-6。

表 3-1-5　少尿的临床意义

分类	机制	临床疾病
肾前性少尿	肾缺血、血容量减低、血液浓缩或应激状态等造成肾血流量不足,肾小球滤过率减低	休克、失血过多、严重脱水、心力衰竭
肾性少尿	肾实质病变而引起的肾小球和肾小管功能损伤	急性肾小球肾炎、尿毒症、急性肾小管坏死、肾皮质或髓质坏死
肾后性少尿	各种原因导致尿路梗阻	肿瘤、结石、尿路狭窄等所致尿路梗阻,前列腺肥大或神经源性所致尿潴留

表 3-1-6　尿液颜色和浊度的临床意义

尿色	原因	特点	临床意义
无色/淡黄色	稀释尿	无气味	多尿、糖尿病、尿崩症
深黄色	浓缩尿、尿胆素增高、药物	泡沫无色	发热、脱水
浓茶色	胆红素增高	泡沫黄色	肝细胞性/阻塞性黄疸
红色	肉眼血尿	隐血阳性、浑浊、可有凝块、红细胞可下沉	结石、泌尿道感染、月经血污染等

尿色	原因	特点	临床意义
红褐色	血红蛋白尿,肌红蛋白尿	隐血阳性、透明、无细胞下沉	溶血性疾病、肌损伤性疾病、输血反应、挤压伤
紫红色	卟啉尿、药物	隐血阴性	卟啉病、药物
棕黑色	高铁血红蛋白尿、血尿、血红蛋白尿、肌红蛋白尿、黑色素、黑尿酸、药物	标本久置、碱化尿	标本放置过久、黑色素瘤、药物
黄白色	脓尿或结晶尿	浑浊,含丝状悬浮物,可沉淀	泌尿系统感染
绿蓝色	胆绿素、细菌尿、尿蓝母	标本久置、黄绿色、碱化尿、加热褪色	肝胆系统疾病
乳白色/乳样浑浊	乳糜尿、脂肪尿	乳糜试验阳性	丝虫病、淋巴管破裂
絮状浑浊	脓尿、黏液、凝块、黏蛋白等	放置后有沉淀物	细菌感染
云雾状浑浊	①磷酸盐,碳酸盐结晶;②尿酸盐;③草酸盐;④红细胞;⑤白细胞、脓细胞	①加酸后溶解,后者产生气泡;②加热至60℃,加碱后溶解;③加盐酸后浑浊消失;④加酸后红细胞溶解;⑤加酸后不破坏,可显出白细胞核形	①易发生尿路结石;②易发生尿路结石;③易发生尿路结石;④血尿;⑤尿路感染
膜状物	蛋白质、血细胞、上皮细胞等混合的凝固物		流行性出血热低血压期

三、尿液化学检验

(一)尿液干化学分析

1.尿液干化学分析仪

尿液干化学分析仪由机械系统、光学系统和电路系统3部分组成。采用反射光度法原理对配套尿干化学试带进行检测,发生化学反应产生颜色变化的试带,被波长不同的发光二极管照射后,产生反射光,反射光由光电管接受,光信号转化成为电信号,电信号传送至模拟数字转换器,转换成数值,经微处理控制器处理,自动显示结果。

使用尿液干化学分析仪应注意如下问题:

(1)检验人员有合格的能力:检验人员必须经规范培训合格才能上岗,上岗前必须仔细阅读仪器说明书,了解仪器的测定原理,熟悉操作方法、校正方法、仪器日常维修和保养要求等。

(2)仪器校正带校准:部分仪器开机后虽会自动校正,但应每天用仪器自带的校正带进行测定,观察测定结果与校正带标示结果是否一致,只有完全一致才能证明仪器处于正常运转状态,同时记录测定结果。

（3）保持仪器洁净：如尿液污染，应立即进行清除。

（4）执行日常保养：按厂商规定，定期对仪器光学部分和机械部分进行保养。

（5）使用配套专用试带：不同型号仪器应使用各自相应的尿试带。

（6）操作温度：检测时，仪器、尿干化学试带和标本的最佳温度为20～25℃。

2.尿液干化学分析试带

（1）试带法常用检验项目：

①原理：尿液干化学试带是以滤纸为载体，将各种试剂成分浸渍后干燥，作为试剂层，固定在塑料底层上，并在表面覆盖一层起保护作用的尼龙膜，通常能检测8～11项尿化学试验。

试带法尿酸碱度（pH）、蛋白质、葡萄糖、酮体、隐血、胆红素、尿胆原、亚硝酸盐、比密、白细胞酯酶和维生素C测定的原理、参考区间和分析灵敏度见表3-1-7。

表 3-1-7　尿试带法检验项目的原理、参考区间和分析灵敏度

项目	原理	参考区间	分析灵敏度
酸碱度（pH）	双指示剂系统	4.5～8.0	5.0～9.0
蛋白质（mg/L）	指示剂蛋白质误差	阴性	60～150
葡萄糖（mg/L）	葡萄糖氧化酶-过氧化物酶偶联酶反应	阴性	400～1250
酮体（mg/L）	亚硝基铁氰化钠反应	阴性	50～10
隐血：①Hb:（mg/L）；②RBC:（个/μL）	血红素的类过氧化物酶活性	阴性	①0.2～0.6;②5～20
胆红素（mg/L）	偶氮耦合反应	阴性	4～8
尿胆原（mg/L）	偶氮反应或改良 Ehrlich 反应	阴性或弱阳性	2～10
亚硝酸盐（mg/L）	偶氮耦合反应	阴性	0.5～0.6
比密	尿中离子溶质引起多聚电解质释放质子	随机尿标本1.003～1.030;晨尿＞1.020;新生儿1.002～1.004	1.000～1.030
白细胞酯酶（白细胞:个/μL）	偶氮耦合反应	阴性	5～25
维生素 C（mg/L）	维生素 C 还原试带中染料	阴性	200

②操作：按仪器说明书操作半自动或全自动尿液干化学分析仪。

③注意事项：

a.干扰因素：试带法检测结果的干扰因素见表3-1-8。

b.标本要求：测定尿pH、葡萄糖、酮体、隐血、胆红素、亚硝酸盐时，标本必须新鲜。

c.试带保存：尿葡萄糖、胆红素试带易失效，应避光保存于室温干燥处。

d.尿蛋白质：通常，试带法检测结果为阴性时，应再用加热醋酸法或磺基水杨酸法复查，以免漏诊阳性结果。

表 3-1-8 影响尿试带结果的因素

项目	假阴性结果	假阳性结果	说明
pH	甲醛溶液	—	尿试带蛋白区溢出时 pH 降低
蛋白质	不能检出球蛋白、免疫球蛋白轻链;色素尿	碱性尿(pH9)、季铵类清洁剂、氯己定(洗必泰)、聚乙烯吡咯烷酮(血液代用品)	
葡萄糖	维生素 C、尿路感染	氧化型清洁剂、次氯乙酸	出现酮体时试验灵敏度降低;比密增高时试验灵敏度降低;新试剂使维生素 C 的假阴性减少
酮体	不能检出 β-羟丁酸;试带保存不当	色素尿(痕量);尿中有大量左旋多巴代谢物;2-巯基乙醇磺酸	不与 β-羟丁酸和丙酮反应;与苯丙酮酸或酞类化合物呈红色或橘红色反应,和酮体呈色不同
隐血	甲醛;大剂量维生素 C、亚硝酸盐;高比密尿;标本陈旧	氧化型清洁剂、次氯乙酸;尿路感染时微生物产生过氧化物酶	部分品牌试带因使用含碘酯盐试剂垫,排除了维生素 C 干扰
胆红素	尿中维生素 C 和亚硝酸盐浓度增高;曝光	非那吡啶、依托度酸、大剂量氯丙嗪;色素尿	出现维生素 C 时试验灵敏度降低;亚硝酸盐增多时试验灵敏度降低;硫酸吲哚酚对阴性和阳性结果都有干扰
尿胆原	甲醛(2g/L);曝光	对氨基水杨酸、磺胺药、对氨基苯磺酸、非那吡啶(用非 Ehrlich 试剂);色素尿	尿胆原缺乏不能用本试验检出
亚硝酸盐	感染细菌无亚硝酸盐还原酶、膀胱通过时间短、限制硝酸盐还原为亚硝酸盐;革兰阳性菌;饮食中无蔬菜	药物使尿呈红色或在酸性介质中尿呈红色;色素尿	因维生素 C(≥250mg/L)直接和重氮盐反应形成无色产物,阻止偶联反应
比密	葡萄糖、尿素、碱性尿	酮酸、明显糖尿;放射线造影剂	注意有些新指示剂已不受非离子颗粒和造影剂影响;极碱性尿读数可降低;明显蛋白尿(>1g/L)时结果增高
白细胞酯酶	尿中四环素浓度高、维生素 C、汞盐、胰蛋白酶抑制剂、草酸盐;1% 硼酸;含黏液标本、含淋巴细胞标本	氧化型清洁剂、甲醛、叠氮钠;色素尿;阴道分泌物污染	葡萄糖(>30g/L)、比密和草酸浓度增高时灵敏度降低;受呋喃妥因、庆大霉素、头孢氨苄和高浓度白蛋白(>5g/L)的干扰

e.尿隐血:由于红细胞易于沉淀,所以测试前标本必须混匀。为防止强氧化剂或某些产过氧化物酶细菌的干扰,可将尿液煮沸 2min,再用试带进行检测。

④参考区间:试带法尿 pH、蛋白质、葡萄糖、酮体、隐血、胆红素、尿胆原、亚硝酸盐、比密和白细胞酯酶测定的参考区间见表 3-1-7。

⑤临床意义:

a.尿酸碱度:肉食者多为酸性,食用蔬菜水果可致碱性。久置腐败尿或泌尿道感染、脓血尿均可呈碱性。磷酸盐、碳酸盐结晶多见于碱性尿;尿酸盐、草酸盐、胱氨酸结晶多见于酸性尿。酸中毒及服用氯化铵等酸性药物时尿可呈酸性。

b.尿蛋白质:分为短暂性蛋白尿,如功能性(发热、运动、充血性心力衰竭和癫痫发作等)和体位性(仅见于直立性体位)或持续性蛋白尿,如肾前性(免疫球蛋白重链和轻链分泌、肌红蛋白尿和血红蛋白尿等)、肾性(IgA 肾病、肾毒性药物所致小分子蛋白尿和进展性肾病等)和肾后性(如尿路感染、前列腺或膀胱疾病和阴道分泌物污染等)。

c.尿葡萄糖:阳性见于糖尿病、肾性糖尿病、甲状腺功能亢进等。内服或注射大量葡萄糖及精神激动等也可致阳性反应。

d.尿酮体:阳性见于妊娠剧吐、长期饥饿、营养不良、剧烈运动后。严重未治疗的糖尿病酸中毒患者,酮体可呈强阳性反应。

e.尿隐血:尿隐血来自两种情况:尿红细胞:无论试验前红细胞是否破坏,只要红细胞达到一定浓度,试带检测时均可出现隐血阳性。主要见于肾小球肾炎、尿路结石、泌尿系统肿瘤、感染等。尿血红蛋白:即含游离血红蛋白的血红蛋白尿。正常人尿液中无游离血红蛋白。当体内大量溶血,尤其是血管内溶血,血液中游离血红蛋白可大量增加。当超过 $1.00\sim1.35g/L$ 时,即出现血红蛋白尿。此种情况常见于血型不合输血、阵发性睡眠性血红蛋白尿、寒冷性血红蛋白尿症、急性溶血性疾病等。还可见于各种病毒感染、链球菌败血症、疟疾、大面积烧伤、体外循环、肾透析、手术后所致的红细胞大量破坏等。

f.尿胆红素:阳性见于肝实质性及阻塞性黄疸。溶血性黄疸时,一般尿胆红素阴性。

g.尿胆原:阴性见于完全阻塞性黄疸。阳性增强见于溶血性疾病及肝实质性病变如肝炎。

h.尿亚硝酸:阳性见于尿路细菌感染,如大肠埃希菌属、克雷伯菌属、变形杆菌属和假单胞菌属感染。注意,亚硝酸盐结果阳性与致病菌数量没有直接关系。

i.尿比密:增高见于少尿、急性肾炎、高热、心功能不全、脱水等;尿比密增高同时伴尿量增多,常见于糖尿病。尿比密减低见于慢性肾小球肾炎、肾功能不全、尿崩症等。连续测定尿比密比一次测定更有价值,慢性肾功能不全呈现持续性低比密尿。如临床怀疑肾小管疾病时建议采用冰点渗透压法测定尿渗量以明确诊断。

j.尿白细胞酯酶:阳性提示尿路炎症,如肾脏或下尿道炎症,表明尿液中白细胞数量>20个/μL;阳性也可见于前列腺炎。

k.尿维生素 C:主要用于排除维生素 C 对干化学分析结果的干扰,阳性提示试带尿液隐血、胆红素、亚硝酸盐和葡萄糖检测结果可能为假阴性。

⑥注意事项:

a.注意尿干化学分析试带测定结果与手工法化学试验测定结果的差异:如尿蛋白质试带测定的是白蛋白,对球蛋白不敏感;用葡萄糖氧化酶测定尿葡萄糖的灵敏度比班氏法高,但高浓度仅测到"3＋"为止;尿胆红素试带法结果比 Harrison 法灵敏度低;尿白细胞酯酶检测白细胞只能测出有无粒细胞,而不与淋巴细胞发生反应等。

b.尿干化学分析试带结果的确认检验:通常采用相同或更高灵敏度或特异度的相同或不同方法来检测同一物质。但是,采用相同干化学分析试带重复检测不能作为确证试验。

c.试带法检测结果宜采用显微镜检查法来加以确认:国际上普遍认为,宜采用显微镜检查法来加以确认试带法检测结果。试带法白细胞酯酶和亚硝酸盐阳性时,宜采用病原生物学检查来排除尿路感染可能,采用显微镜检查法来确认菌尿或白细胞尿。当显微镜检查提示存在异常上皮细胞时,宜做细胞病理学检查来确认结果。疑为膀胱移行上皮细胞癌时,宜采用图像流式细胞分析法和 DNA 分析法来确证。

(2)常用确证试验:目前,国内常用的试带法确认试验介绍如下,包括磺基水杨酸法测定尿蛋白质、Harrison 法测定尿胆红素和显微镜法检查尿红细胞和白细胞。

①磺基水杨酸法尿蛋白质测定:

a.原理:磺基水杨酸为生物碱试剂,在酸性环境下,其阴离子可与带正电荷的蛋白质结合成不溶性蛋白盐而沉淀。

b.试剂:

ⅰ.100g/L 磺基水杨酸乙醇溶液:取磺基水杨酸 20g,加水至 100mL,取此液与等量 95％乙醇或甲醇液混合。

ⅱ.200g/L 磺基水杨酸溶液:取磺基水杨酸 20g,加水至 100mL。

c.操作:

ⅰ.加尿标本:取小试管加尿液 3～5mL。

ⅱ.加试剂:加 100g/L 磺基水杨酸乙醇溶液 3～4 滴或 200g/L 磺基水杨酸溶液 1～2 滴,形成界面。

ⅲ.观察结果:如尿显浑浊,表示存在尿蛋白,浑浊深浅与尿蛋白量成正比。

ⅳ.结果判断:阴性:尿液不显浑浊,外观仍清晰透明;可疑(±):轻微浑浊,隐约可见,含蛋白量约为 0.05～0.2g/L;阳性(＋):明显白色浑浊,但无颗粒出现,含蛋白量约为 0.3g/L;(2＋):稀薄乳样浑浊,出现颗粒,含蛋白量约为 1g/L;(3＋):乳浊,有絮片状沉淀,含蛋白量约为 3g/L;(4＋):絮状浑浊,有大凝块下沉,含蛋白量≥5g/L。

d.注意事项:

ⅰ.磺基水杨酸法灵敏度:0.05～0.1g/L 尿。

ⅱ.浑浊尿处理:应先离心或过滤。

ⅲ.强碱性尿处理:应加 5％醋酸溶液数滴酸化后再做试验,否则可出现假阴性。

ⅳ.假阳性结果:可见于有机碘造影剂、超大剂量使用青霉素;尿含高浓度尿酸或尿酸盐(出现阳性反应与尿蛋白阳性结果不同,前者加试剂 1～2min 后出现白色点状物,向周围呈毛刺状突起,并慢慢形成雾状)。

②Harrison 法尿胆红素测定:

a.原理:用硫酸钡吸附尿液中胆红素后,滴加酸性三氯化铁试剂,使胆红素氧化成胆绿素而呈绿色反应。

b.试剂：

ⅰ.酸性三氯化铁试剂(Fouchet 试剂)：称取三氯乙酸 25g，加蒸馏水少许溶解，再加入三氯化铁 0.9g，溶解后加蒸馏水至 100mL。

ⅱ.100g/L 氯化钡溶液。

ⅲ.氯化钡试纸：将优质滤纸裁成 10mm×80mm 大小纸条，浸入饱和氯化钡溶液内(氯化钡 30g，加蒸馏水 100mL)数分钟后，放置室温或 37℃温箱内待干，贮于有塞瓶中备用。

c.操作：

ⅰ.试管法：取尿液 5mL，加入 100g/L 氯化钡溶液约 2.5mL，混匀，此时出现白色的硫酸钡沉淀。离心后弃去上清液，向沉淀物加入酸性三氯化铁试剂数滴。若显现绿色或蓝绿色者为阳性结果。

ⅱ.氯化钡试纸法：将氯化钡试纸条的一端浸入尿中，浸入部分至少 50mm 长，5～10s 后，取出试条，平铺于吸水纸上。在浸没尿液的部位上滴加酸性三氯化铁试剂 2～3 滴，呈绿、蓝色为阳性，色泽深浅与胆红素含量成正比。

d.注意事项：

ⅰ.本法灵敏度：0.9μmol/L 或 0.5mg/L 胆红素。

ⅱ.胆红素在阳光照射下易分解，留尿后应及时检查。

ⅲ.假阳性：见于尿含水杨酸盐、阿司匹林(与 Fouchet 试剂反应)。

ⅳ.假阴性：加入 Fouchet 试剂过多，反应呈黄色而不显绿色。

(二)人绒毛膜促性腺激素

人绒毛膜促性腺激素(hCG)是由胎盘合体滋养细胞分泌的一种具有促进性腺发育的糖蛋白激素，MW 为 47 000。妊娠 1 周后血 hCG 在 5～50U/L，尿 hCG 在第 8～10 周达到高峰，持续 1～2 周后迅速减低，以后逐渐下降，直至分娩。hCG 是唯一可不随胎盘重量增加而分泌增多的胎盘激素，分泌后直接进入母血，几乎不进入胎血循环。hCG 可通过孕妇血循环而排泄到尿中，血清 hCG 浓度略高于尿，且呈平行关系。

1.检测方法和原理

(1)单抗胶体金法：尿中 hCG 先与试纸中胶体金标记的 β-hCG 单抗结合，形成双抗夹心式复合物，在检测线处显示紫红色条带。而胶体金标记鼠 IgG 随尿上行至与羊抗鼠 IgG 抗体时，形成抗原抗体复合物，在质控线处呈紫红色带作为质控对照带。测定时，将试带浸入尿中，在规定时间内取出和查看结果，当出现两条平行的红色条带才可判定为阳性结果。

(2)其他方法：有酶联免疫吸附试验(ELISA)、电化学发光免疫试验、放射免疫试验、乳胶凝集抑制试验、血凝抑制试验等。

2.质量管理

(1)质量控制：

①检测前质量管理：推荐使用首次晨尿，因标本较浓缩，hCG 含量较高。过量饮水后可造成尿稀释，hCG 含量过低，易出现假阴性。

②检测中质量管理：应使用合格且在有效期内的单抗胶体金试纸，试纸每批号产品在应用前应做阴性和阳性对照。还可进行双份测定，即同时测定原浓度和 2 倍稀释浓度，若 2 种浓度

的尿 hCG 均阳性时,可视为真阳性,而原浓度阳性,稀释尿阴性时,可能为弱阳性或促黄体生成素(LH)增高等所致假阳性反应。测定试纸浸入尿时不应超过标志线,并在规定时间内判断结果。

③检测后质量管理:了解患者病况和初步诊断,认真判断和审核结果。注意排查可能的影响因素。

(2)干扰因素:吸烟可使 hCG 减低。

(3)方法学比较:尿 hCG 方法学比较和评价见表 3-1-9。

表 3-1-9　尿 hCG 测定的方法学性能比较

方法	评价
单抗胶体金法	操作简便快速、无需设备、试带商品化、定性检查、结果可靠、特异性高、灵敏度 0.8～2.0ng/L、可家庭检测等特点,是早期妊娠诊断的首选方法
酶联免疫吸附试验	操作简便,灵敏度为 1.6～4.0ng/L,与黄体生成素、卵泡刺激素无交叉反应,特异性高,可半定量,是妊娠早期筛查试验
电化学发光法	操作方便,快速,灵敏度甚至高于放免法,可定量测定,对人工授精或药物促排卵者需更早做出诊断时,可选择该法
放免法	灵敏度很高,可达 0.16ng/L,但操作复杂,有放射性污染,不易常规应用
乳胶凝集抑制试验	操作简单,但灵敏度低,特异性差,不可定量,目前应用较少

3.临床应用

(1)参考范围。①非孕妇正常健康人:阴性。②正常妊娠妇女:阳性。③半定量:<2ng/L。

(2)临床意义:

①诊断早孕:妊娠后尿 hCG 浓度增高,一般妊娠后 35～40d 时,hCG 浓度可达到 200ng/L 以上。

②滋养层细胞肿瘤:如葡萄胎、恶性葡萄胎、绒癌患者尿中 hCG 含量明显高于正常;滋养层细胞肿瘤治疗后,尿 hCG 含量明显下降。

③流产诊断和监察:自然或非自然原因终止妊娠后,检测结果仍提示弱阳性,为先兆流产和不全流产,完全流产则呈阴性。

④诊断异位妊娠和宫外孕:异位妊娠和宫外孕患者尿 hCG 多阳性,宫外孕破裂后大部分患者转为阴性。

⑤非滋养层肿瘤:如畸胎瘤、睾丸间质细胞癌、卵巢癌、子宫颈癌、乳腺癌、肝癌、胃癌、肺癌等也会引起 hCG 浓度增高,因此,检测结果必须由医生结合临床症状、其他检验结果进行综合分析鉴别。

(三)尿肌红蛋白定性试验

1.原理

肌红蛋白(Mb)和血红蛋白(Hb)一样,分子中含有血红素基团,具有过氧化物酶样活性,能催化 H_2O_2 作为电子受体使色原(常用的有邻联甲苯胺、氨基比林)氧化呈色,色泽深浅与肌红蛋白或血红蛋白含量成正比。Mb 能溶于 80% 饱和度的硫酸铵溶液中,而 Hb 则不能,两者由此可予以区别。

2.试剂

(1)10g/L邻联甲苯胺:冰醋酸溶液取邻联甲苯胺1g,溶于冰醋酸和无水乙醇各50mL的混合液中,置棕色瓶中,冷藏保存,可用8～12周,若溶液变暗色,应重新配制。

(2)过氧化氢溶液:冰醋酸1份,加3%过氧化氢溶液2份。

(3)硫酸铵粉末:用化学纯制品。

3.操作

(1)测试尿标本是否存在血红素:依次在试管中加入新鲜尿液4滴,邻联甲苯胺(或四甲基联苯胺)溶液2滴,混合后,加入过氧化氢溶液3滴,如出现蓝色或蓝绿色,表示尿中存在Hb和(或)Mb。

(2)尿硫酸铵沉淀反应:尿液离心或过滤使透明:吸取上清液5mL,加入硫酸铵粉末2.8g,使之溶解混合(饱和度达80%),静置5min,用滤纸过滤;取滤液按上述操作步骤"(1)"重复测试是否存在血红素,如呈蓝色,则表示尿Mb阳性,如不显蓝色,则表示血红素已被硫酸铵沉淀,为尿Hb阳性。

4.注意事项

(1)邻联甲苯胺:邻甲苯胺,可用于血糖测定。两者应予区别。

(2)尿标本:必须新鲜,并避免剧烈搅拌。

(3)本法为过筛试验:如少部分健康人出现假阳性,应进一步选用超滤检查法、电泳法、分光光度检查法和免疫化学鉴定法等加以鉴别。

5.临床意义

肌红蛋白尿症可见于下列疾病:

(1)遗传性肌红蛋白尿:磷酸化酶缺乏、未知的代谢缺陷,可伴有肌营养不良、皮肌炎或多发性肌炎等。

(2)散发性肌红蛋白尿:当在某些病理过程中发生肌肉组织变性、炎症、广泛性损伤及代谢紊乱时,大量肌红蛋白自受损伤的肌肉组织中渗出,从肾小球滤出而成肌红蛋白尿。

(四)尿乳糜定性试验

尿液混有脂肪即为脂肪尿。乳糜微粒与蛋白质混合使尿液呈乳化状态浑浊即为乳糜尿。

1.原理

脂肪可溶解于乙醚中,而脂肪小滴可通过染色识别。

2.试剂

(1)乙醚(AR)。

(2)苏丹Ⅲ醋酸乙醇染色液:5%乙醇10mL,冰醋酸90mL,苏丹Ⅲ粉末一药匙,先将乙醇与冰醋酸混合,再倾入苏丹Ⅲ粉末,使之充分溶解。

(3)猩红染色液:先配70%乙醇和丙酮1:1溶液,然后将猩红染色液加入至饱和为止。

3.操作

(1)取尿液加乙醚:取尿5～10mL,加乙醚2～3mL,混合振摇后,使脂肪溶于乙醚。静置数分钟后,450×g离心5min。

(2)涂片加液:吸取乙醚与尿液的界面层涂片,加苏丹Ⅲ醋酸乙醇染色液或猩红染色液 1 滴。

(3)镜检观察:是否查见红色脂肪小滴。

(4)结果判断:

①浑浊尿液:加乙醚后而澄清,则为脂肪或乳糜尿。

②镜检涂片:脂肪滴呈红色。

4.注意事项

(1)尿液中加少量饱和氢氧化钠,再加乙醚,有助于澄清。

(2)将分离的乙醚层隔水蒸干,若留有油状沉淀,也可加苏丹Ⅲ,镜检证实有无脂肪小滴。

5.临床意义

(1)正常人为阴性。

(2)因丝虫或其他原因阻塞淋巴管,使尿路淋巴管破裂而形成乳糜尿。丝虫病患者的乳糜尿的沉渣中常见红细胞,并可找到微丝蚴。

(五)尿苯丙酮酸定性试验

1.原理

尿中的苯丙酮酸在酸性条件下与三氯化铁作用,生成 Fe^{3+} 和苯丙酮酸烯醇基的蓝绿色螯合物,磷酸盐对本试验有干扰,应先将其改变成磷酸铵镁沉淀后除去。

2.试剂

(1)100g/L 三氯化铁溶液:称取三氯化铁 10g,加入蒸馏水至 100mL。

(2)磷酸盐沉淀剂:氧化镁 2.2g、氯化铵 1.4g、280g/L 氢氧化铵液 2.0mL,加水至 100mL。

3.操作

(1)加液过滤:尿液 4mL 加磷酸盐沉淀剂 1mL,混匀,静置 3min,如出现沉淀,可用滤纸过滤或离心除去。

(2)加试剂:滤液中加入浓盐酸 2~3 滴和 100g/L 三氯化铁溶液 2~3 滴,每加 1 滴立即观察颜色变化。

(3)结果判断:如尿滤液显蓝绿色并持续 2~4min,即为阳性。如绿色很快消失,提示可能有尿黑酸,可报告苯丙酮酸阴性。本法灵敏度约为 100mg/L;尿液作系列稀释后再测定,可粗略定量。

4.注意事项

(1)尿标本:一定要新鲜,尿中若含酚类药物(如水杨酸制剂)及氯丙嗪,也可与氯化铁结合显色,试验前应停用此类药物。胆红素也可造成假阳性。

(2)用 2,4-二硝基苯肼溶液(与赖氏法测定转氨酶试剂同)试验试剂与尿液等量混合,如显黄色浑浊为苯丙酮酸阳性。本法灵敏度为 200mg/L。

(3)儿童年龄:小儿出生后 6 周内不易查出,故宜出生 6 周后检查。

5.临床意义

(1)正常人为阴性。

(2)大多数苯丙酮尿症患者的尿液可出现阳性;约有 1/4~1/2 病例可能会漏检。

（六）本-周蛋白

骨髓瘤细胞所合成的异常免疫球蛋白,其轻链与重链合成不平衡,因轻链产生过多,使游离免疫球蛋白轻链过剩。轻链能自由通过肾小球滤过膜,当浓度超过近曲小管重吸收能力时从尿中排出,即本-周蛋白(BJP)。BJP 轻链有 κ 和 λ 两种,单体分子量为 2.3 万,二聚体分子量为 4.6 万。BJP 在 pH 4.9 ± 0.1 条件下,加热至 $40\sim60℃$ 可出现凝固现象,继续加热至 $90\sim100℃$ 再溶解,温度再减低到 $40\sim60℃$ 时又重新凝固特点,又称为凝溶蛋白,是 BJP 的重要特性之一。

1.检测方法和原理

本-周蛋白定性或定量实验方法众多,原理各异,有:①热沉淀-溶解法:基于 BJP 的凝溶特性而测定;②对-甲苯磺酸法(TSA);③乙酸纤维素膜蛋白电泳和 SDS-PAG 电泳法;④基于区带电泳原理和免疫学特异性抗原抗体反应的免疫电泳法(IEP);⑤免疫固定电泳(IFE);⑥基于可溶性抗原-抗体反应,形成不溶性抗原-抗体复合物的免疫速率散射浊度法。

2.质量管理

(1)质量控制:

①检验前质量管理:应使用新鲜尿标本,尿浑浊时应离心处理,取上清液。应用热沉淀-溶解法测定时,若出现蛋白尿,需用加热乙酸法沉淀普通蛋白,然后趁热过滤,取上清液测定。若使用电泳法或免疫法测定时,如 BJP 含量低,需预先将尿浓缩 $10\sim50$ 倍。

②检验中质量管理:热沉淀-溶解法需严格控制尿 pH 在 $4.5\sim5.5$,最佳 pH 为 4.9 ± 0.1。使用电泳法测定时,应在测定患者标本的同时做正常人对照,以便正确判断区带位置。

③检验后质量管理:认真审核检测结果,及时与临床沟通。充分了解各种方法的局限性和差异,对结果进行正确判断和分析。如果方法的敏感性和特异性差或存在干扰时,应采用免疫电泳、免疫速率散射浊度法等确认。

(2)干扰因素。假阳性:服用四环素,尿血红蛋白加热时。

(3)方法学比较:BJP 测定方法的性能比较和评价见表 3-1-10。

表 3-1-10　本-周蛋白测定的方法学评价

方法	评价
热沉淀-溶解法	简便,不需复杂仪器设备,灵敏度低($0.3\sim2.0g/L$),假阴性率高,标本用量大,目前已经很少应用
对-甲苯磺酸法	简便,灵敏度较高($3mg/L$),适用于筛查,不与尿清蛋白反应,但球蛋白$>5g/L$时,可出现假阳性
蛋白电泳法	阳性检出率可达 97%,肌红蛋白、溶菌酶、游离重链、运铁蛋白、脂蛋白、细菌等也会出现类似"M"区带,需采用免疫电泳法鉴别
免疫电泳	简便,标本用量少,在抗原抗体比例最佳时,分辨率高,特异性强
免疫固定电泳	用特异抗体鉴别区带电泳分离的蛋白,比蛋白电泳和免疫电泳更灵敏、特异
免疫速率散射浊度法	在抗原-抗体反应的最高峰测定其复合物的形成量,能定量检测 κ、λ 轻链,检测速度快、灵敏度和精确度高、稳定性好

3.临床应用

(1)参考范围:阴性。

(2)临床意义:尿 BJP 检测主要用于多发性骨髓瘤(MM)、原发性淀粉样变性、巨球蛋白血症及其他恶性淋巴增殖性疾患的诊断和鉴别诊断。

①多发性骨髓瘤:99% MM 患者在诊断时有血清 M-蛋白或尿 M-蛋白,$\kappa:\lambda$ 比率为2:1。早期患者,尿中 BJP 可间歇性排出,50%患者每日排出量大于 4g。

②巨球蛋白血症:80%患者尿中有单克隆轻链。

③原发性淀粉样变性:80%~90%患者血清和浓缩尿中可出现单克隆免疫球蛋白轻链。

④其他疾病:a.约 2/3 的 μ 重链病患者尿中会出现 BJP。b.恶性淋巴瘤、慢淋、转移癌、慢性肾炎、肾盂肾炎、肾癌等患者尿中也可出现 BJP。c.20%的"良性"单克隆免疫球蛋白血症患者可查出 BJP,但尿中含量低,多数小于 60mg/L。

(七)尿液比密和渗量测定

1.尿液比密测定

(1)原理:尿液比密测定方法很多,常用方法有试带法、折射计法和比密计法。目前,比密计法因操作烦琐和影响因素多,已不再是测定尿液比密的准确方法。但基层医院仍有使用,故介绍如下。

物质的重量与同体积的纯水,在一定温度下(4℃、15.5℃)相比,得到的密度为该物质的比密(俗称比重)。尿比密计是一种液体比密计,可测出规定温度下尿液的比密。

(2)操作:

①充分混匀尿液后,沿管壁缓慢倒入小量筒或小量杯中,如有气泡,可用滴管或吸水纸吸去。

②比密计放入杯中,使悬浮于中央,勿触及杯壁或杯底。

③等比密计停稳后,读取与尿液凹面相切的刻度,即为被测尿液的比密。

(3)注意事项:

①比密计校正:新比密计应用纯水在规定温度下观察比密是否准确。蒸馏水 15.5℃应为 1.000,8.5g/L 氯化钠溶液在 15.5℃应为 1.006,50g/L 氯化钠液在 15.5℃应为 1.035。

②温度影响:温度高时,液体的比密低,反之则比密高,故一般比密计上都注明测定温度。如不在指定的温度下测定时,则每高于指定温度 3℃时,比密应加 0.001,每低 3℃,则减去 0.001。

③尿内容物的影响:

a.尿内含糖、蛋白时,可增高尿液比密。

b.盐类析出,比密下降,应待盐类溶解后测比密。

c.尿素分解,比密下降。

d.尿液含造影剂,可使比密大于 1.050。

(4)参考区间:正常成人随机尿标本 1.003~1.030,晨尿>1.020,新生儿 1.002~1.004。

(5)临床意义:

①比密增高:尿量少且比密增高,见于急性肾炎、高热、心功能不全和脱水等;尿量多且比

密增加,见于糖尿病。

②比密降低:见于慢性肾小球肾炎、肾功能不全和尿崩症等。

2.尿液渗量测定

(1)原理:尿液渗量测定是反映尿中具有渗透活性粒子(分子或离子等)数量的一种指标,与粒子大小及电荷无关。因分子量大的蛋白影响小,故是评价肾脏浓缩功能较理想的指标。

溶液中有效粒子状态,可用该溶液沸点上升(从液态到气态)或冰点下降(液态到固态)的温度变化(ΔT)用以表示。1个渗透克分子(Osm)浓度可使1kg水的冰点下降1.858℃,因此,渗摩尔量:

$$Osm/(kg \cdot H_2O) = \frac{观察取得冰点下降℃数}{1.858}$$

冰点渗透压计,包括标本冷却室、热敏电阻,其工作原理是根据溶液的结冰曲线。溶液的浓度、温度过低、样品的容量和热传导状态等均会影响结冰曲线的形态,继而影响冰点测定结果。

(2)操作:

①标本收集:使用清洁干燥的容器,不加防腐剂。用较高速度离心,除去全部不溶性颗粒。但尿中盐类沉淀应使之溶解,不可除去。如不能立即测定,应置冰箱内保存,临用前将标本预温,使盐类沉淀完全溶解。

②操作准备:使用时,应先接通标本冷却室的循环水,继而注入不冻液,调试并保持不冻液温度为$-7\sim8℃$后再开始标本的测定。在测试过程中,要保持搅动探针的适当振幅(1~1.5cm)。

③校正渗透压:用氯化钠(GR级)12.687g/($kg \cdot H_2O$)校正400mOsm/($kg \cdot H_2O$)读数。

④测定尿渗量记录读数。

(3)参考区间:尿液渗量一般为(600~1000)mOsm/($kg \cdot H_2O$),24h内最大范围为(40~1400)mOsm/($kg \cdot H_2O$),血浆渗量约为(275~305)mOsm/($kg \cdot H_2O$),尿与血浆渗量之比为3:1~4.7:1。

(4)临床意义:

①正常人禁水12h,尿渗量>800mOsm/($kg \cdot H_2O$),尿渗量:血浆渗量>3。

②尿渗量:血浆渗量<3,表示肾脏浓缩功能不全。急性肾小管功能障碍时,尿与血浆渗量之比<1.2,且尿Na^+>20mmol/L。

③渗量检测应结合血液电解质考虑:如糖尿病、尿毒症时,血液渗量升高,但尿Na^+下降。

(八)尿液化学检验的质量管理

1.室内质控

(1)使用阴性和阳性质控品:尿液干化学试带应至少使用阴性和阳性质控品进行室内质控,每工作日至少检测1次,偏差不超过1个等级,且阴性不可为阳性,阳性不可为阴性。应制定程序对失控进行分析并采取相应的措施,应检查失控对之前患者样品检测结果的影响。

(2)自制室内质控品的配制:见表3-1-11、表3-1-12。因人工尿的化学成分总是不如自然尿,有时带来误差较大,故如条件许可,应制备以正常人尿为本底,加入各有关成分的尿质控物。适量分装(50mL),冷冻防腐,每天取出一瓶,使其达室温后再使用。

表 3-1-11　尿液化学检验室内质控人工尿液的配制

成分	低浓度质控人工尿液		高浓度质控人工尿液	
	1L 中含量(g)	浓度(mmol/L)	1L 中含量(g)	浓度(mmol/L)
氯化钠(MW58.5)	5.0	85.5	10.0	170.9
尿素(MW60.06)	5.0	83.3	10.0	166.5
肌酐(MW113.1)	0.5	2.21	1.0	4.42
葡萄糖(MW180.2)	3.0	16.6	15.0	83.2
300g/L 牛白蛋白	5.0mL	1.5g/L	35mL	10.5g/L
正常全血(Hb:130~150g/L)			3~5μL	0.4~0.7mg/L
丙酮(MW58.08)	—		2mL	27.54
氯仿(MW119.38)	5mL	5mL/L	5mL	5mL/L
蒸馏水	加至 1L		加至 1L	

表 3-1-12　人工尿液质控期望值

项目	低浓度质控人工尿液	高浓度质控人工尿液
pH	6	6
蛋白质定性	2+	4+
葡萄糖定性	—	3+
酮体定性	—	—
比密	1.006	1.020
渗量[mOsm/(kg·H₂O)]	305	660
隐血试验	—	2+~3+

2.使用尿液干化学试带应注意的问题

(1)仔细阅读尿试带说明书:不同厂家生产用于尿液化学检查的试带,同一厂家生产的不同批号的试带不具有等同性。使用试带前,要仔细阅读产品说明书,严格按其说明进行操作。了解各项目的测定原理及操作有关事项。

(2)严格试带与尿液的反应时间:需严格遵循厂家说明书的规定操作。

(3)必须准确掌握尿试带每种成分检测的灵敏度和特异性。

(4)尿试带反应结果读取:因人工读取尿试带结果有个体差异,故应选择合适光源,并让试带靠近比色卡。

(5)充分熟悉假性反应:操作者应熟知(包括厂家说明书提供的)引起尿试带出现的假阴性、假阳性反应的因素。

(6)试带保存原则:应根据厂家推荐的条件(如温度、暗处等)保存于厂商提供的容器中,在有效期内使用。试带应避免直射光下照射或暴露于潮湿环境中。贮存试带容器应密封。

(7)尿试带取用原则:一次只取所需要量的试带,并应立即将瓶盖盖好。多余试带不得放回原容器中,更不应该合并各瓶的试带。操作中注意切勿触摸试带上的反应检测模块。

3.复检要求

在临床医生未要求做镜检、非泌尿道疾病、肾病、糖尿病、应用免疫抑制剂和妊娠者,且尿标本外观、浊度正常情况下,如尿试带结果同时满足以下 4 项条件:①白细胞酯酶结果为阴性;②亚硝酸盐结果为阴性;③尿蛋白结果为阴性;④隐血(血红蛋白或红细胞)结果为阴性,则可不进行尿液沉渣显微镜检查。否则,则必须进行镜检复核。

四、尿液有形成分检验

(一)尿液有形成分分析仪

目前,在国内外已推出了能对部分尿液有形成分进行自动筛检分析的仪器,称尿液有形成分分析仪,这些系统多数采用电阻抗、光散射(包括对有形成分进行各种染色如荧光染色后的流式细胞术检测)或数字影像分析术的原理,识别或分类红细胞、白细胞、上皮细胞、小圆上皮细胞、管型、细菌、精子、黏液丝、结晶等有形成分,已逐步成为尿液显微镜检查的首选筛检方法。

1.原理

(1)筛检方法一:采用流式细胞术和电阻抗法原理。先用荧光染料对尿中各类有形成分进行染色,然后经激光照射每一有形成分发出的荧光强度、散射光强度及电阻抗大小进行综合分析,得出红细胞、白细胞、上皮细胞、管型和细菌定量数据,以及各种有形成分的散射图和RBC、WBC 直方图,尿中红、白细胞信息和病理性管型、小圆上皮细胞、结晶、酵母样细胞等信息。

(2)筛检方法二:采用影像分析术和自动粒子识别系统原理。先用 CCD 数字摄像机自动捕获数百幅图像,然后进行数字化图像分析,用自动粒子识别软件进行比较,最后定量报告尿中多种有形成分的数量,包括红细胞、白细胞、白细胞聚集、透明管型、未分类管型、鳞状上皮细胞、非鳞状上皮细胞、细菌、酵母菌、结晶、黏液和精子等。

2.试剂

按仪器分析所需试剂的说明书准备试剂。

3.操作

各种仪器操作步骤不尽相同,操作前应首先仔细阅读仪器操作说明书。简单步骤如下:

(1)准备标本:充分混匀收集的全部新鲜尿液,倒入洁净的试管中(标本量约 10mL)。

(2)启动仪器:打开仪器电源,待仪器动核查通过后,进入样本分析界面。

(3)进行质控:如质控通过,则可继续下一步操作;如失控,则分析并解决原因后,才能继续患者标本检测。

(4)检测标本:在仪器上输入样本号,按开始键手工进样或由自动进样架自动进样。

(5)复核结果:根据实验室设定的仪器分析结果复检规则(包括显微镜复核),确认仪器分析结果。

(6)发送报告:在确认仪器和复核结果的基础上,可发送检验结果报告。

4.参考区间

可供参考的全自动尿液有形成分分析仪分析结果的参考区间见表 3-1-13。各实验室应根据仪器、试剂厂商所提供的参考区间和参考人群,通过必要的验证或评估来确定符合自身特点的参考区间。

表 3-1-13　全自动尿液有形成分分析仪参考区间

项目	Regeniter A 等	Lamchiagdhase P 等
红细胞(个/μL)	0.5～13.9	0～9.0
白细胞(个/μL)	0.6～15.7	0～11.0
上皮细胞(个/μL)	0.1～8.9	0～11.9
管型(个/μL)	0～1.86	—
细菌(个/μL)	6.3～173.4	—

5.注意事项

(1)尿标本:自动化仪器检测常采用不离心新鲜尿液标本。

(2)尿容器:应确保尿容器的洁净,避免存在任何污染物。

(3)干扰结果的自身因素:尿中存在大量黏液、结晶、真菌、精子、影红细胞等会使管型、红细胞、细菌等项目计数结果假性增高或减低。

(二)尿液有形成分显微镜检查

1.尿沉渣显微镜检查

(1)试验方法:

①尿沉渣未染色检查法:

a.器材:

ⅰ.离心试管:可用塑料或玻璃制成;须足够长,防止离心时尿液标本溢出;须干净、透明,便于尿液外观检查;须带体积刻度(精确到 0.1mL);容积须＞12mL 而＜15mL;试管底部应为锥形,便于浓缩沉渣;无化学物质污染;试管须有盖,可防止试管内液体溅出及气溶胶形成;建议使用一次性离心试管。

ⅱ.移液管:必须洁净;使用一次性移液管。

ⅲ.尿沉渣板:须标准化,具有可定量沉渣液的计数池,并一次性使用。如采用在普通玻片上滴加尿沉渣液后加盖玻片的检查方法,则不能提供标准化、可重复的结果。

ⅳ.显微镜:应使用内置光源的双筒显微镜;载物台能机械移动玻片;物镜能放大 10 倍、40 倍,目镜能放大 10 倍;同一实验室使用多台显微镜,其物镜及目镜的放大倍数应一致。

ⅴ.离心机:应使用水平式有盖离心机;离心时须上盖,以确保安全。离心时的相对离心力应稳定在 400g。应每 12 个月对离心机进行一次校正。

b.操作:

ⅰ.尿标本用量:应准确取尿 10mL。如标本量＜10mL,应在结果报告单中注明。

ⅱ.离心留尿量:在相对离心力 400g 条件下离心 5min。离心后,一次性倾倒或吸弃上清尿液,留取离心管底部液体 0.2mL。

ⅲ.尿沉渣制备:充分混匀尿沉渣液,取适量滴入尿沉渣板;或取 20μL,滴入载玻片,加盖玻片(18mm×18mm)后镜检。

ⅳ.结果报告:方法 1:以每微升(μL)单位体积各尿沉渣成分数量报告结果;方法 2:管型,以低倍(10×10)镜视野全片至少 20 个视野所见的平均值报告;细胞,以高倍(40×10)镜视野至少 10 个视野所见的最低~最高数的范围报告;尿结晶等,以每高倍镜视野所见数换算为半定量的"一、±、1+、2+、3+"等级报告(表 3-1-14)。

表 3-1-14　尿结晶、细菌、真菌、寄生虫等报告方式

	报告等级				
	一	±	1+	2+	3+
结晶	0		1~4 个/HP	5~9 个/HP	>10 个/HP
原虫、寄生虫卵	0		1 个/全片~4 个/HP	5~9 个/HP	>10 个/HP
细菌、真菌	0	数个视野散在可见	各视野均可见	量多、团状聚集	无数
盐类	无	罕见	少量	中等量	多量

②尿沉渣染色检查法:有时,活体染色(如 Sternheimer-Malbin 染色或 0.5%甲苯胺蓝染色)有助于细胞和管型的鉴别。但也不足以鉴别或确认尿沉渣中所有成分,如在检查下列有形成分时,可采用一种或多种特殊染色。

a.脂肪和卵圆脂肪小体:采用油红 O 染色和苏丹Ⅲ染色。

b.细菌:采用革兰染色和巴氏染色。

c.嗜酸性粒细胞:采用 Hansel 染色、瑞氏染色、吉姆萨染色、瑞-吉染色和巴氏染色。

d.含铁血黄素颗粒:采用普鲁士蓝染色。

通常,特殊染色需要制备特定涂片,如浓缩涂片、印片或细胞离心涂片。巴氏染色常用于肾小管上皮细胞、异常尿路上皮细胞、腺上皮细胞和鳞状上皮细胞的鉴别。Hansel 染色用于检测嗜酸性粒细胞尿。

(2)参考区间:因各实验室所用尿标本量、离心力、尿沉渣液量、观察尿沉渣用量、尿沉渣计数板规格等均不尽相同,尿沉渣检查参考区间应由实验室通过必要的验证或评估来确定。国外文献报道的参考区间见表 3-1-15。

表 3-1-15　国内外尿沉渣检查的参考区间较

	红细胞	白细胞	透明管型	上皮细胞	细菌和真菌
第 24 版《希氏内科学》(2013 年)	0~2/HP	男 0~3/HP 女 0~5/HP	0~1/HP	少,以鳞状上皮为主	无
Haber MH 等	0~5/HP	0~5/HP	0~1/LP	偶见,以鳞状上皮为主	—
Brunzel NA 等	0~3/HP	0~8/HP	0~2/LP	少见	阴性

(3)注意事项:实验室应统一尿液有形成分形态的鉴别标准和报告方式。

(4)临床意义:

①白细胞:增多表示泌尿系统有化脓性炎症。

②红细胞:增多常见于肾小球肾炎、泌尿系结石、结核或恶性肿瘤。

③透明管型:可偶见于正常人清晨浓缩尿中;透明管型在轻度或暂时性肾或循环功能改变时可增多。

④颗粒管型:可见于肾实质性病变,如肾小球肾炎。

⑤红细胞管型:常见于急性肾小球肾炎等。

⑥白细胞管型:常见于急性肾盂肾炎等。

⑦脂肪管型:可见于慢性肾炎肾病型及类脂性肾病。

⑧宽形管型:可见于慢性肾衰竭,提示预后不良。

⑨蜡样管型:提示肾脏有长期而严重病变,见于慢性肾小球肾炎晚期和肾淀粉样变。

2.1h 尿沉渣计数

目前,12h 尿沉渣计数(Addis 计数)因影响结果准确性的因素很多,故在临床上已很少应用。现常采用 1h 尿沉渣计数。

(1)操作:

①患者先排尿弃去,准确收集 3h 尿液于清洁干燥容器内送检(如:标本留取时间5:30~8:30)。

②准确测量 3h 尿量,充分混合。取混匀尿液 10mL,置刻度离心管中,250×g 离心 5min,用吸管吸弃上层尿液 9mL,留下 1mL,充分混匀。吸取混匀尿液 1 滴,注入血细胞计数板内。细胞计数 10 个大方格,管型计数 20 个大方格。

(2)计算:

$$1h\ 细胞数 = 10\ 大格细胞总数 \times \frac{1000}{10} \times \frac{3h\ 尿总量\ mL\ 数}{3}$$

$$1h\ 管型数 = \frac{20\ 大方格管型总数}{2} \times \frac{1000}{10} \times \frac{3h\ 尿总量\ mL\ 数}{3}$$

式中:1000 为 μL 换算成 mL 数;10 为尿液浓缩倍数。

(3)参考区间:

①红细胞男性<3 万/h,女性<4 万/h。

②白细胞男性<7 万/h,女性<14 万/h。

③管型<3400 个/h。

(4)注意事项:

①尿液应新鲜检查,pH 应在 6 以下,若为碱性尿,则血细胞和管型易溶解。

②被检尿液比密最好在 1.026 以上,如小于 1.016 为低渗尿,细胞易破坏。

③如尿中含多量磷酸盐时,应加入少量稀醋酸液,使其溶解;但切勿加酸过多,以免红细胞及管型溶解;含大量尿酸盐时,应加温使其溶解,以便观察。

(5)临床意义:

①急性肾炎患者红细胞增加。

②肾盂肾炎患者白细胞可明显增加。

3.尿液有形成分检查的推荐参考方法

2003 年,国际实验血液学学会(ISLH)提出了尿中有形成分计数的推荐参考方法,用于自动化尿液有形成分分析仪中红细胞、白细胞、透明管型和鳞状上皮细胞参考计数。

(1)试剂：

①染色贮存液：

a.2%阿辛蓝溶液：阿辛蓝 1mg 溶解于 50mL 蒸馏水中。

b.1.5%派洛宁 B 溶液：派洛宁 B0.75mg 溶解于 50mL 蒸馏水中。

溶液用磁力搅拌器充分搅拌，混匀 2～4h，在 20℃过夜后过滤。并用分光光度计核查吸光度，阿辛蓝溶液的最大吸光度为 662nm，派洛宁 B 溶液的最大吸光度为 553nm。贮存液在 20℃能保存 3 个月以上。

②染色应用液：使用时，将 2 种贮存液按 1：1 比例混合。应用液在 20℃能保存 2～4 周。

(2)操作：

①器材准备：使用前，先用流水，再用乙醇冲洗并干燥计数盘和盖玻片。将 Fuchs-Rosenthal 计数盘放在显微镜载物台上，加盖玻片。

Fuchs-Rosenthal 计数池结构：分 16 大格；每大格体积为 1mm(长)×1mm(宽)×0.2mm(高)=0.2μL；每块计数盘有 2 个计数池，总体积=2×16×0.2μL=6.4μL。

②尿标本染色：于试管中，将 1 份染色应用液和 9 份尿标本混匀，染色 5min。

③混匀混合液：将试管内染色尿标本颠倒混匀 20～40 次。

④计数盘充液：用移液管吸取尿液，以 45°角充入计数池中。充池量约 15～16μL。充池后，静置 5min。

⑤显微镜计数：先用低倍镜(10×10 倍)扫描整个计数盘，保证颗粒分布均匀。然后，用高倍镜(10×40 倍)计数颗粒数量。大型颗粒(管型和鳞状上皮细胞)可在低倍镜下观察并计数。

计数原则：和血细胞计数相同，颗粒计数符合泊松分布的特征，为达到颗粒计数统计学精度，必须计算足够容积中的颗粒数。通常，管型和鳞状上皮细胞至少计数 50 个，使计数 CV<14%；白细胞和红细胞至少计数 200 个，使计数 CV<7%。为避免颗粒重复计数或漏计数，可采用"数左不数右，数上不数下"的规则。

⑥结果报告：计数结果以"个/μL"报告。

(3)注意事项：

①计数推荐方法：使用相差显微镜和活体染色技术。

②尿标本：尿液有形成分检查参考方法采用不离心新鲜尿液标本。

③器材：标本容器须使用塑料或硅化玻璃，避免颗粒黏附；容量为 5～12mL。使用塑料或硅化玻璃移液管，避免尿中颗粒黏附，容量误差应<5%；盖玻片须适用于在相差显微镜下观察，边角应呈圆形，边缘光滑。不能使用薄盖玻片(<0.4mm)。盖玻片用 25mm(长)×22mm(宽)，允许误差±1mm。盖玻片置于计数盘上如能见衍射光环，则表示平整。

④充池要求：速度不能太快；凡充池液太多、计数区域充池不全、有气泡或有碎片等异常，均必须重新充池。

⑤计数时间：应于 1h 内完成计数；计数时如发现计数池液体干涸，须清洗后重新充池。

（三）尿液有形成分检验的质量管理

1.室内质控

尿液有形成分分析仪红细胞、白细胞计数检验项目，可参照 GB/T20468-2006《临床实验室定量测定室内质量控制指南》进行室内质控。应至少使用正常和异常 2 个浓度水平的质控品，每工作日至少检测 1 次，至少使用 13s、22s 失控规则。应制定程序对失控进行分析并采取相应的纠正措施，应检查失控对之前患者样品检测结果的影响。

2.复检要求

当自动化尿液分析（包括尿干化学分析和尿液有形成分分析）结果异常时，需要做手工法尿沉渣显微镜检查复核。当自动化尿液分析结果阴性时，结合临床实际可不做显微镜复检。

如使用自动化尿液有形成分分析仪筛检尿液有形成分时，实验室应：

（1）制定尿液有形成分分析的显微镜复检标准以实验室自定义（结合临床医师要求；临床特定疾病，如泌尿道疾病、肾病、糖尿病、应用免疫抑制剂等；理学和化学检查结果异常等情况）和尿液有形成分分析仪固有提示的异常为依据制定复检标准。

（2）规定验证复检标准的标准和方法，假阴性率应＜5％。以显微镜检查结果作为真阳性和真阴性判断标准，各种仪器筛检结果与之比较，得出阳性符合率、阴性符合率、假阳性率和假阴性率数据。

（3）记录和保存显微镜复检结果。

3.镜检能力要求

镜检应能识别的尿液有形成分如下所述，能力考核时应采用至少 50 幅显微摄影照片（包括正常和异常尿液有形成分）或其他形式图像，要求能正确识别照片或图像中≥80％的有形成分。

尿液主要有形成分的形态特征如下：

（1）上皮细胞：

①鳞状上皮细胞：直径 30～50μm，扁平和圆形、多角形或卷曲呈管状；核圆形、居中、染色质中度致密；胞质大量、无色，伴角化颗粒。

②肾小管上皮细胞：直径 15～35μm，多面体形或卵圆形；核圆形和偏位，染色质颗粒状；胞质含颗粒，无色。

③移行上皮细胞：直径 20～40μm，多面体形或球形；核圆形或卵圆形，染色质细颗粒状；胞质无色、细颗粒状，可呈尾形。

（2）血细胞：

①红细胞：正常红细胞直径 7～8μm，呈圆形、近卵圆形双凹圆盘形，高渗标本呈锯齿形，边缘和表面不规则，低渗标本呈球形"影"细胞；胞质淡橘黄色，可无色，染色后呈红色或紫色。异型红细胞直径 7～8μm，但不定，呈圆形或近卵圆形，泡状胞质；胞质淡橘黄色，可无色，染色后呈红色或紫色。

②中性粒细胞：直径 10～12μm，呈圆形、卵圆形或阿米巴形；新鲜尿中核呈分叶状，陈旧尿中核模糊、呈卵圆形，染色质粗颗粒状聚集；新鲜尿中胞质颗粒状，陈旧尿中胞质无颗粒。

③嗜酸性粒细胞:直径大于中性粒细胞,呈圆形、卵圆形;核呈分叶状,染色质粗颗粒状;胞质含粗颗粒,Wright 染色呈橘红色。

④淋巴细胞:直径 7～10μm,呈圆形、卵圆形;核呈圆形、卵圆形或锯齿形,染色质致密;胞质透明。

⑤单核细胞和巨噬细胞:直径 12～14μm,胞质含吞噬物质或多核者较大,呈圆形、卵圆形或不规则形;核呈分叶、锯齿、折叠状,巨噬细胞可多核,染色质细颗粒状;胞质呈泡沫状、空泡、含吞噬物质。

(3)管型:

①透明管型:长形、雪茄形,有时扭曲或卷曲形,圆形末端或一端锥形,边缘光滑;长度不定,宽度常等于肾小管宽度,约为 30～50μm;外观透明无色,折光性低,含少量颗粒;成分主要是 Tamm-Horsfall 黏蛋白和白蛋白。

②颗粒管型:长圆柱形,罕见折叠或弯曲,圆形末端,边缘光滑;长度不定,宽度常等于肾小管宽度,约 25～50μm;外观可含少量或大量球形颗粒散布在基质上,颗粒大小各异,可细可粗;是透明基质散布各种大小颗粒。

③红细胞管型:圆柱状、雪茄形,圆形末端;长度不定,但常不长,宽度不定,可较宽;基质部分或全部覆盖完整或破碎红细胞。

④白细胞管型:形态和大小似红细胞管型,但基质部分或全部覆盖完整或破碎白细胞和大量颗粒。

⑤细胞管型:形态和大小似红细胞管型,但基质部分或全部覆盖完整或破碎肾小管上皮细胞,并常在管型中见到白细胞。

⑥蜡样管型:圆柱状,钝圆或方形末端;边缘有裂隙或锯齿;长度不定,但相对较短而粗硬,宽度不定,可较宽;是致密凝固蛋白质,是细胞凋亡的终末产物,牛油蜡样黄色基质,厚的胶样,高折光性。

⑦宽管型:形态似蜡样管型,常较宽,直径是肾小管宽度几倍,常>40μm。

⑧脂肪管型:圆柱状、雪茄形、钝圆末端;长度不定,但常不长,宽度不定,可较宽;基质部分或全部覆盖各种大小的球形颗粒,高折光性,内部结构不易辨认,管型上常见肾小管上皮细胞。

(4)微生物:

①细菌:单个微生物常 1μm,可变;以 2 种形态为主,呈圆形或杆状;外观无色,Wright 染色呈深蓝色;成堆或成链状,也可单个。

②寄生虫:可见蛲虫、阴道毛滴虫、埃及血吸虫卵等。

③真菌:酵母菌约 5～7μm,假菌丝长度可超过 50μm;酵母菌形态呈卵圆形,假菌丝形态较长伴分支状,末端有出芽;外观无色和厚壁,显示出芽。

(5)结晶:

①无定型尿酸盐结晶:细颗粒;pH<5.8;双折光性;无色或红黄色、粉红色、棕红色和砖灰色。

②无定形磷酸盐结晶:微小颗粒;pH>6.3;无色。

③草酸钙结晶:3～12μm;卵圆形、双锥体形;pH<5.4;强双折光性;无色,偶见胆汁染色。

④胆固醇结晶:大;直角平板形,有一个或多个突起,呈层状;pH中性或酸性;中折光性;无色。

⑤胱氨酸结晶:大小不定;六边形,常部分层状;pH<5.5;无折光性;无色。

⑥三联磷酸盐结晶:大小不定;呈六边形、星形、直角形;pH6.2~7.0;中折光性;透明。

⑦尿酸结晶:中等大小;长菱形,偶见六角形,也可呈星形、圆筒形、立方形、玫瑰花形;pH<5.8;强折光性;多色,呈黄色、米黄色或棕黄色等。

(6)其他:

①污染物:如纤维、淀粉颗粒、花粉和脂肪滴等。

②黏液丝:大小不定;常长条形,可卷曲;外观纤细透明、波浪形,SM染色呈粉红色或蓝色。

③精子:头4~6μm,尾40~60μm,可相互分离;头呈圆形或椭圆形,尾呈纤维丝状;胞质无色。

第二节　粪便检验

一、粪便标本的采集与处理

(一)粪便收集

1.常规检验

采集粪便标本的方法因检查目的不同而有差别,如常规检验留取新鲜指头大小(约5g)即可,放入干燥、清洁、无吸水性的有盖容器内送检。不应采取尿壶、便盆中的粪便标本,因标本中混入尿液和消毒剂等,可破坏粪便的有形成分,混入植物、泥土、污水等,因腐生性原虫、真菌孢子、植物种子、花粉等易干扰检验结果。粪便标本检验时,应选择其中脓血黏液等病理成分,若无病理成分,可多部位取材。采集标本后,应在1h内完成检查,否则可因pH及消化酶等影响,使粪便中细胞成分破坏分解。

2.寄生虫检验

粪便必须新鲜,送检时间一般不宜超过24h。如检查肠内原虫滋养体,应于排便后迅速送检,立即检查,冬季需采取保温(35~37℃)措施。血吸虫毛蚴孵化应留新鲜便,不少于30g。检查蛲虫卵需用透明胶带,在清晨排便前由肛门四周取标本,也可用棉签拭取,但均须立即镜检。检查寄生虫体及虫卵计数,须用洁净、干燥的容器,并防止污染;粪便不可混入尿液及其他体液等,以免影响检查结果。

3.化学检验

采用化学法做隐血试验应嘱患者于收集标本前3d起禁食动物性和含过氧化物酶类食物(如萝卜、西红柿、韭菜、木耳、花菜、黄瓜、苹果、柑橘和香蕉等),并禁服铁剂和维生素C等,以免假阳性反应;连续检查3d,并选取外表及内层粪便;收集标本后须迅速送检,以免因长时间放置使隐血反应的敏感度降低。粪胆原定量检查应收集3d粪便,混合称量,从其中取出约

20g送验;查胆汁成分的粪便标本不应在室温中长时间放置,以免阳性率减低。

4.细菌检验

粪便标本应收集于灭菌有盖容器内,勿混入消毒剂及其他化学药品,并立即送检。

(二)检验后粪便标本的处理

1.粪标本

应按生物危害物处理,遵照各级医院规定的医疗废弃物处理方法进行处理。

2.纸类或塑料等容器

使用后置入医疗废弃物袋中,统一处理。

3.瓷器、玻璃等器皿

使用后可先浸入消毒液(如0.5%过氧乙酸、5%甲酚皂液等)浸泡消毒12~24h后再处理。

二、粪便理学检查

(一)粪便量

粪便量的多少与进食食物种类、食量及消化器官的功能状态有关。进食精细粮食及偏肉食者,粪便量少;进食粗糙粮食及偏好含纤维素多的蔬菜、水果者,粪便量较多。健康成人排便次数多数为每天1次,也可隔天1次或每天2次,排便量为100~250g(干重25~50g)。当胃肠、胰腺存在炎症或功能紊乱时,粪便的量和排便次数均会有程度不同的增加。

(二)颜色

正常成人粪便因含粪胆素而呈黄褐色;婴儿粪便因含胆绿素未转变成胆红素而呈黄绿色或金黄色糊状。粪便颜色常受食物、药物和病理等因素影响,临床意义见表3-2-1。例如,增高:利福平,阿司匹林,皮质激素类;减低:碱性抗酸剂,铝盐。

(三)性状

性状常指粪便的形状和软硬程度。正常成人的粪便为成形、条柱状、软便。一般情况下,进食的食物种类与粪便性状有一定关系,但更为重要的是某些病理情况下其性状会发生明显改变,其变化关系和临床意义见表3-2-2。

表 3-2-1　粪便颜色变化的临床意义

颜色	临床意义
淡黄色	乳儿便;服用大黄、山道年;病理情况下因胆红素未被氧化而呈现
绿色	食用大量绿色蔬菜、甘汞;乳儿肠炎;胆绿素(因肠蠕动极度加速致其未能及时转变为粪胆素)
白色、灰白色	服用硫酸钡(肠道检查);胆道阻塞(无胆汁排出致粪便内缺乏粪胆素、阻塞性黄疸),胰腺病;食过量脂肪、服用大量金霉素
红色	食番茄、西瓜、红辣椒等;直肠癌、肛裂、痔疮出血
果酱色	食用大量咖啡、巧克力、可可、樱桃、桑葚等;阿米巴痢疾、肠套叠
黑色、柏油色	上消化道出血,常见于溃疡出血、食管静脉曲张破裂及消化道肿瘤,粪便黑色有光泽。服用铁剂、活性炭、枸橼酸铋钾,食用动物血或肝脏等,粪便黑色无光泽

表 3-2-2　粪便性状变化的临床意义

性状	临床意义
细条状、扁片状	食入矿物油、结肠紧张亢进、直肠和肛门狭窄(提示肿物存在)
粗棒状、球状便	便秘、巨结肠症(多为儿童),因粪便在结肠内停留过久,水分过度吸收而排出羊粪样、球样、条状硬便
白色黏液便	大肠病变黏液较集中且非均匀分布;直肠炎常附着于粪便表面;痉挛性便秘、黏液性肠炎,可见透明胶胨样黏液附于粪便表面
脓血便	常见于下消化道病变,如各类肠炎、细胞性痢疾、阿米巴痢疾、急性血吸虫病、结肠癌、慢性溃疡性结肠炎、肠结核等。阿米巴痢疾以红细胞为主,细菌性痢疾以黏液和脓细胞为主
鲜血便	结肠癌、直肠息肉、肛裂等,鲜血常附于粪便表面,便后鲜血滴落多见于痔疮
溏便	粪便呈粥样且内含物粗糙,多见于消化不良、慢性胃炎、胃窦潴留等
胨状便	于腹部绞痛后排出的黏胨状、膜状或纽带状粪便,多见于过敏性肠炎及慢性菌痢,痉挛性便秘时可见粪便表面少量黏胨物
稀糊状稀汁样便	大量黄绿色稀汁样便并含有膜状物时多为假膜性肠炎,副溶血性弧菌食物中毒时可见洗肉水样稀便,出血性小肠炎为红豆汤样稀便,肠道隐孢子虫感染也排出稀汁便
米泔样便	白色淘米水样,含较多黏液,脓细胞较少,见于霍乱、副霍乱
乳凝块便	有肉眼可见的白色、黄色或绿色的乳凝块或蛋花样物,为脂肪或酪蛋白消化不全,见于婴儿消化不良、婴儿腹泻

(四)寄生虫

如果粪便中存在如蛔虫、蛲虫、绦虫等或其片段等虫体较大的肠道寄生蠕虫时,肉眼即可分辨;钩虫虫体,则须粪便筛洗后才能发现。

三、粪便隐血试验

上消化道出血量小于 5mL,粪便中未有肉眼觉察的血液;红细胞破坏,粪便涂片显微镜检也未能发现红细胞,只有通过化学法、免疫法等试验方法才能证实的出血,称为隐血,此类试验称粪便隐血试验。

(一)检测方法和原理

1.化学法

血红蛋白中的亚铁血红素有过氧化物酶样作用,能催化过氧化氢作为电子受体使色素原氧化呈色,其颜色的深浅与血红蛋白含量成正比。常用的色素原有邻联甲苯胺、氨基比林、愈创木酯等。

2.免疫法

目前国内外采用较多的是单抗免疫胶体金法,其原理是胶体金是由氯化金和枸橼酸合成的胶体物质,呈紫红色。胶体金与羊抗人血红蛋白单克隆抗体(羊抗人 Hb 单抗)和鼠 IgG 吸附在特制的乙酸纤维膜上,形成一种有标记抗体的胶体金物质,再在试带的上端涂上包被羊抗人 Hb 多抗和羊抗鼠 IgG 抗体。检测时,将试带浸入粪便悬液中,通过层析作用,悬液沿着试带上行。如粪便中含有 Hb,在上行过程中与胶体金标记羊抗人 Hb 单抗结合,待行至羊抗人 Hb 多抗体线时,形成金标记抗人 Hb 单抗-粪 Hb-羊抗人 Hb 多抗复合物,在试带上显现 1 条紫红色线(被检测标本阳性);试带上无关的金标记鼠 IgG 随粪悬液上行至羊抗鼠 IgG 处时,与之结合形成另 1 条紫红色线,为试剂质控对照线(阴性对照线)。

3.其他方法

(1)血红蛋白荧光测定:采用卟啉荧光定量血红蛋白试验,以热草酸为试剂,使血红素分解为原卟啉进行荧光检测,除可测定粪便中未降解的血红蛋白外,还可测定血红素衍化物卟啉。

(2)放射性核素铬(^{51}Cr)法:采用 ^{51}Cr 标记红细胞的方法进行测定。

(3)转铁蛋白(Tf)法:当胃肠道出血时,粪便中可出现大量的 Tf。Tf 抗菌能力强,稳定性高于 Hb。Tf 与粪便混悬液在 37℃孵育 4h 后,抗原活性无明显变化,而 Hb 已丧失 65% 抗原活性,因此,基于 Tf 兼有证实肠道出血特异性高、对抗细菌分解后稳定性强的特性,目前被认为是检测消化道出血的良好指标。常用免疫方法进行检测,灵敏度达 2mg/L。

(二)质量管理

1.质控方法

无论选择何种方法进行粪便隐血试验,均需进行室内质量控制。化学法要定期检测试剂有效性,设阳性、阴性对照;免疫法可选用质控液进行,应含 3~4 个血红蛋白浓度,同时设置阴性浓度。

2.干扰因素

粪便隐血试验化学法:干扰因素见表 3-2-3。

表 3-2-3　粪便隐血试验化学法的干扰因素

	干扰因素
生理性	增高:①酸类,细菌繁殖,运动,组胺,亚硝酸盐;②阿司匹林,乙醇。减低:阴性(含药碘)
分析性	增高:①鱼,铅,肉,聚维酮碘;②西咪替丁,铁,硫酸亚铁。减低:维生素 C

3.方法学比较

(1)化学法:使用的色素原不同,其方法灵敏度和特异性不同;同时,灵敏度还与试剂类型、粪便血红蛋白浓度、过氧化物酶浓度及显色物质有关。粪便隐血试验化学法的方法比较见表 3-2-4。

表 3-2-4　粪便隐血试验化学法的方法比较

方法	特点	评价
邻联甲苯胺法	高灵敏度、假阳性高	Hb 0.2~1.0mg/L 即可检出,消化道有 1~5mL 出血就可检出。灵敏度过高方法,粪便有微量血液即呈阳性反应。本试验阴性时,能确认隐血阴性
氨基比林法	中灵敏度、中特异性	Hb 1~5mg/L 即可检出,消化道有 5~10mL 出血即为阳性
愈创木酯法	低灵敏度、高特异性	Hb 6~10mg/L 可检出(此时消化道出血可达 20mL);受食物、药物影响因素少,假阳性低。本试验阳性时,能确定为隐血阳性

（2）免疫法：免疫胶体金法其胶体金性质稳定且能呈色、与单克隆抗体结合稳定性好、可定性和半定量使结果判断准确、灵敏度特异性均高、检测便捷等诸多优点，成为目前使用最为广泛的粪便隐血试验。此法对人隐血具有高度特异性，不受动物血红蛋白（500μg/mL）和辣根过氧化酶（200pg/mL）等干扰。一般血红蛋白仅为 0.2pg/mL 或 0.03mg/g 粪便时就可呈阳性结果。同时对于化学法检测呈假阳性的某些情形，如食用新鲜蔬菜、铁剂、维生素 C 等，免疫法均显不为阴性。

（3）其他方法：见表3-2-5。

粪便隐血试验方法较多，各种方法均有其自身优点和不足，目前尚无统一公认的标准化方法。为了假阳性和假阴性，一般认为化学法宜采用中度灵敏度方法，也有建议联合使用高、低灵敏度 2 种方法。邻联甲苯胺法为 1983 年中华医学会全国临床检验方法学学术会推荐方法。美国胃肠病学学会推荐愈创木酯化学法或免疫法。

表 3-2-5　其他方法粪便隐血试验方法比较

方法	评价
血红蛋白荧光测定	不受血红蛋白降解的影响，对上、下消化道出血有同样灵敏度，方法复杂耗时，特异性较低
放射性核素铬（^{51}Cr）法	可测定出血量，无需限制饮食。价格昂贵，有放射因素影响
转铁蛋白法（Tf）	免疫学方法，此蛋白具有良好抗原性、不易降解，灵敏度高

（三）临床应用

1.参考范围

阴性。

2.临床意义

（1）对消化道出血的诊断价值非常重要。阳性结果常见于消化性溃疡、药物致胃黏膜损伤（如阿司匹林、吲哚美辛、糖皮质激素等）、溃疡性结肠炎、肠结核、结肠息肉、克罗恩病、胃病（胃溃疡、各种胃炎）、钩虫病、结肠癌等消化道恶性肿瘤等。

（2）对消化道出血鉴别诊断意义重大。隐血试验对消化道溃疡的阳性诊断率为 40%～70%，呈间断性阳性；消化道恶性肿瘤阳性率早期为 20%，晚期可达 95%，且呈持续性阳性。

（3）是消化道恶性肿瘤的筛选指标之一。免疫法隐血试验目前认为是对大肠癌普查最适宜的检查。

四、粪便有形成分检验

（一）直接涂片镜检

1.操作

（1）洁净玻片上加等渗盐水 1～2 滴，选择粪便的不正常部分或挑取不同部位的粪便做直接涂片检查。

（2）制成涂片后，应覆以盖玻片。涂片的厚度以能透过印刷物字迹为度。

（3）在涂片中如发现疑似包囊，则在该涂片上于盖玻片边缘近处加 1 滴碘液或其他染色液,在高倍镜下仔细鉴别,如仍不能确定时,可另取粪便做寄生虫检查。

(4)粪便脂肪由结合脂肪酸、游离脂肪酸和中性脂肪组成,经苏丹Ⅲ染液(将1～2g苏丹Ⅲ溶于100mL 70%乙醇溶液)直接染色后镜检,脂肪呈较大的橘红色或红色球状颗粒或呈小的橘红色颗粒。若显微镜下脂肪滴＞60个/HP表明为脂肪泻。

2.注意事项

(1)应注意将植物纤维及其细胞与寄生虫、人体细胞相鉴别,并应注意有无肌纤维、结缔组织、弹力纤维、淀粉颗粒、脂肪小滴等。若大量出现,则提示消化不良或胰腺外分泌功能不全。

(2)细胞中应该注意红细胞、白细胞、嗜酸性粒细胞(直接涂片干后用瑞氏染色)、上皮细胞和巨噬细胞等。

3.临床意义

(1)白细胞:正常粪便中不见或偶见。小肠炎症时,白细胞数量不多(＜15个/HP),均匀混合于粪便中,且细胞已被部分消化难以辨认。结肠炎症如细菌性痢疾时,白细胞大量出现,可见白细胞呈灰白色,胞质中充满细小颗粒,核不清楚,呈分叶状,胞体肿大,边缘已不完整或已破碎,可见成堆出现的脓细胞。若滴加冰醋酸,胞质和核清晰可见。过敏性肠炎、肠道寄生虫病(阿米巴痢疾或钩虫病)时还可见较多的嗜酸性粒细胞,同时常伴有夏科-雷登结晶。

(2)红细胞:正常粪便中无红细胞。上消化道出血时,红细胞多因胃液及肠液而破坏,可通过隐血试验予以证实。下消化道炎症(如细菌性痢疾、阿米巴痢疾、溃疡性结肠炎)、外伤、肿瘤及其他出血性疾病时可见到多少不等的红细胞。在阿米巴痢疾的粪便中以红细胞为主,成堆存在,并有破碎现象。在细菌性痢疾时红细胞少于白细胞,常分散存在,形态多正常。

(3)巨噬细胞:正常粪便中无巨噬细胞。胞体较中性粒细胞大,核形态多不规则,胞质常有伪足状突起,内常吞噬有颗粒或细胞碎屑等异物。粪便中出现提示为急性细菌性痢疾,也可见于急性出血性肠炎或偶见于溃疡性结肠炎。

(4)肠黏膜上皮细胞:整个小肠和大肠黏膜的上皮细胞均为柱状上皮细胞。在生理情况下,少量脱落的上皮细胞大多被破坏,故正常粪便中不易发现。当肠道发生炎症,如霍乱、副霍乱、坏死性肠炎等时,上皮细胞增多。假膜性肠炎时,粪便的黏膜块中可见到数量较多的肠黏膜柱状上皮细胞,多与白细胞共同存在。

(5)肿瘤细胞:乙状结肠癌、直肠癌患者的血性粪便中涂片染色,可见到成堆的癌细胞,但形态多不太典型,判断较难。

(6)夏科-雷登结晶:为无色或浅黄色两端尖而透明具有折光性的菱形结晶,大小不一。常见于肠道溃疡,尤以阿米巴感染粪便中最易检出。过敏性腹泻及钩虫病患者粪便亦常可见到。

(7)细菌:占粪便净重的1/3,小肠正常菌群以乳酸杆菌、肠球菌和类白喉杆菌等为主,大肠正常菌群以厌氧菌为主,包括拟杆菌属、双歧杆菌、梭状芽孢杆菌、乳酸杆菌、厌氧链球菌等。正常菌群消失或比例失调可因大量应用抗生素所致,除涂片染色找细菌外,应采用不同培养基培养鉴定。

(二)寄生虫检查

粪便检查是诊断寄生虫病常用的病原学检测方法。

第三节　痰液检验

　　痰液是肺泡、支气管和气管所产生的分泌物。健康人痰液很少,只有当呼吸道黏膜和肺泡受刺激时,其分泌物增多,可有痰液咳出,痰液中有时易混入唾液和鼻腔分泌物。在病理情况下,当呼吸道黏膜受到理化因素、感染等刺激时,黏膜充血、水肿,浆液渗出,黏液分泌增多。痰液中可出现细菌、肿瘤细胞及血细胞等。因此,痰液检查对某些呼吸系统疾病,如肺结核、肺吸虫、肺部肿瘤、支气管哮喘、支气管扩张和慢性支气管炎等诊断、疗效观察和预后判断有一定价值。

一、痰液标本采集

(一)采集方法

　　根据检查目的和患者情况而定,自然咳痰法是最常用的方法。痰液标本采集的方法与评价见表 3-3-1。

表 3-3-1　痰液标本采集的方法与评价

方法	评价
自然咳痰法	最常用方法。采集标本前嘱患者刷牙、清水漱口数次后,用力咳出气管深部或肺部的痰液,采集于干燥洁净容器内,要避免混杂唾液或鼻咽分泌物
雾化蒸气吸入法	操作简单、经济、方便、无痛苦、无毒副作用,患者易于接受,适用于自然咳痰法采集标本不理想时
一次性吸痰管法	适用于昏迷患者、婴幼儿

(二)评价

　　1.影响因素

　　痰液勿混入唾液、鼻咽分泌物和漱口水,否则影响检查结果。

　　2.与检查相关的临床须知

　　(1)痰液一般检查应采集新鲜痰液,以清晨第一口痰液为宜。

　　(2)患者起床后刷牙,漱口(用 3‰ H_2O_2 及清水漱 3 次),用力咳出气管深处呼吸道分泌物,及时送检。

　　(3)标本不能及时送检,可暂时冷藏保存,但不宜超过 24h。

　　(4)标本采集后应立即送检,以防细胞分解、细菌自溶。不能及时送检时,可将痰液标本暂时冷藏保存,但不能超过 24h。

　　(5)采集标本时注意防止痰液污染容器的外壁,为了防止痰液污染,用过的标本应灭菌后再处理。

　　(6)应连续送检 3 次,以提高阳性检出率。

二、痰液理学检查

(一)标本类型

　　新鲜痰液标本。

（二）参考区间

无痰液或仅有少量白色、灰白色泡沫样或黏液样痰液，新鲜痰液无特殊气味。

（三）临床意义

1.痰液量

呼吸系统疾病患者痰液量增多，可为 50～100mL/24h，且依病种和病情而异。急性呼吸系统感染较慢性炎症的痰液量少，病毒感染较细菌感染痰液量少。痰液量增多常见于支气管扩张、肺脓肿、肺水肿、肺空洞性改变和慢性支气管炎，有时甚至超过100mL/24h。

2.颜色

在病理情况下痰液颜色可发生改变，但缺乏特异度。痰液颜色改变的常见原因及临床意义见表 3-3-2。

表 3-3-2　痰液颜色改变的常见原因及临床意义

颜色	常见原因	临床意义
黄色、黄绿色	脓细胞增多	肺炎、慢性支气管炎、支气管扩张、肺脓肿、肺结核
红色、棕红色	出血	肺癌、肺结核、支气管扩张
铁锈色	血红蛋白变性	急性肺水肿、大叶性肺炎、肺梗死
粉红色泡沫样	肺淤血、肺水肿	左心功能不全
烂桃样灰黄色	肺组织坏死	肺吸虫病
棕褐色	红细胞破坏	阿米巴肺脓肿、肺吸虫病
灰色、灰黑色	吸入粉尘、烟雾	矿工、锅炉工、长期吸烟者
无色（大量）	支气管黏液溢出	肺泡细胞癌

3.性状

不同疾病产生的痰液可有不同的性状，甚至出现异物，这种性状改变有助于临床诊断。痰液性状改变及临床意义见表 3-3-3。

表 3-3-3　痰液性状改变及临床意义

性状	特点	临床意义
黏液性	黏稠、无色透明或灰色、白色、牵拉成丝	急性支气管炎、支气管哮喘、早期肺炎；白假丝酵母菌感染
浆液性	稀薄、泡沫	肺水肿、肺淤血、棘球蚴病
脓性	脓性、浑浊、黄绿色或绿色、有臭味	支气管扩张、肺脓肿、脓胸向肺内破溃、活动性肺结核等
黏液脓性	黏液、脓细胞、淡黄白色	慢性气管炎发作期、支气管扩张、肺结核等
浆液脓性	痰液静置后分 4 层，上层为泡沫和黏液，中层为浆液，下层为脓细胞，底层为坏死组织	肺脓肿、肺组织坏死、支气管扩张
血性	痰液中带鲜红血丝、血性泡沫样痰、黑色血痰	肺结核、支气管扩张、肺水肿、肺癌、肺梗死、出血性疾病等

4.气味

血腥气味见于各种原因所致的呼吸道出血,如肺癌、肺结核等;粪臭味见于膈下脓肿与肺相通时、肠梗阻、腹膜炎等;特殊臭味见于肺脓肿、晚期肺癌、化脓性支气管炎或支气管扩张等;大蒜味见于砷中毒、有机磷杀虫剂中毒等。

(四)评价

1.诊断价值

痰液理学检查对呼吸系统疾病的诊断有一定价值。尤其是痰液量与性状,对鉴别疾病的性质有重要作用,但缺乏特异度。

2.影响因素

痰液标本的质量直接影响痰液理学检查结果。因此,要特别注意标本的采集与处理(表3-3-4)。

表 3-3-4 痰液标本采集与处理的注意事项

项目	注意事项
采集方法	①采用合适的痰液标本。采集痰液标本时,先用清水漱口,用力咳出气管深处的痰液,注意勿混入鼻咽部分泌物 ②咳痰时最好有医护人员在场,以指导患者正确咳痰
送检时间	及时送检,若不能及时送检,可暂时冷藏保存,但不能超过 24h
标本容器	采用专用容器采集痰液
采集时间	
理学检查	①痰液理学检查以清晨第一口痰标本最适宜 ②检查 24h 痰液量或观察分层情况时,容器内可加少量苯酚防腐
细胞学检查	以上午 9~10 时采集深咳的痰液最好
病原生物学检查	①采集 12~24h 的痰液,用于漂浮或浓集抗酸杆菌检查 ②无菌采集标本(先用无菌水漱口,以避免口腔内正常菌群的污染)适用于细菌培养 ③经气管穿刺吸取法和经支气管镜抽取法采集标本,适用于厌氧菌培养

3.与检查相关的临床须知

(1)在疾病治疗过程中,如痰液量减少,一般表示病情好转;但若发生支气管阻塞而使痰液不能排出时可见痰液量减少,病情反而加重。

(2)标本采集过程中防止标本丢失,并将全部标本送检。

(3)无论是痰液的量、颜色,还是性状都应检查全部痰液标本,不能遗漏。痰液量检查要准确到 0.1mL。

(三)痰液有形成分分析

1.试剂与器材

(1)革兰染液、瑞-吉染液、H-E 染液和巴氏染液。

(2)显微镜、载玻片、盖玻片和培养皿。

2.操作

(1)直接涂片法:①制备涂片:将痰液滴于载玻片上,加盖玻片;②显微镜观察:先低倍镜观察全片,再用高倍镜观察视野内白细胞、红细胞和上皮细胞等有形成分。

(2)涂片染色法:①制备和固定涂片:常规制备痰液涂片,用固定液固定10min;②染色:根据不同的目的做不同染色;③显微镜观察:先低倍镜观察全片,再用高倍镜观察各种有形成分及其形态变化。

3.结果判定

正常情况下,痰液中无红细胞,可见少量上皮细胞、白细胞和肺泡巨噬细胞,如找到其他有形成分应如实报告。

4.临床意义

(1)红细胞:在脓性、黏液性、血性痰中可见,且多已破坏,形态不完整。

(2)白细胞:中性粒细胞增多见于炎症,且多已退化、变形。嗜酸性粒细胞增多见于支气管哮喘、过敏性支气管炎和肺吸虫病等。

(3)上皮细胞:鳞状上皮细胞见于急性喉炎;柱状上皮细胞见于支气管哮喘、急性支气管炎。

(4)弹力纤维:为均匀细长、弯曲、折光性强、轮廓清晰条状物,末端分叉,无色或微黄,加10g/L伊红乙醇溶液1滴可染成红色,植物纤维不着色。见于肺脓肿和肺癌患者。

(5)夏科-雷登结晶:为菱形无色透明结晶,两端尖长,大小不等,折光性强,实质为破裂融合嗜酸性粒细胞颗粒。常与嗜酸性粒细胞、库什曼螺旋体并存。见于肺吸虫病和支气管哮喘等。

(6)肺泡吞噬细胞:肺泡吞噬细胞存在于肺泡间隔内,可通过肺泡壁进入肺泡,为大单核细胞或肺泡上皮细胞。吞噬尘粒和其他异物后形成尘细胞或载碳细胞,见于过量吸烟、烟尘环境中生活;吞噬红细胞后称为含铁血黄素细胞或心力衰竭细胞,见于肺部长期淤血、心力衰竭、肺炎、肺气肿、肺栓塞、肺出血。

(7)肿瘤细胞:见于原发性或转移性肺癌。

(8)寄生虫和虫卵:可查到阿米巴滋养体、卡氏肺孢子虫、细粒棘球蚴和多房棘球蚴,当肺内寄生的棘球蚴囊壁破裂时,患者痰中可查到原头蚴和囊壁碎片。卫氏并殖吸虫卵,尤其是有脓血性痰的肺吸虫患者多能查到虫卵。

(9)细菌检查:取痰液涂片,干燥后行革兰染色,查找细菌、螺旋体、梭形杆菌和真菌等;用抗酸染色找抗酸杆菌。出现真菌孢子见于严重免疫功能低下者、广谱抗生素及肾上腺皮质激素的大剂量使用、严重糖尿病、白血病和白细胞减少患者继发感染。

第四章　妊娠疾病检验

第一节　正常与异常妊娠检验

卵子受精是妊娠的开始,胎儿及其附属物自母体排出是妊娠的终止。妊娠正常与否与胚胎质量及胚胎与母体的相互作用有密切关系。

一、早孕期检验诊断

妊娠是女性的特殊生理时期,伴随着妊娠母体发生一系列适应性改变。而这些变化的启动则源于受精卵的着床,滋养细胞激素的分泌,其中最具特征性的是人绒毛膜促性腺激素(hCG)的大量分泌,许多早孕诊断技术是基于对 hCG 的检测。

(一)hCG 及其相关分子

hCG 是一种能刺激黄体激素分泌的糖蛋白激素,包含 α 和 β 两条肽链,共由 237 个氨基酸组成,α 和 β 肽链之间由二硫键键合。目前认为,胎盘的朗格汉斯细胞具有分泌 α 亚基的功能,合体细胞则分泌 β 亚基并合成 hCG。人类 FSH、LH、TSH 和 hCG 的 α 肽链结构完全相同,都包含 92 个氨基酸。hCG 的 β 肽链上有 86 个与 LH 完全相同的基团,仅在 C-端上有 26 个特殊基团。β 肽链上这部分特殊结构是 hCG 检测中赖以确认 hCG 的关键抗体结合靶部位。也就是说,检测技术能否达到应有的特异性,取决于所采用的抗体是否专一针对 β 链 C-端抗原簇。由于不容易取得高度特异性的抗体,早期的 hCG 检测技术与 LH(甚至 FSH 和 TSH)有不同程度的交叉反应。

对 hCG 分子结构的研究表明,以多种形式出现在生物体液中的 hCG,除了规则或完整分子 hCG(以外,主要还有 5 种变体存在于人血清中,包括高糖基化 hCG、游离 hCG-β 亚基、游离 hCG-α 亚基,以及各种不同的 hCG 碎片,如缺刻分子 hCG 和缺刻的游离 β-hCG,高糖基化游离 β-hCG 以及在尿中检测到的游离 β-hCG 核心片段等。

(二)正常妊娠 hCG 分泌

妊娠使 hCG 水平升高,特别是在受精卵着床于子宫内膜后的一段时间内,hCG 水平会迅速升高。受精后,胚卵植入宫腔的时间一般发生于排卵后的 6～7 日,因此,早在怀孕后的第 6d,血中就可以出现 hCG,这一时间相当于正常月经周期 LH 高峰后的大约 8～10 日。hCG 一般在排卵后的 7～9 日由发育中的胎盘分泌以支持黄体功能。采用现代化高灵敏度检测技术,受精卵在母体发育 7～9 日,便可在母体血中检测到 hCG,至原预计月经期,血清 hCG 可达

100IU/L 以上。随后 hCG 水平迅速上升。在血清浓度<1200IU/L 时,每 1.7～2 日浓度增加 1 倍,至 1200～1600IU/L 时,每 3 日增加 1 倍,达 6000IU/L 后,每 4 日增加 1 倍,约在妊娠的第 10 周时达峰值,约 15 000～200 000IU/L,随后逐渐降低,于妊娠 4 个月末,hCG 稳定,并维持到妊娠结束。胎盘排出后,血清 hCG 逐渐下降直到完全消失。消失速度随测定方法不同而有很大差异。测定的方法越灵敏,则 hCG 消失越慢。终止妊娠后 hCG 下降的速度因大量的动态观察工作难度很大,目前还没有有关的实验室参数金标准。各方法学必须有自己的正常实验室参考数据。因为 hCG 在血中的半衰期为 24 小时,临床也可通过动态观察,比较前后两个标本的 hCG 浓度而判断下降速度正常与否。

早孕期间不同结构 hCG 出现的顺序为:完整 hCG、β-hCG 单链、α-hCG 单链。β-hCG: hCG 在整个早孕期均较稳定。随着妊娠进展,可使循环中的残缺 hCG 水平升高,在怀孕的第 2 个月初,检测总 hCG 水平仅有 9% 的孕妇其中的残缺 hCG 水平偏高,而在邻近预产期,大约 21% 的孕妇残缺 hCG 水平升高。

在正常妊娠和宫外孕的早期,血中 hCG 处于低水平状态,这时采用羧基化末端抗体检测 hCG 就显示出其独特的重要性,显示了分子学研究的临床意义。

(三)hCG 与早孕及相关疾病检验诊断

1.早早孕的诊断

早期确认妊娠在下列情况下是必要及重要的:在不育症的治疗期间;使用未经核准用于怀孕期间的药物疗法;习惯性流产史;没有怀孕的适应证;需使用抗早孕药物计划生育者;接受放射疗法等。人类卵子受精后 7～9 日左右,发育中的胎盘便开始分泌人绒毛膜促性腺激素,着床后血液中即可检测到 hCG;敏感的尿 hCG 检测也可显示阳性。一般血 hCG 值达 6000IU/L 时,B 超方能显示胚囊。阴道声像图检查较敏感,一般于血 hCG 浓度达 1000IU/L 时,便可见到胚囊。可见血液 hCG 检查比超声检查能够更早提供确诊怀孕的信息。

2.评估先兆流产的预后

hCG 的测定对孕 14 周前先兆流产的预后评估有很大的临床应用价值。如果患者的末次月经日期明确,在确诊为宫内妊娠的情况下,血清 hCG 水平应与相应的妊娠孕周相吻合。明显低值,提示胚胎-胎盘发育异常,妊娠可能难以继续,或者已难免流产,保胎价值不大。伴有阴道出血史,无明显子宫收缩征象,血清 hCG 水平与相应孕周相吻合者,预后好,保胎成功率高。动态观察测定 hCG 过程中,其浓度继续上升,提示妊娠继续的可能性大。相反,如果 hCG 浓度持续下降,则妊娠终止的可能性极高。hCG 的测定已被广泛应用于协助临床医师制订治疗方案。

3.急腹症的辅助诊断

高特异性的 hCG 检测技术解决了与 FSH、TSH、LH 等激素的交叉反应问题,为由异位妊娠引起的妇科急腹症和普外急腹症的鉴别诊断提供了可靠的实验室诊断依据。急诊检测患者血清 hCG 在正常参考范围内,可排除由异位妊娠引起的妇科急腹症的诊断。

4.早期诊断异位妊娠

超声诊断技术的进步已使异位妊娠的诊断水平较以往明显提高。尿 hCG 定性检测不能鉴别正常与异位妊娠,测定血清 hCG 浓度,结合超声检查,常可确诊异位妊娠。正常孕周的

hCG 血浓度波动于一定范围内。现行临床上应用的较完善的现代化检测技术一般都提供孕 12 周前各孕周的 hCG 浓度参考范围。如果单次 hCG 测定未能确诊,可根据异位妊娠患者的血清 hCG 递增速度不如正常妊娠进行动态观察。正常妊娠的 hCG 浓度在达到 6000IU/L 之前,通常每 2 天增加 1 倍。如果递增不明显或不成倍递增,应高度怀疑宫外孕。有条件时可辅以 B 超等检查明确诊断。随着临床经验的积累,对已确诊异位妊娠者,甚至可以根据患者 hCG 浓度和附件包块的大小而评估破裂的危险度。在超声检查找不到胚囊时,也应高度重视存在异位妊娠等妊娠相关疾病的可能性。孕期<6 周的早期人工流产,刮宫组织物中未见绒毛者,应动态检测血 hCG,以排除异位妊娠的可能。

5.异位妊娠保守疗法对象的选择及疗效的监测和预后的评估

目前,国内外妇科临床均积极尝试采用保守疗法治疗异位妊娠。高灵敏度、速度快的血 hCG 检测是保守疗法跟踪疗程进展必不可少的一项检测项目。甲氨蝶呤(MTX)已被广泛应用于终止异位妊娠的保守疗法。国外报道以 β-hCG 2500IU/L 作为临界值选择终止异位妊娠保守疗法的对象。在异位妊娠药物治疗期间,可根据 hCG 的下降判断疗效,hCG 的动态观察是监测疗效及调节药量的重要手段。采用个体化全身或局部用药的方案治疗异位妊娠,疗程期间动态测定 hCG,监测调节个体化用药量,是目前异位妊娠保守疗法中探索的目标。保守治疗期间动态观察患者血清 hCG 水平也是评估预后的重要指标。

6.不完全流产辅助诊断

自然流产,人工流产后残留胚胎组织可导致子宫收缩不良,阴道出血;正常产或剖宫产后部分胎盘留置宫内,导致产后大出血的例子也偶有发生。hCG 在血中的半衰期为 24h,肝肾功能正常者,一般自然或人工流产后,血 hCG 每天递减 50%。如果 hCG 降低不明显或继续增高,应高度怀疑仍有活性胚胎组织存在。残留胚胎组织不从体内清除,hCG 可持续检测到,长者达数月。一经清除,半月内应转为阴性。所以,是否为患者刮宫止血,hCG 检测是一项重要的指导指标。

二、自然流产

(一)自然流产及诊断依据

1.自然流产临床表现

妊娠不足 28 周、胎儿体重不足 1000g 而终止者称流产。流产发生于妊娠 12 周前者称早期流产,发生在妊娠 12 周至不足 28 周者称晚期流产。导致流产的原因有胚胎染色体异常、母体的器官疾病和内分泌失调,父亲染色体异常,环境因素如射线、重金属污染等。

2.自然流产诊断依据

①病史及临床表现如腹痛或阴道流血,既往不良孕产史等;②辅助超声检查;③实验室检查,人绒毛膜促性腺激素(HCG)及孕酮(P)在诊断及病情转归监测上有重要意义。

(二)自然流产检验

1.人绒毛膜促性腺激素

完全流产或死胎时 HCG 可阴性,如 HCG 在 2500IU/L 以下,并逐渐下降,则有流产或死胎可能;当降到 600IU/L,则难免流产。流产后 9～25d,血清 HCG 应恢复正常。如不符合这一情况,则应考虑有异常可能,如不完全流产,子宫内尚有胎盘组织残存,此时尿 HCG 定性为阳性。

2.孕酮

正常宫内妊娠,孕酮在孕早期大于 25ng/mL 并随孕周增加而上升,若低于此值,提示胎儿发育不好,有流产可能。

三、异位妊娠

(一)异位妊娠及诊断流程

1.异位妊娠临床表现

受精卵于子宫体腔以外着床,称异位妊娠,又称宫外孕。异位妊娠是妇产科常见的急腹症之一,可危及生命。异位妊娠包括输卵管妊娠、卵巢妊娠、腹腔妊娠、阔韧带妊娠及宫颈妊娠等,以输卵管妊娠最为常见,占异位妊娠的 95％左右。输卵管妊娠典型症状为停经后腹痛与阴道出血,可出现腹腔急性内出血及剧烈腹痛,轻者出现晕厥,严重者出现失血性休克,临床触诊可触及腹部包块。

2.异位妊娠诊断流程

①临床表现,停经后腹痛与阴道出血;②超声影像;③实验室检查。

(二)异位妊娠检验

1.血清人绒毛膜促性腺激素

对于早期诊断异位妊娠至关重要。异位妊娠时,受精卵着床在子宫外,由于着床部位血供较差,不能充足供给绒毛膜细胞营养,滋养细胞合成 HCG 的量显著减少,因此异位妊娠 HCG 水平较宫内妊娠的 HCG 水平低,如果 HCG 每两天增加的量大于 66％,可以诊断为宫内妊娠;而如果增加的量小于 66％,则宫外孕或宫内孕发育不良的可能性很大。

2.孕酮

在输卵管妊娠时孕酮水平偏低,多在 10～25ng/mL,当 $P < 5ng/mL$ 时,应考虑宫内妊娠流产或异位妊娠。

四、早产

(一)早产及诊断预测

1.早产临床表现

28 周至不足 37 周分娩者称早产,此时娩出的新生儿称早产儿,各器官发育尚不够成熟。出生时孕周越小,体重越轻,预后越差。早产分为自发性早产和治疗性早产,前者包括早产和胎膜早破后早产;后者因妊娠合并症或并发症,为母婴安全需要提前终止妊娠者。早产临床表现主要是子宫收缩,最初为不规则宫缩,并常伴有少许阴道流血或血性分泌物,之后可发展为规则宫缩,与足月临产相似。

2.早产诊断预测

对于 20 周后宫缩异常频繁的孕妇,自发性早产高危因素的孕妇应在 24 周后进行定期预测,通过有效使用宫缩抑制剂降低早产的发生率。常用的预测方法有:①超声检查;②实验室检查。

(二)早产检验

胎儿纤连蛋白(fFN)是一个广泛存在的黏附性糖蛋白家族的统称。fFN 是子宫绒毛膜细胞外的基质成分,主要由滋养层细胞产生,存在于绒毛膜与蜕膜之间。fFN 在妊早期介导发育胚胎黏附于子宫内膜表面,故在妊早期阴道分泌物中可检测到 fFN。孕 21 周后,绒毛膜与蜕膜的融合阻止了 fFN 的释放,正常孕妇在 22～35 孕周时,fFN 的含量极低,只有在绒毛膜与蜕膜分离、绒毛膜与蜕膜界面的细胞外基质遭到机械损伤或蛋白水解酶的降解时,fFN 才可见于宫颈阴道分泌物中。因此,在孕 22～35 周,宫颈阴道分泌物中 fFN 的水平与是否发生早产有很大的相关性。fFN 的检测标本为阴道后穹窿分泌物,一般以＞50mg/L 为阳性,提示发生早产的风险增加。《早产的临床诊断与治疗指南(2014)》指出,fFN 阳性预测值低,基于此进行的干预研究未能明显改善围生儿结局。临床检测 fFN 的意义在于其阴性预测价值,若 fFN 阴性,则 1 周内不分娩的阴性预测值达 97%,2 周内不分娩的阴性预测值达 95%。

第二节　妊娠特有疾病检验

妊娠特有疾病是指孕妇在妊娠期间发生的特有疾病,在妊娠期发病,大多可在妊娠结束后自行消退。

一、妊娠期高血压

(一)妊娠期高血压及诊断

1.妊娠期高血压临床表现

妊娠期高血压(HDP)简称妊高征,是妊娠与高血压并存的一组疾病。孕妇在妊娠 24 周以后出现高血压、水肿、蛋白尿等症状,病因不清,普遍认为是母体、胎盘、胎儿等多因素作用的结果。妊娠高血压综合征的基本生理变化是全身小动脉痉挛而导致脑、肾、心、肝、子宫胎盘不同程度的病理生理改变,从而产生相应临床表现。随着妊娠高血压综合征严重程度的不同,其凝血功能也相应出现不同的变化,甚至可导致弥散性毛细血管内凝血(DIC)。迄今为止,妊娠高血压综合征仍为孕产妇及围生儿死亡的重要原因。

2.妊娠期高血压临床分类诊断标准

(1)妊娠期高血压:妊娠 20 周后首次出现高血压,收缩压≥140mmHg 和(或)舒张压≥90mmHg,尿蛋白检测阴性。

(2)轻度子痫前期:妊娠期高血压基础上出现尿蛋白≥0.3g/24h,或尿蛋白/肌酐比值≥0.3,或随机尿蛋白≥(＋)。

（3）重度子痫前期：子痫前期患者出现下述任何一种不良情况可诊断为重度子痫前期：①血压持续升高；②蛋白尿≥2.0g/24h 或随机蛋白尿≥（＋＋）；③血清肌酐≥106μmol/L；④血小板＜100×10⁹/L；⑤微血管病性溶血：LDH 升高；⑥血清转氨酶水平升高：ALT 或 AST；⑦持续头痛或其他大脑或视觉障碍；⑧持续上腹部疼痛。

（4）子痫：子痫前期基础上发生不能用其他原因解释的抽搐、昏迷。

（二）妊娠期高血压检验

1.尿蛋白检验

高危孕妇每次产检均应检测尿蛋白，对可疑子痫前期孕妇应测 24h 尿蛋白定量，以判断肾脏损害程度。

2.血液检验

测定血红蛋白、血细胞比容、血浆黏度、全血黏度，以了解血液有无浓缩。

3.凝血功能检验

凝血酶原时间（PT）、凝血酶时间（TT）、部分活化凝血活酶时间（APTT）、鱼精蛋白副凝试验（3P 试验），特别是纤维蛋白原和纤维蛋白（原）降解产物、D-二聚体等项目，用以了解有无凝血功能异常。

4.肝肾功能检验

如丙氨酸氨基转移酶、血尿素氮、肌酐及尿酸等测定。必要时应重复测定以便综合判断肝、肾功能情况。此外，应注意有无电解质紊乱及酸中毒。

二、妊娠期肝脏疾病

（一）妊娠期肝内胆汁淤积症

妊娠期肝内胆汁淤积症（ICP）表现为妊娠期皮肤瘙痒和轻度黄疸，也称产科胆汁淤积症，常有家族史或口服避孕药后发生上述症状的病史。是一种以妊娠中晚期出现皮肤瘙痒及黄疸、肝转氨酶升高、脂质代谢异常、血胆汁酸升高、高凝血症等为特点的综合征。多在妊娠 28 周前后出现。

1.病因和发病机制

妊娠期肝内胆汁淤积症确切的发病原因尚未十分明确，可能与雌激素升高、地域和种族差异以及遗传因素有密切关系。目前，也有学者提出妊娠期肝内胆汁淤积症可能与抗心磷脂抗体亦有关系。大量研究显示，由于妊娠期胎盘合成和分泌大量雌激素和孕激素以及代谢负荷增大，可能诱发肝胆系统的变化，使孕妇易患妊娠期肝内胆汁淤积症。当孕妇有妊娠期肝内胆汁淤积症时，肝小叶中央区和毛细血管内有胆汁淤积及胆栓存在、胆汁排泄障碍，导致胆酸在外周循环中堆积，致使血中甘胆酸含量增高，并产生皮肤瘙痒等症状。

2.临床表现

以妊娠中晚期出现无损伤的皮肤瘙痒、血甘胆酸升高、肝转氨酶升高及高胆红素血症等为特点。发病率为 0.8％～12.0％，仅次于病毒性肝炎。主要危害为早产率及围生儿死亡率高，产后出血增多，特别是不可预测的胎儿突然死亡。

（1）瘙痒：往往是首先出现的症状，常起于妊娠28～32周，瘙痒程度根据各人的敏感性不同，大多数可在分娩后2日消失。

（2）黄疸：20%～50%的患者在瘙痒发生数日至数周内（平均为2周）出现黄疸，部分患者黄疸与瘙痒同时发生，黄疸程度一般为轻度到中度，有时仅角膜轻度黄染，黄疸持续至分娩后数日内消退。孕妇有无黄疸与胎儿预后关系密切。

（3）其他症状：极少数患者可能由于合并严重的高血黏度，发生脑血管内血栓形成，表现出面神经瘫痪、嘴角歪斜而就诊。

3.实验室检查

（1）肝酶升高：约20%～60%的妊娠期肝内胆汁淤积症患者血清ALT和AST升高，为正常水平的2～10倍，个别可高达800U/L以上，ALT较AST更为敏感，且与血清甘胆酸的水平成比例上升，其他肝酶也有不同程度的升高。

（2）胆红素：以结合胆红素升高为主，占50%以上。总胆红素可高于$85.5～170.1\mu mol/L$，严重者可高达$855.1\mu mol/L$。

（3）血清甘胆酸（CG）：甘胆酸是妊娠晚期血清中最主要的胆汁酸组分。胆汁酸中的胆酸主要以与甘氨酸及牛磺酸结合的形式存在。其比值为3：1。临床上可通过检测空腹血清甘胆酸浓度了解血中胆酸水平。

①参考范围：非妊娠期$<184\mu g/dL$，妊娠期$<261\mu g/dL$；伴肝炎时$<318\mu g/dL$。

②临床意义：甘胆酸在肝脏合成，由胆囊储藏，在回肠末端被重吸收。经门静脉绝大多数甘胆酸被肝脏摄取，当肝细胞受损伤，肝脏疾病时，就引起甘胆酸代谢和循环紊乱，血中甘胆酸含量增加。在妊娠期肝内胆汁淤积症患者血中甘胆酸水平较正常孕妇显著增高，可高达20倍以上，最高者可达$30\ 000\mu g/dL$。如果对甘胆酸轻度增高者进行动态随访，可发现甘胆酸每天增加$100\mu g/dL$，并且在临床症状出现或转氨酶升高前2周左右就已经升高。随妊娠期肝内胆汁淤积症患者血清甘胆酸增高，羊水污染率、早产率、胎儿窘迫率及剖宫产率增高。因此，测定甘胆酸是目前用于早期诊断妊娠期肝内胆汁淤积症的最敏感的方法，也是最特异的实验室证据。结合病史，排除其他如肝炎、肝外胆道阻塞，甘胆酸诊断妊娠期肝内胆汁淤积症的敏感性和特异性分别为94.7%和100%。测定空腹血清甘胆酸对判断病情严重程度和及时监护、处理均有重要的参考价值。

（4）血黏度：妊娠期肝内胆汁淤积症患者的血黏度也常有增高，并可较临床症状及其他实验室生化指标异常早2～6周出现。主要为血浆黏度增高，血细胞比容增高，纤维蛋白原显著增高，纤维蛋白原高于4.0g/L，甚至高达9.0g/L以上。

（5）其他：血小板计数异常升高，有时高达$400\times10^9/L$。如果动态随访，可发现血小板进行性下降，可以降到$40\times10^9/L$或$10\times10^9/L$以下，这时的肝酶和甘胆酸已明显升高。

4.检验诊断

对妊娠期肝内胆汁淤积症的诊断，具体可按以下标准进行：

（1）在妊娠期出现以皮肤瘙痒为主的症状，排除皮肤科疾病，而患者一般情况良好，无明显呕吐、食欲不佳、虚弱及其他疾病症状。

（2）肝功能异常：肝酶可正常或轻度升高。约20%～60%的ICP患者血清ALT和AST

均有轻度到中度升高,约是正常值的 $2\sim10$ 倍,与血清甘胆酸的水平成比例上升,其他肝酶也不同程度的升高。ALT 及 AST 大约达 100U/L 左右,也有不少超过 200U/L 以上,最高可达 800U/L 以上。

(3)妊娠期肝内胆汁淤积症患者的血清胆红素水平明显升高:患者的血清胆红素水平明显升高,以结合胆红素为主,总胆红素可高于 $85.5\sim170.1\mu mol/L(5\sim10mg/dL)$,严重者可高达 $855.1\mu mol/L(50mg/dL)$。血清结合胆红素升高多不超过 $102.6\mu mol/L(6mg/dL)$。

(4)甘胆酸水平升高:胆酸水平升高,以甘胆酸升高为主,可增高至 20 倍以上,也可高达 100 倍以上,正常值为 $0\sim260\mu g/dL$,甘胆酸与患者病情呈正相关。可升高到 $20\,000\mu g/dL$ 以上。并且可早在临床症状出现以前 2 周左右就有升高。甘胆酸是目前用于早期诊断妊娠期肝内胆汁淤积症的最敏感的指标,结合病史,排除其他,如肝炎、肝外胆道阻塞,甘胆酸诊断妊娠期肝内胆汁淤积症的敏感性和特异性分别为94.7%、100%。

(5)血黏度异常是妊娠并发症的共同特点,妊娠期肝内胆汁淤积症患者的血黏度也常常增高,并可早于临床症状及其他实验室生化指标出现异常以前约 $2\sim6$ 周。

(6)分娩后,瘙痒迅速消退,肝功能亦迅速恢复正常,黄疸自行消退。

上述标准以甘胆酸升高最早出现,肝酶随之异常,然后出现瘙痒,黄疸最迟出现。

在鉴别诊断方面,主要是妊娠合并病毒性肝炎、溶血、肝酶升高和低血小板计数(HELLP)综合征、急性脂肪肝。

(二)妊娠期病毒性肝炎

1.典型临床表现及诊断

病毒性肝炎是肝炎病毒引起的肝脏疾病。妊娠本身不增加对肝炎病毒的易感性,但妊娠期新陈代谢明显增加,胎儿的生长发育需要大量的糖原、维生素、蛋白质等,这些因素加重肝脏负担,因此容易出现肝炎并发展成重症肝炎。妊娠期病毒性肝炎按病原分为甲、乙、丙、丁、戊型 5 种肝炎,以乙型肝炎多见。诊断标准:妊娠期病毒性肝炎诊断除一般肝炎的临床表现如恶心、呕吐、食欲缺乏外,主要依靠实验室诊断。

2.妊娠期病毒性肝炎检验

(1)肝炎病毒血清学标志物检测:临床意义见表 4-2-1。

表 4-2-1 肝炎病毒学标志物临床意义

病毒	血清学抗体	核酸检测	抗原
甲型(HAV)	抗 HAV-IgM:急性期	HAV-RNA	粪 HAV Ag
	抗 HAV-IgG:既往感染		
乙型(HBV)	HBsAg:HBV 感染的特异性标志	HBV-DNA	血清
	HBsAb:保护性抗体		HBV Ag
	HBeAg:阳性表明强传染性		
	HBeAb:传染性降低		
	HBcAb-IgM 急性期		
	HBcAb-IgG 既往感染		

病毒	血清学抗体	核酸检测	抗原
丙型（HCV）	HCV-IgM:急性期	HCV-RNA	血清
	HCV-IgG:既往感染		HCV Ag
丁型（HDV）	抗 HDV-IgM:急性期	HDV-RNA	血清
	抗 HDV-IgG:在 HBsAg 阳性患者中出现		HDV Ag
戊型（HEV）	抗 HEV-IgM:急性期	HEV-RNA	粪 HEV Ag
	抗 HEV-IgG:既往感染		

（2）肝功能检验:ALT 是反映肝细胞损伤的最敏感指标。总胆红素升高在预后评估上较 ALT/AST 更有价值。出现"胆酶分离"提示重型肝炎,预后不良。

（三）HELLP 综合征

HELLP 综合征是妊娠期高血压疾病的严重并发症,本病以溶血、肝酶升高及血小板减少为特点,常危及母婴生命。国内报道重度子痫前期患者 HELLP 综合征的发病率约为 2.7%,国外为 4%～16%。我国报道的发病率明显低于国外,这与其发病率不高、临床表现多变、无特异性、常被妊娠期高血压疾病的症状所掩盖可导致误诊有关。因为 HELLP 综合征对母婴的预后产生严重影响,病死率高,因此对其的诊断与及时医学干预非常重要。

1.病因和发病机制

HELLP 综合征的病因和发病机制尚不清楚,其主要病理改变与妊娠期高血压疾病相同。有学者认为,HELLP 综合征是妊娠期高血压疾病的一种形式,但发展为 HELLP 综合征的启动机制尚不明了。多数学者认为,HELLP 综合征是由于血小板被激活和微血管内皮细胞受损所致:血管内皮细胞受损,胶原组织暴露,血小板与之接触、黏附并被激活。依前列醇（PGI_2）合成减少,血小板激活释放血栓素 A_2（TXA_2）,TXA_2/PGI_2 比值上升,使血管进一步痉挛、血小板聚集消耗、血小板减少。由于血液黏度增加,血流缓慢,红细胞通过狭窄的微血管时破碎变形,发生溶血;妊娠期高血压疾病脂质代谢异常,红细胞膜成分改变,也增加了溶血的易感性。肝脏血管痉挛、血管内皮损伤和纤维素沉积,使肝窦内血流受阻,肝细胞肿胀、灶性坏死,细胞内酶释放至血液循环,导致肝酶升高。

2.临床表现

HELLP 综合征多发生在妊娠中后期,在产前发病者占 69%,产后发病者占 31%,其临床症状不典型,表现多样化,主要表现为不适感（90%）、右上腹部疼痛（65%）,恶心、呕吐（36%）、头痛（31%）、视觉异常（10%）、出血（9%）及黄疸（5%）等。HELLP 综合征严重的并发症是由于凝血因子、血流动力学和肝肾功能的严重紊乱所致。有报道,HELLP 综合征的并发症包括 DIC（21%）、胎盘早剥（16%）、急性肾衰竭（8%）、腹腔积液（8%）、肺水肿（6%）,常常是高母婴病死率的主要原因。因胎盘供血供氧不足,胎盘功能减退,可导致胎儿生长受限、死胎、死产、早产,围生儿死亡率明显增高。

3.实验室检查

(1)血液分析:血红蛋白、血细胞比容、血小板计数,并进行外周血涂片检查红细胞形态。血小板减少($<100\times10^9$/L)。网织红细胞计数增高。

(2)肝酶升高,天门冬氨酸氨基转移酶$\geq$70U/L,乳酸脱氢酶$\geq$600U/L;血清总胆红素$\geq$20.5μmol/L,以非结合胆红素为主。

(3)凝血功能检查及D-二聚体测定。

临床意义:HELLP综合征患者血管内溶血可见红细胞变形、破碎或见三角形、头盔形红细胞。患者最早出现LDH升高,是诊断早期溶血的敏感指标;AST和ALT升高多出现在血小板下降之前,与血小板减少程度有关;血小板计数和LDH水平与该病的严重程度关系密切;溶血在最后才表现出来,血细胞比容可正常或降低,在血细胞比容正常时,触珠蛋白的降低能提示溶血的发生;各种指标的变化常持续到产后第2日恢复。D-二聚体是亚临床凝血功能障碍的敏感指标,如妊娠期高血压疾病患者D-二聚体阳性,发生HELLP综合征的可能性较大,同时纤维蛋白原$<$3g/L,应考虑DIC。

4.检验诊断和鉴别诊断

本病多表现为非特异性症状,诊断的关键是对有右上腹或上腹部疼痛、恶心、呕吐的妊娠期高血压疾病患者保持高度警惕,通过实验室检查确诊。

(1)在确诊妊娠期高血压疾病的基础上,完全性HELLP综合征的诊断包括:

①血管内溶血:a.外周血涂片见红细胞变形、破碎或见三角形、头盔形红细胞;b.血红蛋白60~90g/L;c.网织红细胞$>$0.015;d.总胆红素$>$20.5μmol/L,以非结合胆红素为主;e.乳酸脱氢酶$>$600U/L。

②肝酶升高:AST或ALT$>$70U/L。

③血小板:$<10\times10^9$/L,根据血小板减少程度将HELLP综合征分为3级。Ⅰ级,血小板$\leq$50$\times10^9$/L;Ⅱ级,50$\times10^9$/L$<$血小板$\leq$100$\times10^9$/L;Ⅲ级 100$\times10^9$/L$<$血小板$\leq$150$\times10^9$/L。

(2)部分性HELLP综合征的诊断:血小板$<$100$\times10^9$/L,溶血或肝酶两项实验室标准中任意一项异常。

完全性HELLP综合征较部分性HELLP综合征更易发生其他并发症,应在48h内终止妊娠,而部分性HELLP综合征可保守治疗。

(3)鉴别诊断:由于HELLP综合征的临床症状不典型,表现多样化,在诊断时应注意与ITP、HUS、妊娠期急性脂肪肝、重症肝炎、SLE、妊娠合并胆囊炎等鉴别。

①原发性血小板减少性紫癜(ITP):是一种自身免疫性疾病,妊娠前即有皮肤黏膜出血史,血小板减少,抗血小板抗体(PAIgG)阳性。

②溶血尿毒症综合征(HUS):是以急性微血管病性溶血性贫血、血小板减少和急性肾衰竭为特征,肌酐明显增高。

③妊娠期急性脂肪肝:多在妊娠晚期发病,起病急骤,黄疸进行性加重,消化道症状重,可有出血倾向,血胆红素明显升高,可达171μmol/L,而尿胆红素阴性,白细胞增高达(20~30)$\times10^9$/L,持续低血糖,B超可见脂肪波,肝脏密度增加,称亮肝。

④重症肝炎:黄疸深,消化道症状重,肝功能明显异常,酶胆分离,血清中能检出肝炎病毒

抗原抗体。

⑤系统性红斑狼疮（SLE）肾病型：少见，但其临床表现可有蛋白尿、溶血性贫血及血小板减少，类似 HELLP 综合征，但抗核抗体阳性。

⑥妊娠合并胆囊炎、胆石症：可出现右上腹痛，实验室检查转氨酶、血小板一般正常，B 超可见胆石或炎症表现。

（四）妊娠急性脂肪肝

1.典型临床表现及诊断

妊娠急性脂肪肝（AFLP）为妊娠晚期特有的疾病，发病率 1/13 000，是一种罕见的、威胁生命的疾病，其特点是肝脏微泡性脂肪浸润，可导致肝衰竭。以初产妇及妊娠高血压综合征者居多，病因及发病机制不明。AFLP 无典型临床症状，其表现主要有恶心、呕吐、腹痛等。近一半患者伴发先兆子痫。AFLP 的诊断依据为临床表现、影像检查和实验室检查。氨基转移酶显著升高和高胆红素血症是该病典型的生化异常现象。

2.妊娠急性脂肪肝检验

①血清胆红素升高，常$>14\mu mol/L$；②血清 AST 或 ALT 升高，但两者浓度都不超过参考区间上限的 6 倍；③可出现低血糖症（血糖$<4mmol/L$）；肾功能受损（肌酐$>150\mu mol/L$，血尿素$>340\mu mol/L$）；凝血异常（凝血酶原时间>14 秒，或活化部分凝血酶时间>34 秒）。

三、妊娠期肾脏疾病

（一）妊娠期肾脏疾病及诊断

妊娠期肾脏疾病即妊娠期由于母体肾上腺皮质激素、抗利尿激素分泌量增加及胎儿生长的需要致使血容量增加，水、钠潴留，使肾负荷加重、肾血流量增加、肾小球滤过率增加、肾脏体积代偿性增大。以妊娠高血压综合征，急、慢性肾炎引起的肾功能损害较为常见。临床表现有蛋白尿、血尿、水肿和高血压等。

（二）妊娠期肾脏疾病检验

血清肌酐和尿素可作为判断妊娠合并肾功能损害的预后、指导处理的重要指标，妊娠前血清肌酐$>265.2\mu mol/L$，妊娠后常致死胎或流产，宜及时终止妊娠。妊娠期间若血清肌酐$<132.6\mu mol/L$，且不再增加，可继续妊娠，但应加强监护。

四、妊娠期糖尿病

妊娠合并糖尿病属高危妊娠，对母婴均有较大危害。自胰岛素应用于临床，糖尿病孕产妇及其围生儿死亡率均显著下降。妊娠合并糖尿病轻重程度有异，包括两种情况，即妊娠前已有糖尿病和妊娠后才发生或首次发现糖尿病，前者称糖尿病合并妊娠，后者又称妊娠期糖尿病（GDM）。糖尿病孕妇中 80% 以上为妊娠期糖尿病，糖尿病合并妊娠不足 20%。根据 WHO 1980 年和 1985 年提出的糖尿病分类，妊娠期糖尿病为独立的一型。2011 年 ADA 对 GDM 诊断方法与标准进行了修改，GDM 被定义为在妊娠阶段初发的任何程度的糖耐量异常。GDM 是一种糖耐量异常状态。它既不同于原发性的 1 型糖尿病和 2 型糖尿病，也不等同于继发性糖尿病,所以 GDM 的血糖诊断切点也就不能沿用 1 型糖尿病和 2 型糖尿病的诊断标准。近年来,GDM 的发生率逐年增加,约占妊娠期妇女的 1%～14%。有学者分析 1965—2001 年间发表的 28 篇相关文章发现,GDM 产后糖尿病的发生率在产后 5 年内上升最快,到产后 10 年达高峰,孕期空腹血糖升高是未来糖尿病发生的危险因素。

(一)病因和发病机制

在妊娠早中期,孕妇血葡萄糖水平随妊娠进展而降低,空腹血糖约降低 10%。系因:①胎儿从母体获取葡萄糖增加;②孕期肾血浆流量及肾小球滤过率均增加,但肾小管对糖的再吸收率不能相应增加,导致部分孕妇排糖量增加;③雌激素和孕激素增加母体对葡萄糖的利用。因此,孕妇空腹血糖低于非孕妇。这也是孕妇长时间空腹易发生低血糖及酮症酸中毒的病理基础。到妊娠中晚期,孕妇体内抗胰岛素样物质增加,如胎盘生乳素、雌激素、孕酮、皮质醇和胎盘胰岛素酶等,使孕妇对胰岛素的敏感性随孕周增加而下降,为维持正常糖代谢水平,胰岛素需求量必须相应增加。对于胰岛素分泌受限或胰岛功能储备不足的孕妇,妊娠期不能正常代偿这一生理变化而使血糖升高,发生 GDM 或使原有糖尿病加重。

(二)临床表现

妊娠期糖尿病孕妇常无自觉症状,而且多数空腹血糖也在正常范围内。妊娠期糖尿病可增加妊娠期高血压疾病、羊水过多、剖宫产、自然流产的发生率,也增加了巨大儿、胎儿发育异常、胎儿窘迫、死胎、死产的发生率;新生儿易发生低血糖症、呼吸窘迫综合征、高胆红素血症、电解质紊乱等。如不及时诊治,产妇及新生儿远期罹患糖尿病的危险性将明显增加。

(三)实验室检查

妊娠期糖尿病实验检查技术包括血糖测定、糖化血红蛋白测定等。GDM 孕妇常无自觉症状,而且多数空腹血糖也在正常范围内。因此,常规空腹血糖检查容易造成 GDM 的漏诊。

1.血葡萄糖筛选试验

中孕期是妊娠期糖代谢开始出现根本性变化的时期,此期监测有助于妊娠期糖尿病的早期诊断。晚孕期是妊娠期糖尿病最容易发生的时期,这是因为胎盘分泌的多种对抗胰岛素激素于孕 24～28 周明显增加,至孕 32～34 周达高峰。GDM 的确诊依靠 75g 口服葡萄糖耐量试验(OGTT)或测定空腹血糖(FBG)。2010 年国际糖尿病与妊娠研究组(IADPSG)建议:在初次产检(<孕 24 周),所有或具有 GDM 危险因素的妇女都应当行空腹血糖(FBG)、糖化血红蛋白(HbA1c)和随机血糖(RBG)检查,诊断或鉴别诊断显性糖尿病合并妊娠。在孕 24～28 周筛查 GDM,所有无糖尿病病史的妊娠女性均应行 2h 75g 口服糖耐量试验(OGTT),或于怀孕早期行 GDM 筛查。

(1)空腹血糖(FBG):试验前 3 日正常饮食,保证每天碳水化合物摄入在 150～200g 以上,进食 8～14h 后查空腹血糖。空腹血糖是判定糖耐量受损(IFG)及糖尿病的重要指标,反映非进食状态下胰岛分泌胰岛素的能力,又可用于诊断糖尿病。尽管定期监测空腹血糖作为评价糖尿病控制指标的作用受到质疑,但 2010 年 IADPSG 特别推荐鉴别与诊断孕期血糖异常,空腹血糖仍为重要检查内容之一。妊娠期间显性糖尿病时 FBG≥7.0mmol/L;妊娠期糖尿病时 FBG≥5.1mmol/L,但<7.0mmol/L。

(2)随机血糖(RBG):即时血糖检测能提供某个特定时间点的糖尿病控制情况,反映即刻血糖水平。随机血糖是指无论进食与否,一天中任何时间所测定的血糖值。随机血糖的测定常用于快速发现高血糖患者。实际上随机血糖包括空腹血糖,也包括餐后任意时间点的血糖。随机血糖≥11.1mmol/L,提示显性糖尿病。

(3)50g葡萄糖负荷试验(50g GCT):方法为所有非糖尿病孕妇空腹口服50g葡萄糖(将50g葡萄糖溶于200mL水中,一次服下,5分钟内服完),从开始服糖水时计时,服糖后1h抽取静脉血,测血糖值。50g葡萄糖负荷试验异常标准报道不一,服糖后1h血糖≥8.4mmol/L为异常,近年来报道血糖≥7.8mmol/L(140mg/dL)为异常,目前国内多采用此标准。有学者提出口服50g葡萄糖试验,服糖后1h血糖异常者再行糖耐量试验。第一次国际妊娠期糖尿病会议推荐全部妊娠期妇女需行妊娠期糖尿病筛查。美国妇产科协会(ACOG)推荐对妊娠期糖尿病进行选择性筛查,以具有高危因素为基础。ADA关于GDM筛查和诊断的推荐已无50g葡萄糖负荷试验。

(4)75g葡萄糖耐量试验(75g OGTT):75g葡萄糖耐量试验被推荐用来检测GDM。试验前3日正常饮食,保证每天碳水化合物摄入在150~200g以上,进食8~14h查空腹血糖后,服75g葡萄糖(将75g葡萄糖溶于300mL水中,5分钟内服下),自开始服糖计时1h、2h,分别取静脉血,查血糖浓度。ADA将GDM的诊断定义为达到或超过下列至少一项指标:FBG 5.1mmol/L,服糖后1h血糖水平10.0mmol/L和(或)服糖后2h血糖水平8.5mmol/L。

2.糖化血红蛋白(HbA1c)

葡萄糖在血液中循环,并可自由扩散通过红细胞膜。糖化血红蛋白就是红细胞中血红蛋白与葡萄糖持续且不可逆地进行非酶促蛋白糖基化反应的产物,其寿命与红细胞的寿命一致。HbA1c是葡萄糖与血红蛋白发生反应形成的主要产物,HbA1c测定是一种评价人体长期(2~3个月)糖代谢情况的方法。在第59届美国糖尿病协会年会上,ADA将HbA1c作为评价糖尿病长期血糖控制水平的金标准和糖尿病管理的基石。具有里程碑意义的两大糖尿病临床研究——美国1型糖尿病控制及并发症试验(DCCT)和英国2型糖尿病控制与并发症关系研究(UKPDS)均把HbA1c作为糖尿病控制的一个重要的评价指标。微血管病变和神经病变是糖尿病患者中较为独特的病变,与糖尿病状态的相关性最强。研究显示,HbA1c与糖尿病微血管病变密切相关。目前HbA1c作为糖尿病流行病学研究和疗效评价的有效检测指标,在临床中得到了广泛应用。参考范围:HbA1c为4.2%~6.3%,HbA1为5.0%~7.6%。

早孕期HbA1c升高反映胚胎长期受高糖环境影响,胎儿畸形及自然流产率明显增加。血糖轻微升高时,HbA1c维持在正常水平,故不能准确反映孕妇轻微、反复出现的高血糖,所以不能单独测定HbA1c进行妊娠期糖尿病筛查及诊断。对分娩巨大儿,疑有妊娠期糖尿病,但孕期未行血糖检查的孕妇,产后测定HbA1c可了解分娩前8周内的平均血糖水平,有利于产后诊断妊娠期糖尿病。2010年IADPSG推荐在初次产前检查时,HbA1c≥6.5%,提示显性糖尿病。但共识委员会并未推荐以HbA1c水平来筛查GDM。

3.糖化清蛋白测定

葡萄糖与清蛋白结合后称为糖化清蛋白(GA),代表体内清蛋白的糖化水平,由于体内清蛋白稳定,GA水平也比较稳定,清蛋白半衰期为17~19日,因此GA反映患者过去2~3周的平均血糖水平。在评价短期血糖控制效果时,GA是较HbA1c更好的指标。GA的测定不受进食、胆红素、尿酸、肌酐、血红蛋白及维生素 C 的干扰,尤其是不受肝肾疾病、溶血性贫血和血红蛋白变异体的影响。因此糖化清蛋白与糖化血红蛋白结合应用可以提高对糖尿病诊断、病情监测的准确性。检测结果利用血清糖化清蛋白与血清清蛋白的百分比表示 GA 的水平,从而去除了血清清蛋白水平对检测结果的影响,因此糖化清蛋白能客观、有效地评价处于低蛋白状态的妊娠期血糖水平,检测与监测 GDM 患者短期血糖的控制状况。GA 的参考范围为 11.0%～16.0%。

(四)检验诊断

妊娠期糖尿病孕妇常无明显症状,空腹血糖有时可能正常,容易造成漏诊,延误治疗。凡有糖尿病家族史、年龄≥30 岁、体重＞90kg、反复外阴阴道真菌感染、孕期尿糖多次检测为阳性,既往妊娠有流产、死胎、分娩畸形儿、巨大儿史、新生儿不明原因死亡、本次妊娠胎儿较正常孕周大、羊水过多为 GDM 的高危因素。

关于 GDM 的诊断,一直没有全球统一的标准。WHO、美国糖尿病协会(ADA)及美国国家糖尿病数据组(NDDG)等组织均推出各自的诊断标准,每种标准各有优缺点。

多数学者按下述标准进行确诊:2 次或 2 次以上空腹血糖达到或超过5.8mmol/L;任何一次血糖≥11.1mmol/L,且再测定空腹血糖≥5.8mmol/L,或者 OGTT 中至少 2 项达到或超过标准。多数医院 OGTT 采用 75g 葡萄糖耐量试验 NDDG 标准。

公布的 ADA 指南的第三部分推出了 GDM 新的诊断标准。具有高危风险而未诊断过 2 型糖尿病者,在孕早期按照标准 OGTT 进行诊断筛查;非高危而未诊断过 2 型糖尿病者在孕24～28 周行一步法(75gOGTT)筛查,任何一点血糖异常即诊断 GDM。妊娠期间诊断显性糖尿病的标准是 FBG≥7.0mmol/L;HbA1c≥6.5%(糖尿病控制与并发症试验/英国前瞻性研究规范);RBG≥11.1mmol/L,并有临床症状。如果检查结果提示显性糖尿病,治疗和随访均应当与既往存在的糖尿病患者一样。如不能诊断为显性糖尿病,而且 5.1mmol/L≤FBG≥7.0mmol/L,提示妊娠期糖尿病,需在孕 24～28 周行 2h 75g OGTT 确认。新诊断标准为达到或超过下列至少一项指标:FBG≥5.1mmol/L,75g OGTT 服糖后 1h 血糖≥10.0mmol/L 和(或)服糖后 2h 血糖≥8.5mmol/L,且确认以前没有显性糖尿病,由原来两点异常诊断 GDM 改为一点异常即可诊断,并省去 OGTT 3h 血糖切点和 50g 葡萄糖负荷试验,未推荐以 HbA1c 水平来筛查 GDM。

总的来说,基于肥胖和糖尿病发病率升高的广泛性担忧,GDM 诊断切点的下降将提高 GDM 的发病率,有利于更多以前没有得到诊断的 GDM 患者得到及时干预,优化妊娠结局。所有在孕期诊断为妊娠期糖尿病或显性糖尿病的妇女都应当接受产后血糖检测。

五、妊娠期甲状腺功能异常

妊娠期甲状腺功能异常包括妊娠期甲状腺功能亢进与妊娠期甲状腺功能减退。妊娠期甲状腺功能异常是常见的内分泌疾病,系甲状腺激素分泌过多或不足所致。在胎儿甲状腺独立发挥功能之前,其早期的神经发育主要依赖于来自母体的甲状腺激素,游离甲状腺素可透过胎盘。研究表明,即使母亲甲状腺功能仍在正常范围内,其 T_4 较低也会导致胎儿体腔液体、羊膜腔液体和胎儿血清中 FT_4 水平下降，T_4 是调节生长发育的细胞内 T_3 及与受体结合 T_3 的来源，故这一状况可使胎儿失去大脑顺序发育的机会。妊娠第 10～12 周时胎儿甲状腺可合成与分泌甲状腺激素，到第 15 周后需要有足够的甲状腺激素，否则脑的发育成熟将受到明显影响，这时胎儿主要是依靠自身分泌的甲状腺素促进生长发育。妊娠的最后 3 个月，甲状腺激素的胎盘透过性增加，但此时胎儿已能自主地产生足够的甲状腺激素。

（一）妊娠期甲状腺功能亢进

妊娠后在垂体促甲状腺激素、胎盘分泌的促甲状腺激素释放激素（TRH）和人绒毛膜促性腺激素的共同作用下，妊娠期甲状腺组织增生和血运丰富，甲状腺激素合成和分泌增加。同时，受大量雌激素影响，最早、最特征性的变化是肝脏产生的甲状腺素结合球蛋白也增加 2～3 倍，导致血液循环中的总的甲状腺激素（T_4、T_3）虽然增多，但多以与甲状腺素结合球蛋白结合的形式存在，维持着游离甲状腺激素血浓度的稳定。妊娠期总的 T_4、T_3 增多，游离 T_4、游离 T_3 在妊娠的头 3 个月轻度升高，妊娠的 7～9 个月时轻度下降，但一般在正常范围内，孕妇通常无甲状腺功能亢进表现。

妊娠期甲状腺功能亢进（甲亢）的症状可以出现在妊娠的任何阶段。甲状腺功能的实验室检查，是诊断甲状腺功能亢进的主要依据。游离 T_4、游离 T_3 的检测可较好的反映孕妇的甲状腺功能。

妊娠期甲状腺功能亢进不少是 Graves 病，也称格雷夫斯病，为弥漫性毒性甲状腺肿，这是一种主要由自身免疫和精神刺激引起的疾病，特征为弥漫性甲状腺肿和突眼。女性好发于生育年龄。妊娠时由于雌激素引起肝脏对甲状腺结合球蛋白（TBG）的代谢清除率减慢，使得 TBG 明显增高，可以达到非妊娠时基础值的 2～3 倍。这种变化从妊娠 6～10 周开始，并持续妊娠的全过程。从而导致 TT_4、TT_3 的浓度增加，TT_4 可增加 30%～50%，而血清 FT_4、FT_3 的浓度可仍然维持在正常范围之内。在妊娠时血清人绒毛膜促性腺激素（hCG）的浓度逐渐增加，在妊娠 3 个月时达高峰。hCG 与 TSH 有相同的 α 亚单位、相似的 β 亚单位和受体亚单位，所以对甲状腺细胞 TSH 受体有刺激作用，可刺激甲状腺滤泡上皮细胞分泌甲状腺素。血清 hCG 水平与血清 FT_4 水平呈直线相关。由于这种刺激作用，在妊娠第 8～14 周可以导致垂体-甲状腺轴的抑制，出现 TSH 降低现象。在孕早期，TSH 在非孕期正常值的低限或低于正常值的 15%，孕中期恢复正常。

1.临床表现

正常妊娠时母体出现一些代谢亢进的表现，如多汗、怕热、食欲亢进、易激动、脉搏快、甲状腺增大等，临床上均易与甲状腺功能亢进混淆。孕早期早孕反应有呕吐、体重下降等，也有类似甲状腺功能亢进之处。甲状腺功能亢进的症状可以出现在妊娠的任何阶段。起病多缓慢，临床表现轻重不一，典型病例常呈现高基础代谢率症状、甲状腺肿大、突眼症等。这些症状出现先后与程度可不平行，也并不一定同时具有。轻症或经治疗能控制的甲状腺功能亢进病例，通常对妊娠影响不大。重症或经治疗不能控制的妊娠期甲状腺功能亢进，如未治疗，对母体来说会引起一系列并发症，如早产、流产、死胎、胎盘剥离、充血性心力衰竭、甲状腺功能亢进危象、贫血、感染、先兆子痫及新生儿病死率明显升高，流产率高达 26%，早产率达 15%，明显高于正常妇女。孕妇服用硫脲类药物可通过胎盘进入胎儿体内，甲巯咪唑较丙硫氧嘧啶通透性更大,若用药过量,则可引起胎儿甲状腺激素合成障碍,引起胎儿甲状腺功能减退、甲状腺肿及胎儿畸形。在大部分病例的血液中发现有类似促甲状腺激素作用的免疫球蛋白,称长效甲状腺激素,可通过胎盘进入胎儿体内,引起胎儿一过性甲状腺功能亢进,于生后3～4周长效甲状腺激素逐渐消失,新生儿甲状腺功能亢进才逐渐消退。若发生先天性甲状腺功能亢进,围生儿病死率明显增高。

2.实验室检查

(1)甲状腺素或称总甲状腺素(TT_4):包括与甲状腺激素结合蛋白(甲状腺激素结合球蛋白、转甲状腺蛋白及清蛋白)结合的甲状腺素和游离的甲状腺素(FT_4)两部分。甲状腺素测定为诊断甲状腺功能体外试验中最常用、最基本的初筛试验。血清中 TT_4 的正常含量为 $62.7\sim150.8nmol/L$。因妊娠胎盘产生大量雌激素,血中甲状腺素结合球蛋白(TBG)增高,故血清中 TT_4 也较正常增高,因此妊娠伴甲状腺功能亢进的诊断标准也有所提高,一般血清 TT_4 在 $160nmol/L$ 以上。

(2)三碘甲状腺原氨酸或称总三碘甲腺原氨酸(TT_3):也分为结合和游离两部分,为诊断甲状腺功能亢进的敏感指标。血清中的 TT_3 正常含量为 $0.89\sim2.44nmol/L$。与 TT_4 相似,其浓度可因血清中 TBG 含量的改变而改变。在妊娠期由于 TBG 含量增高,一般妊娠合并甲状腺功能亢进的诊断标准为 TT_3 达到 $3.2nmol/L$ 以上。

临床意义:甲状腺功能亢进患者血清 TT_3、TT_4 一般均呈平行性升高。TT_3 比 TT_4 升高的幅度更为明显,往往比正常值高 4～5 倍,而 TT_4 仅高于正常值的 2～3 倍。轻型甲状腺功能亢进、早期甲状腺功能亢进及甲状腺功能亢进治疗后复发初期,血清 TT_3 比 TT_4 增高出现更早,对甲状腺功能亢进的诊断更为敏感。TT_3 是诊断 T_3 甲状腺功能亢进的特异性指标,此类患者血清 T_4、FT_4 正常,有甲状腺功能亢进的症状和体征。严重肝病及禁食、高热患者可出现"低 T_3 综合征"。而在甲状腺功能减退时,通常 TT_4 降低更明显,早期 TT_3 水平可以正常。因此 TT_4 在甲状腺功能减退诊断中起关键作用。

(3)游离甲状腺素和游离三碘甲状腺原氨酸测定:FT_4、FT_3 不受血清中 TBG 生理性的增加和病理性减少的影响,FT_3、FT_4 测定可以直接了解甲状腺功能亢进的程度,是反映甲状腺功能的灵敏指标。血清中的正常含量,FT_4 为 $9.01\sim19.05pmol/L$,FT_3 为 $2.62\sim5.70pmol/L$。应注意甲状腺素结合球蛋白的增加及清蛋白的降低对免疫测定法的影响。

(4)促甲状腺激素(TSH):由垂体分泌,受促甲状腺激素释放激素(TRH)和甲状腺激素释放抑制激素调节,也受 T_3、T_4 的负反馈抑制。可能在妊娠9～12周时血清 TSH 有轻度下降。妊娠期间,如 FT_3 和 FT_4 高于正常而 TSH 正常或降低,可以诊断为甲状腺功能亢进。必要时可检查 RT_3U 并计算出 FT_4I 以进一步予以证实。血清中 TSH 的正常含量为 $0.35\sim4.94mIU/L$。

血清 TSH 浓度的检测有助于了解甲状腺轴的相互关系,评价垂体和甲状腺的功能状态。是诊断甲状腺功能减退症的最灵敏指标,还有助于鉴别原发性或继发性甲状腺功能减退。

(5)抗甲状腺球蛋白抗体(TGAb):甲状腺球蛋白是由甲状腺上皮细胞产生并贮存在甲状腺滤泡中,在某种因子刺激作用下,进入血液循环形成特异性抗原,产生特异性抗体,即甲状腺球蛋白抗体,TGAb 作用于靶器官甲状腺,破坏甲状腺组织。参考值:$<4.11IU/mL$。

(6)抗甲状腺过氧化物酶抗体(TPOAb):甲状腺过氧化物酶(TPO)是一种膜结合糖蛋白

酶,分子量为 107kD 左右,在体内作用是碘化酪氨酸,以合成 T_3 和 T_4。与 TGAb 不同,TPO 自身抗体固定补体具有潜在毒性,在自身免疫性甲状腺疾病中可能起致病作用。在多数桥本甲状腺炎、原发性黏液腺瘤和 Graves 病患者中经常发现甲状腺过氧化物酶自身抗体与 TGAb 同时存在,TPOAb 在多数产后甲状腺炎病例中均可检测到。参考值:$<5.61IU/mL$。

3.诊断和鉴别诊断

多数甲状腺功能亢进孕妇孕前有甲状腺疾病史,诊断并不困难。轻症甲状腺功能亢进或妊娠期首次发生的甲状腺功能亢进,有时与正常妊娠时的代谢亢进不易区别。妊娠期间的一些生理变化易与甲状腺功能亢进的症状混淆,加之妊娠期间甲状腺功能的变化使得妊娠期甲状腺功能亢进的诊断较非孕期困难,治疗上亦涉及母体与胎儿的特殊情况,与非孕期不尽相同。

(1)诊断:

①临床上可作为甲状腺功能亢进诊断的症状及体征:心悸、休息时心率超过 100 次/分,食欲良好、进食多的情况下孕妇体重不能按孕周增加,脉压增大$>50mmHg$,怕热、多汗、皮肤潮红、皮温升高、突眼、手震颤、腹泻。

②甲状腺弥漫性肿大伴局部血管杂音和震颤对 Graves 病的诊断有重要意义,突眼为 Graves 病重要而较特异的体征之一。

③实验室检查是诊断甲状腺功能亢进的重要手段。只有 FT_3、FT_4 增高,TSH 明显降低,且具有甲状腺功能亢进的临床症状,才能诊断妊娠期甲状腺功能亢进。自身抗体[TGAb、TPOAb 和 TSH 受体抗体(TRAb)]的检测有助于妊娠期甲状腺功能亢进的诊断,同时可以预测胎儿甲状腺疾病的发生情况。TRAb 包括 TSH 受体刺激抗体(TSAb)和 TSH 受体阻断抗体(TSBAb)两种抗体。前者能够引起胎儿甲状腺功能亢进,后者能够引起胎儿甲状腺功能减退。当 TSAb$\geq300\%$可以预测新生儿发生甲状腺功能亢进。国外报道,Graves 病患者 TGAb 阳性率达 63%,Graves 病妊娠期妇女的新生儿甲状腺功能亢进的患病率是 $1\%\sim2\%$。

(2)鉴别诊断:

①桥本甲状腺炎(HT):是甲状腺肿大的主要原因之一,常以不明原因心悸、气短、胸闷、四肢无力为主要症状就诊。其甲状腺功能亢进期与本病鉴别极为困难。

②亚急性甲状腺炎:在甲状腺功能亢进期,为青春期或高龄孕妇妊娠期最常见的甲状腺疾病。患者常有新陈代谢亢进的临床表现,血清 TT_4、TT_3、FT_4、FT_3 等均有所升高。但患者常有病毒感染史,起病急骤、畏寒发热,最富特征的是甲状腺肿大、疼痛,肿痛可先从一侧开始,继而累及全甲状腺。血沉升高($50\sim100mm/h$)。进入缓解期时,甲状腺肿痛减轻,血清 T_4、T_3 浓度下降。

③妊娠期单纯甲状腺肿大:尤其孕妇为神经质者,其精神情绪方面的表现与甲状腺功能亢进孕妇极为相似,但脉搏<100 次/分,脉压$<50mmHg(6.7kPa)$,手心冷,无微小震颤,甲状腺肿大不显著。实验室血清检查各项甲状腺功能指标均在妊娠期正常范围内。

(二)妊娠期甲状腺功能减退

甲状腺功能减退是甲状腺素分泌缺乏或不足而出现的综合征。病因包括:①甲状腺实质性病变,如甲状腺炎、外科手术或放射性核素治疗造成的腺组织破坏过多、发育异常等;②甲状腺素合成障碍,如长期缺碘、长期抗甲状腺药物治疗、先天性甲状腺素合成障碍、可能由于一种自身抗体(TSH受体阻断抗体)引起的特发性甲状腺功能减退等;③垂体或下丘脑病变。根据发病年龄不同,可分为克汀病及黏液性水肿。前者是新生儿或幼儿时期甲状腺功能减退的表现,多见于地方性甲状腺肿病区。

1.临床表现

甲状腺功能减退患者不易怀孕,症状典型的患者基础代谢显著低下,并由此引发各器官功能降低,组织间隙中有大量氨基多糖(透明质酸、硫酸软骨素)沉积而引起黏液性水肿。患者开始表现为怕冷、嗜睡,女性患者有月经不规则,以后动作、说话及思维均减慢,出现黏液性水肿。皮肤发凉、粗糙,手足背部及颜面,尤其是眼睑苍白、水肿。氨基多糖沉积在声带,导致声音嘶哑;沉积在心肌,可引起心室扩张;沉积在肠管,引起肠蠕动减慢及便秘等。因此,妊娠期甲状腺功能减退以亚临床甲状腺功能减退为主,无典型的甲状腺功能减退的临床表现。妊娠期甲状腺功能减退主要影响胎儿发育,可致反复流产,也可使胎儿发育异常,造成胎儿畸形,尤其是神经系统发育异常。妊娠期妇女应避免低甲状腺激素血症。

2.实验室检查

妊娠期间对甲状激素的需求量增加,尤其在妊娠后期,母体基础代谢率增加$8\%\sim25\%$,血清TBG浓度增高,从而导致TT_3、TT_4均增高,但FT_3、FT_4并未相应增高,因此必须增加甲状腺素以维持母亲的良好状态,在妊娠期甲状腺功能减退者T_4、T_3正常或轻度降低,但可发现TSH升高,因此TSH升高是妊娠期甲状腺功能减退的主要实验室检查结果。假如疑有甲状腺功能减退,妊娠前请检测甲状腺素及TSH水平,应经替代治疗正常后才进行生育计划;假如已怀孕,请记住应用甲状腺替代治疗,不要随便减药、停药,并定期去医院复查。

第三节 早孕期感染和母婴血型不合检验

一、早孕期感染

许多病原体可在孕期感染,受到关注的是导致胎儿异常的早孕期感染。常见的病原体有弓形虫(TOXO)、风疹病毒(RV)、巨细胞病毒(CMV)、单纯疱疹病毒(HSV)等。"TORCH"就是这数种导致孕妇患病、胎儿宫内感染乃至畸形的病原体首字母的缩略词,其中,"O"是指其他病原微生物引起的感染,包括微小病毒B19,Epstein-Barr病毒、人免疫缺陷病毒引起的感染及肠病毒感染等,近年来将梅毒、淋病等性传播疾病也列入其中。

TORCH感染多为全身性疾病,其感染途径也较复杂。弓形虫感染多与接触动物有关;风疹病毒感染则常为呼吸道传播;巨细胞病毒感染、单纯疱疹病毒感染则与性接触有关。

TORCH感染除了有临床症状的显性感染以外,绝大多数可以是无症状或症状极轻的亚临床感染或隐性感染。因此,TORCH感染的实验室诊断具有极重要的临床价值。作为一种感染的实验室诊断,一般可从病原学和机体对感染的反应两个层面作出实验室诊断,病原学诊断是诊断感染最直接的证据。病原学诊断虽然有很高的特异性,但检出灵敏度却低,在TORCH感染的临床诊断作用有限。血清学诊断是通过检测病原感染人体后产生的免疫球蛋白(IgM、IgG),间接诊断TORCH感染,有较高的检出灵敏度,但病原感染后产生IgM、IgG需要一定的时间窗,不能在感染早期诊断疾病。常作为TORCH感染的筛查手段。

鉴于TORCH感染涉及生物学性状显著不同的多种病原体,不同病原体检测方法存在差异,主要有如下几种:①直接病原体检测:如弓形虫。②血清学抗原检测:弓形虫虫体破裂后特异循环抗原可释放入血液,可通过检测循环抗原来诊断弓形虫感染;其他病原体,如RV、CMV、HSV等,由于生存在细胞内,很少有循环抗原,因此不用该方法检测。③血清学抗体检测:这是最常用的检测方法,对于绝大多数孕妇可通过检测特异性IgM、IgG来判断感染状态,但对于有免疫缺陷的孕妇则需要直接检测病原核酸。④病原体核酸的PCR检测:PCR检测具有特异性强和敏感性高的特点,可用于多种病原体的早期诊断和治疗检测。但PCR检测不能完全取代血清学抗体检测,因为病原体被杀死后DNA仍可能在体内遗留一定的时间,致使PCR对治疗的监测受限。⑤其他方法:包括采用病原体核酸探针进行原位杂交、通过电子显微镜观察特异性病毒颗粒、生物芯片检测等方法。

血清学检测人体免疫球蛋白,针对不同的抗原。免疫球蛋白种类繁多,是个大家庭,在其中检测出TORCH感染病原体相应的IgM,而不产生交叉免疫反应,通常在测定时采用抗体捕获法。酶联免疫吸附试验-抗体捕获法的基本原理及步骤:用抗人IgM抗体包被微孔板;在微孔板内加入待测血清,待测血清中含有的IgM抗体与包被在微孔板上的抗体结合;加入特异性抗原,若该血清中存在待测病原体的特异性抗体,则被特异性抗体结合,因特异性抗体的桥接作用而被连接在微孔板上;加入酶标记的病原体特异性抗体,与病原体结合,再次通过桥接连接于微孔板上;洗去游离的抗原、抗体及酶标志物,加入底物进行显色反应;测定光密度,确定阳性与阴性。整个过程存在一系列的桥连反应,如果待测血清中不存在特异性病原体抗体,则反应中后续的桥接反应就无法实现,酶标志物将被洗去,加入底物后呈阴性反应。

抗体捕获法的特点是:①特异性强:用抗体作包被可特异性地捕获IgM、IgG抗体,用抗原作桥接,使非特异性的IgM、IgG不被捕获,不易出现假阳性,特异性高;②灵敏度高:酶学反应有放大效应;③技术成熟、结果稳定;④操作简便,可以自动化,宜于大批量检测。

(一)弓形虫感染的检验诊断

弓形虫感染是一种动物源性疾病,现已知完全宿主只有猫和其他猫科动物,其无性及有性发育周期都在宿主的肠上皮中完成,卵囊则由粪便排出。人因食入含有弓形虫包囊的肉类、蛋、乳等及被猫粪便中囊合子污染的水和食物等而感染。国外妊娠期弓形虫的发生率约为0.2%~1%,我国报道弓形虫的发生率为4.9%~8.4%,其差异可能与所采用的检测方法的灵敏度和特异性不同有关。

在育龄妇女中,80%以上的人对弓形虫易感。弓形虫感染的母婴传播率平均为40%,随孕周而上升。妊娠期前3个月感染率虽低,但对胎儿损害严重,常导致胎儿死亡而自然流产。弓形虫感染主要侵犯中枢神经系统,胎儿可出现脑积水、小头畸形、脑钙化、肝脾肥大、腹腔积液、胎儿宫内生长迟缓;新生儿可有抽搐、脑瘫、视听障碍、智障等,死亡率达72%。由于

90％的孕妇感染后无症状，且无特异性，所以诊断弓形虫感染必须依靠实验室诊断。特别是单独 IgM 抗体阳性，多为急性原发感染。筛查时多选用 IgM 抗体测定，有报道 IgG 阳性者胎儿畸形发生率为 1.9％，而 IgM 阳性者胎儿畸形发生率为 10.34％。怀孕期初次感染弓形虫的，很可能引起胎儿感染。

弓形虫感染者虽有特异性抗体产生，但主要靠细胞免疫，抗体对胎儿并无保护作用。

1.病原体的直接检测

弓形虫的整个生活史中出现 5 中不同的形态，即滋养体、包囊（在中间宿主）裂殖体、配子体和囊合子（在终末宿主）。急性患者的体液、腹腔渗出液、羊水、脑脊液等取沉渣做涂片，用吉姆萨染色；或组织切片染色后镜检可查到滋养体，是弓形虫感染的直接证据。

2.特异循环抗原检测

弓形虫破裂后，其循环抗原释放入血液，利用其特异的抗体，可用常规的放射免疫方法或酶免疫方法测定弓形虫循环抗原，多采用抗弓形虫抗体包被微孔板，通常灵敏度不高，需结合特异性抗体检测等其他实验诊断方法。

3.特异性抗体检测——TORCH 感染最常用的检测方法

根据免疫原理，除免疫缺陷者外，在弓形虫感染后人体均会产生一定量的特异性抗体（IgM、IgG 等），检测弓形虫特异性抗体来诊断弓形虫感染实际上是一种间接诊断法。

(1)酶联免疫吸附试验-抗体捕获法：自 1983 年 Meurman O 等发现 RF 干扰后，经过近十年时间才完善了抗体捕获法技术。目前使用的 TORCH 特异性抗体 IgM 诊断试剂中，多数厂商的产品用的是抗体捕获法。抗体捕获法检测的特点是：①特异性强：用抗体作包被可特异的捕获 IgM、IgG 抗体，用抗原作桥接，使非检测特异性 IgM 和 IgG 不被捕获，不易出现假阳性，特异性高。②灵敏度高：酶学反应有放大效应。③可以鉴别是初次感染还是再次感染，初次感染时仅 IgM 升高，再次感染时 IgG、IgM 均升高。④技术在成熟、结果稳定。⑤操作简便，可以自动化，宜于大批量检测。

(2)结果判断时需要注意的问题：①感染早期（1 周内）抗体测不到，但不能排除已有弓形虫感染。弓形虫感染后 IgM 抗体产生于感染后 7～8 日，在此以前称为窗口期，是测不到抗体的，因此无法用于早期诊断。IgM 抗体产生后可持续 4～6 个月，但部分患者感染后 3 周内 IgM 会降至阴性水平，这些患者应动态检测 IgG 水平，可能有助于血清学评价。②某些患者初次感染后低水平的 IgM 可维持多至 1 年，应做 IgG 抗体测定，以得到血清学评价。③在免疫抑制患者或先天性弓形虫患者可能不产生弓形虫 IgM 抗体。④在自身免疫性疾病患者中，有可能产生假阳性。⑤血清学检测受检测条件影响，可能有假阴性或假阳性；血清血检测虽然应用最为普遍，但其对弓形虫感染的确证价值不如病原学检测。⑥虽然患急性弓形虫病（IgM 阳性）的孕妇发生垂直传播的概率较大，但胎儿感染与否的判断还需要其他依据，可以在妊娠 20 周后通过羊水、脐血、B 超等综合性检测来判断。

4.PCR 法

数年前曾认为用特异抗病原体的 IgM、IgG 检测就可以诊断 TORCH 感染。但由于近年 AIDS 患者的增多，即使感染了 TORCH，由于免疫缺陷，特异的 IgM、IgG 仍然呈阴性反应，用 DNA 分析方法直接检测病原体 DNA 显得日益重要。应用 PCR 法检测弓形虫感染，可取患者的体液、腹腔渗出液、羊水、脑脊液等经离心沉淀,取沉渣提取 DNA,进行 DNA 检测。PCR 检测病原体的关键是必须选择该病原体特异且稳定存在的基因片段,在弓形虫检测中靶序列主要选取弓形虫 P30 基因的一部分,也有选取弓形虫基因组中度重复序列 B_1 基因的内含子下游部分。PCR 检测易出现靶序列 DNA 的污染,出现假阳性结果,另外,PCR 阳性结果也不能区分胎儿出生后是否出现感染症状。因此,在普通 PCR 基础上又发展了很多改良 PCR 法,有套式 PCR、半套式 PCR、PCR-ELISA、荧光定量 PCR 等。

(二)风疹病毒感染的检验诊断

风疹病毒是 RNA 病毒,经呼吸道传染,是临床上常见的呼吸道感染而引起出疹性疾病(有时也无症状)的病原体之一。有报道人群中 85% 的人在 15 岁时已获得自然免疫,其余 15%~20% 在 20~30 岁时获得免疫。孕妇已获得自然免疫者,即使再次感染风疹病毒,其宫内感染导致胎儿畸形、损害的危险也极小。孕妇在孕 12 周内初次感染 RV 则造成胎儿损害的可能性极大,导致胎儿先天性风疹综合征(CRS),表现为先天性心脏病、青光眼、白内障、耳聋、智力低下、小头畸形、黄疸等。因此,建议对于未感染过风疹病毒的育龄妇女注射风疹疫苗进行主动免疫。风疹病毒感染后抗体的产生:RV 感染后 IgM 在 2 周左右产生,3 周达高峰,6~7 周就不能测出,IgG 在 3 周就能测出,且表明对 RV 获得了免疫力。

1.检验诊断

标记免疫检测技术是检测风疹病毒感染特异性抗体的主要技术,IgM 的检测多采用抗体捕获酶标记免疫法,IgG 的检测用间接法,其原理是将风疹抗原包被于固相载体上,加上待检血清,再用酶标抗抗体间接检出特异性抗体。风疹病毒感染特异性抗体阳性的意义:

(1)孕前抗 RV IgG 的检测阳性说明已获得免疫力,但 IgG 至少要 15IU/mL 才具有保护作用。

(2)在孕早期检测 IgM 抗体,阳性表明有近期感染。RV 感染后 IgM 在 2 周左右产生,3 周达高峰,IgG 在感染后 3 周能测出。IgM、IgG 检测呈阴性不排除极早期的 RV 感染;另由于 IgM 只持续 6~7 周。第 8 周时 IgG 呈阳性,IgM 呈阴性,不能排除近期感染的可能。

(3)有假阳性情况存在:RV 特异性抗体与微小病毒 B19、EB 病毒等发生交叉反应,可引起假阳性反应,使其特异性受到限制。

2.RT-PCR 法

除了上述采用抗体测定法来诊断 RV 感染以外,RV 的检测包括组织培养直接测定病毒的存在,但是对临床标本的原代培养,细胞病变常常出现很慢,间接肠道病毒干扰测定法又较麻烦,难以满足临床的需要。利用 PCR 技术检测风疹病毒感染等基因检测技术越来越受到重视。目前采用较多的是逆转录巢式 PCR(RT-nPCR)方法。该方法的标本可用咽拭子、脐血、外周血单核细胞、绒毛膜、羊水等,选择编码糖蛋白 E1 的序列中一段保守区域作为靶序列,PCR 产物的特异性分析可用电泳、特异性探针进行印迹杂交或直接采用荧光探针进行实时定量 PCR。PCR 技术具有快速、灵敏、特异等优点,现已广泛用于 RV 感染的实验室诊断,尤其在早期诊断上具有独特优势。

(三)巨细胞病毒感染的检验诊断

人巨细胞病毒(CMV)属疱疹病毒科,在人群中感染率为 50%~90%,也是宫内感染最常见的病毒。宫内感染巨细胞病毒可造成流产、早产、死胎或出生后死亡,如婴儿存活可出现体重低下、肝脾肿大、黄疸、肺炎、失明、听力丧失、脑畸形、小眼畸形、小头畸形、血小板减少性紫癜、智力低下等多系统损伤。此外,在出生时无表现的先天性感染的婴儿中,约15%到学龄前期逐步出现耳聋和脑损伤。

巨细胞病毒感染后其特异性IgG抗体在体内可长期存在,有一定免疫保护作用,孕期感染巨细胞病毒对胎儿的危害性与孕妇的免疫状态密切相关。据报道,妊娠期原发性CMV感染率为0.7%～4%,其胎儿、新生儿感染率约为30%～40%;妊娠期复发性CMV感染约1%～14%,但危害小,胎儿、新生儿感染率约为0.2%～2%。对于巨细胞病毒感染,目前尚无有效的治疗方法,即使治疗,药物也同样会影响胎儿的发育,因此妊娠前应重视检查以控制感染;如果孕前未检查,妊娠期就需要进行多种检测来判断感染的活动性和胎儿受累状况,以确定胎儿的去留。

主要的检测技术包括病毒学检测、免疫学检测和核酸检测。

1.CMV感染时抗原、抗体检测与诊断

CMV感染检验诊断中的重点是区分孕妇初次感染抑或是再次感染、复发感染,以及感染者免疫力的评估。

(1)CMV感染抗体的产生:初次感染后第2～3周开始产生IgM抗体,于第8～9周时迅速上升,5～6个月后下降;IgG于6～8周出现,于第10周迅速上升,IgG持续较长的时间。再次感染时IgG立刻迅速上升,而IgM在再次感染时很少升高,甚至很少出现。

(2)CMV抗体的检测与意义:初次感染后第3周可用酶标记免疫法(抗体捕获法)测到IgM抗体,于第10周可用酶标记免疫法检测到IgG抗体,持续较长时间。酶标记免疫法测定IgM对于诊断初次感染比较有价值。IgM阳性往往提示急性感染。检测到IgG抗体时,血清中IgM抗体存在与否有助于判别是初次感染,还是再次感染。但需注意:

①单纯IgM抗体阳性结果不能判断感染时间:孕妇血清特异性CMV抗体IgM在感染后可持续4～8个月阳性,约10%的复发性CMV感染者IgM可持续18个月,因此不能根据IgM抗体阳性结果准确确定是原发感染,还是继发感染以及感染发生在哪个孕期。

②判断胎儿感染需要确凿证据:确定胎儿有无CMV感染需要进一步行羊膜腔穿刺取羊水或经皮取脐带血进行CMV IgM、肝功能、血小板等检测,或分离抗原;在孕20周后通过B超观察胎儿有无脑积水、脑钙化、小头畸形、胎儿生长受限、肝脾肿大或腹腔积液等来确诊。

③若免疫缺陷或免疫抑制患者使用强免疫抑制剂,CMV抗体产生常延迟或缺乏,影响阳性检出率,出现假阴性结果。

④IgG抗体亲和力试验需要对CMV IgG抗体进行预处理,再进行测定,如抗体亲和力在50%以上,认为具有保护作用,导致胎儿畸形的可能性显著降低,但也需要更多的研究。

2.CMV抗原的检测

CMV抗原的存在提示有急性感染。由于感染后特异的抗体的产生往往出现于第2～3周后,无法应用血清特异性抗体的测定来早期诊断巨细胞病毒感染;而免疫缺陷者、新生儿通常不显示免疫应答,也无法应用血清特异性抗体测定来诊断巨细胞病毒感染。因此抗原的检测可早期诊断CMV感染者,或免疫缺陷者。但是如果不结合病史,单独抗原测定不能区别是初次感染,还是再次感染。

(1)酶联免疫吸附试验(ELISA):最常用于抗原血症检测的抗原为 pp65,它是 CMV 活动性感染的早期标志性产物,用 ELISA 法检测 CMV 抗原可以作为 CMV 活动与否的监测指标。考虑到 RF 因子的影响,IgM 检测采用酶联免疫吸附试验-抗体捕获法。

(2)免疫荧光技术(IFA):可利用抗 CMV 早期抗原的抗体,通过 IFA 检测组织细胞中 CMV 病毒早期表达的抗原。该方法要求对标本的处理要快、温度要低,以使抗原的形态变化尽可能小,不溶解或不变性,在原有位置不扩散或不移位。IFA 具有快速、敏感、特异性高、适于快速检测的特点,但在应用上仍然存在着一些固有的限制:需要昂贵的荧光显微镜;染色标本易受杂质污染而影响判断,并且只能做短期观察,不能长期保存;荧光强度只随 pH 和荧光染料的比例而改变,易出现主观性判断等。

(3)流式细胞术(FCM):可用 FCM 检测感染细胞核内的 CMV 极早期抗原,如用 CMV 特异性抗原 pp65 检测 CMV 感染,pp65 阳染细胞的百分比越高,与临床 CMV 感染越密切。

3.病毒的分离培养

从临床标本中分离培养病毒,并使用敏感的细胞培养分离法,这是传统的病毒学诊断方法。尽管此方法相当准确,灵敏度也很高,但实际上几乎不用于常规的临床诊断,原因是标本易受污染,易受其他快速生长的微生物的影响,如疱疹病毒(如 HSV)、真菌等。

4.DNA 诊断

随着分子生物学的发展,CMV 的一系列基因序列已被用于基因诊断的探针。Southern 杂交和斑点杂交技术在用尿沉渣和白细胞作为检体时应用的不广;探针主要用于组织标本,甚至石蜡切片中的原位杂交。

聚合酶链反应是通过对病原体 DNA 特异序列的体外扩增以检测病原体的方法。理论上,在 $10\mu g$ 的 DNA 就有可能检测出 1 个分子的 CMVDNA。只要严格控制技术质量、防止污染,聚合酶链反应是有效、灵敏的诊断方法。

性接触是 CMV、HSV 感染(传染)的主要途径。因此,在宫颈拭子或尿沉渣(CMV 常在尿沉渣细胞中存在)中提取 DNA 进行 CMV 诊断是可靠的病原体直接诊断方法。

(四)单纯疱疹病毒感染的检验诊断

单纯疱疹病毒(HSV)为双股 DNA 病毒,可分为 HSV-Ⅰ和 HSV-Ⅱ两种血清型。HSV-Ⅰ型主要感染头面部及躯干上部皮肤,引起单纯疱疹性脑炎、疱疹性角膜炎、口腔疱疹、皮肤疱疹等;HSV-Ⅱ型主要感染外生殖器和躯干下部皮肤,引起生殖器疱疹、新生儿疱疹,并认为与子宫颈癌的发生有关。但是组织特异性并不是绝对的。HSV-Ⅱ偶尔可以从口腔部分离出来,而 5%~10%的原发性生殖器感染可以是 HSV-Ⅰ感染。

HSV-Ⅰ、HSV-Ⅱ均可造成宫内感染,引起胎儿畸形、流产等。妊娠期 HSV 感染的母婴传播在孕 20 周以前小于 1%,而主要发生在分娩期生殖道原发性 HSV 感染及 HSV 感染病灶者。新生儿对生殖器疱疹病毒异常敏感,据统计孕妇生殖器疱疹病毒感染后新生儿通过产道时,可有 40%~60%的机会被感染,出现高热、带状分布的疱疹、肝脾肿大、脑炎或败血症,60%受染新生儿因此而死亡,痊愈且无后遗症者仅为 15%,因此实际上新生儿 HSV 感染与否主要取决于产道有无病毒。

目前国内外检测单纯疱疹病毒的方法大致可归纳为 4 类:直接检查病毒、病毒分离及鉴定、免疫学检测、基因检测。

HSV 感染后典型的抗体产生情况是:最初,大约在感染后 2 周时 IgM 升高,6 个月左右消失,再次感染再次升高,而 IgG 持续较长时间。IgM 阳性可以诊断近期感染。

1.直接检查单纯疱疹病毒

常采用疱疹液、皮肤黏膜病灶刮取物、活检组织在免疫电镜下特异性地检查感染细胞和组织标本,可发现细胞内有不成熟的病毒颗粒。也可将标本涂片用吉姆萨染色,于光学显微镜下查巨细胞和细胞内嗜酸性包涵体。上述方法受取样部位和病变时机的影响,敏感性和特异性不高,不适于临床大规模检测之用。

2.病毒分离及鉴定

在疱疹出现 24～48 小时后,持续 2～4 日取疱疹液进行病毒分离,其阳性率达 80%。HSV-Ⅰ 和 HSV-Ⅱ 都能产生典型的 CPE(致细胞病变作用)。如镜检发现细胞肿胀、变圆、有巨细胞或融合细胞出现等典型的细胞病变和细胞核内包涵体,说明病毒存在。病毒培养是实验室诊断 HSV 感染较为敏感的方法,但该法存在操作较复杂、标本易于污染等问题。

3.血清 HSV 抗体测定

常用酶联免疫测定法,测 IgM 采用抗体捕获法,于感染后 1～2 周可测到 IgM 抗体,抗体最高效价出现于第 3 周,此后慢慢下降,故对诊断有局限性,对复发患者无意义。对于初次感染,过于早期留取的标本 IgM 水平有可能达不到检测水平,在此情况下,应在第 3 周再次留取标本测定,以观察抗体的变化。单独一次一份标本的抗体阳性滴度一般不能确定是否为现症感染,观察抗体的动态变化(急性期与恢复期)诊断价值较高。在一些初次感染的患者中,可检出低水平 HSV-Ⅰ IgM 抗体,维持时间可长达 1 年。有时测孕妇血清中的特异性 IgG 抗体的阳性率可达 70%～80%,这是因为 HSV-Ⅰ 和 HSV-Ⅱ 具有许多共同抗原。妊娠使孕妇体内的 HSV 病毒活化,出现症状的诱发型,出现症状的同时,就可测出高抗体效价的血清特异性抗体。新生儿感染者,脐静脉血清测特异性 IgM＞22nmol/L 可确诊。

4.聚合酶链反应方法

检测病毒 DNA,具有快速、准确、灵敏度高的特点。近年发展起来的荧光定量 PCR 技术可在女性生殖器分泌物中检出疱疹病毒 DNA,此方法具有上述 PCR 技术的优点,同时因为具有 DNA 半定量的性质,可用来评价抗病毒药物的疗效。

虽然,目前临床上主要还是通过检测 HSVIgM 来确定单纯疱疹病毒的感染,但从对新生儿防护的角度来看,从生殖道取标本进行病原学检测和基因检测具有更大的价值。

二、母婴血型不合

母婴血型不合可见于 ABO、Rh、MN、Kell、Duffy 等血型系统,但以 ABO、Rh 血型系统多见。母婴血型不合是新生儿溶血性疾病的重要病因。母亲的血型抗体可透过胎盘进入胎儿,引起胎儿、新生儿红细胞破坏,导致新生儿溶血病(HDN),这类溶血性疾病仅发生在胎儿与早期新生儿。

ABO 血型基因编码位于 9 号染色体。ABO 血型不合是我国新生儿溶血病的主要原因。ABO 血型免疫抗体固然可因母亲与胎儿血型不合引起,但由于 A、B 型抗原物质广泛存在于自然界,故母体可以在妊娠前就已存在 IgG 抗 A、抗 B 抗体,妊娠后这类抗体通过胎盘进入胎儿体内可引起溶血,故第一胎即可发病。ABO 血型不合者,大多数母亲为 O 型,父亲为 A 型或 B 型,胎儿亦为 A 型或 B 型。仅少数发生在母婴 A-B、A-AB 血型。临床表现较 Rh 血型不合者为轻。

Rh 是人类血型系统中最复杂的一种,Rh 基因位于 1 号染色体,至少有 45 个表位,有 2 种 Rh 蛋白有 2 个高度同源的基因所编码:RHD 编码 D 抗原,RHCE 编码 Cc、Ee 抗原。其中 D 抗原性最强,故临床上将红细胞上具有 D 抗原者称为 Rh 阳性[Rh(+)],缺乏 D 抗原者称为 Rh 阴性[Rh(−)]。我国汉族人中 Rh 阳性者占绝大多数,因此 Rh 血型不合发病率不高。母亲为 Rh 阴性,父亲为 Rh 阳性,其子女有 65% 的可能性为 Rh 阳性,其中约有 10% 可能发生 Rh 溶血病。一般第一胎不受影响,因胎儿红细胞除偶然情况外不能通过胎盘进入母体,故母体不产生抗 D 抗体,但是分娩时胎儿红细胞可以进入母体循环而渐产生抗 D 抗体,因此在第一胎以后的胎次中可以发生溶血。胎次越多,溶血情况越重。此外也偶见母婴均为 Rh(+) 而发生本病者,这是由于其他因子,如 E、e、C、c 等不合,以致母体产生抗 E、抗 e、抗 C、抗 c 等抗体所致。

本病已确知为母儿间同种免疫所致,故诊断主要依靠实验室的特异性抗体检查。凡既往有不明原因的死胎、流产或新生儿重度黄疸史的孕妇,都应检查其血清中有无特异性抗体。

(一)产前检验诊断

1.血型检查

孕妇及丈夫均需进行血型检查。如丈夫为 A 型、B 型,或 AB 型而孕妇为 O 型,可能发生 ABO 血型不合。如丈夫为 Rh 阳性,孕妇为 Rh 阴性,可能发生 Rh 血型不合。对两者血型不合者进一步测母体特异性血型抗体。

2.母体血清抗体检查

目前 ABO 溶血病采用抗 A(B)IgG 定量测定方法,该方法灵敏度较高,能较早发现孕妇体内存在的抗体及其变化,目前广泛应用于新生儿溶血病的产前检查。当抗 A(B)IgG 效价>1:128,Rh 血型不合 IgG 抗体效价>1:32,胎儿可能发生溶血病。不过,抗体效价仅作为参考,抗体效价的高低和胎儿/婴儿的发病及病情严重程度并不一定成正比,因为溶血病的发生还取决于胎盘对抗体通透的屏障作用;胎儿的保护性机制,即胎儿对溶血病的耐受能力等。

可在妊娠 16 周时进行第一次抗体测定,作为基础水平,然后于妊娠 28~30 周进行第 2 次测定,以后每隔 2~4 周重复 1 次,测抗体上升速度。

3.羊水检查

单靠血型检查和抗体效价的测定诊断母儿血型不合,不一定可靠,在有条件的情况下,可进行羊膜腔穿刺,抽取羊水用分光光度计进行羊水胆红素吸光度分析。于 450nm 处,吸光度差(ΔOD_{450})0.06 以上是胆红素的危险值,警戒值是 0.03~0.05,安全值是 0.03 以下。也可用化学测定法检测羊水中胆红素含量,一般在妊娠 36 周以后,羊水中胆红素含量仅为 0.3~0.6mg/L,如果增为 2mg/L 以上,提示胎儿有溶血损害。测定羊水中的抗体效价也有一定帮助,如果 Rh 效价为 1∶8 或 1∶16,提示胎儿受溶血损害,1∶32 以上提示病情严重。

4.检测进入母体血液循环中的胎儿红细胞

孕妇血液循环中胎儿红细胞的绝对数量及胎儿红细胞与母体细胞的概率都可以表示胎母出血的程度,从而预测新生儿溶血病的发生。该技术主要是通过检测胎儿的血红蛋白或红细胞抗原,由此分析母婴出血程度,推测进入母体血液循环中的胎儿红细胞的数量。其试验原理是根据成人和胎儿血红蛋白在酸性溶液中溶解度不同而建立的酸洗脱试验(酸溶解试验),但假阳性和中度染色程度细胞偏多始终是个问题。

(二)产后检验诊断

新生儿出生后,需密切观察其临床表现,如贫血、水肿、肝脾肿大、黄疸出现时间及进展情况,若黄疸出现早、进展快而怀疑本病时应进行下列检查:

1.红系计数测定

红系计数测定包括红细胞、血红蛋白、有核红细胞与网织红细胞计数以及胆红素测定。如发现红细胞及血红蛋白下降、网织红细胞增高(正常新生儿第 1 日网织红细胞可超过 6%)、有核红细胞增高(生后 1～2 日外周血可以找到有核红细胞 2～10 个/100 个白细胞)等,提示患儿可能存在溶血,但不能确诊。出生后诊断的主要依据是血清特异性抗体的检查。

2.血清特异性免疫抗体检查

新生儿血清特异性免疫抗体检查是诊断本病的主要依据。

(1)母婴血型检查:检测母婴的 ABO 及 Rh 血型,确定是否存在血型不合。

(2)检查婴儿红细胞是否致敏:ABO 新生儿溶血病和非 ABO 系统的新生儿溶血病的标本都要进行 3 项试验:

①直接抗球蛋白试验:用以确定婴儿红细胞是否被 IgG 抗体包被。在 Rh 新生儿溶血病常阳性,而 ABO 新生儿溶血病时直接抗球蛋白试验反应常常较弱或阴性,需要用显微镜观察结果。可能的原因有两个:a.抗原和抗体之间的亲和力较弱,在洗涤过程中抗体被洗脱掉;b.患儿红细胞上的抗体(IgG)结合较少,不足以和抗球蛋白产生可见的反应,而有足够抗体分子的年轻红细胞大部分已被溶解。因此在 ABO 新生儿溶血病时,直接抗球蛋白试验的结果只起参考作用,而 ABO 系统以外的新生儿溶血病标本的直接抗球蛋白试验结果对临床诊断起决定性作用。直接抗球蛋白试验阳性时,会影响红细胞的分型。

②游离 IgG 抗体测定:用间接抗球蛋白试验或其他方法检测婴儿血清中是否有游离的血型抗体及其类型。ABO 血型不合可测定患儿血清中有无游离抗 A(B)IgG。检测细胞用 3 人份混合的 A 型红细胞、B 型红细胞和 O 型筛选用试剂细胞。O 型母亲的 IgG 抗 A、抗 B 和其他血型抗体能通过胎盘进入胎儿血液循环。用 A、B 型红细胞检测可发现:A 型新生儿血清中可有少量抗 A 和较多的抗 B;B 型新生儿血清中可有少量的抗 B 和较多的抗 A。O 型试剂细胞是用来检测 ABO 以外的 IgG 抗体,如果出现阳性,则要用谱细胞测定其特异性,测定时如新生儿的血清不够,可用母亲的血清代替。A 型婴儿血清中检出抗 A,B 型婴儿血清中检出抗 B,或检出 ABO 以外的抗体,都是新生儿溶血病的重要证据。在 Rh 血型不合时,用新生儿血清与各标准红细胞(CCDee、CcDEE、ccDee、Ccdee、ccdEe、ccdee)做抗人球蛋白间接试验来检查。

③抗体释放试验:已被致敏的患儿红细胞上所结合的抗体可通过加热将抗体释放到放散液中,此试验阳性对 ABO 溶血病具有诊断价值。ABO 血型不合的新生儿溶血病时用热放散法为好,Rh 系统及其他系统用乙醚放散法为好,放散液用抗人球蛋白法或其他检测 IgG 抗体的方法检测。A 型患儿红细胞放散出抗 A,B 型患儿红细胞放散出抗 B,或放散出 ABO 以外的抗体都是阳性指征。

上述 3 项试验的结果有一定的关系,如有游离抗体的,直接抗球蛋白试验应该阳性,抗体释放试验也应该阳性。直接抗球蛋白试验阳性的,抗体释放试验也应该阳性,但不一定有游离抗体。直接抗球蛋白试验阴性的,其他两项试验应该是阴性,但 ABO 系统除外。有时实验结果不完全符合上述分析的情况,一般说任何一项出现阳性都可以支持新生儿溶血病的诊断。当然也有实验结果与临床症状不完全符合的情况。

(3)母亲血清中有无抗体:母体血清内有 Rh 血型抗体存在,对新生儿 Rh 溶血病的诊断有相当的参考价值,因为此抗体只能由人类血细胞产生,但确诊必须抗人类球蛋白试验直接法阳性,只有婴儿红细胞被致敏才会发病。母体血清内有抗 A(B)IgG 存在对新生儿 ABO 溶血病的诊断价值较小,因为此抗体在未曾接受输血或妊娠者亦可产生。母体血清不含抗 A(B)IgG,则可除外 ABO 溶血病。

(三)宫内胎儿血型鉴定

母儿血型不合是一种同族血型免疫疾病,不管父母是否含有不同的血型抗原,只要胎儿接受到的血型抗原与母体相容合,胎儿一般不会患病。因此,在产前确定宫内胎儿的血型,对诊断胎儿溶血病意义重大。胎儿血型产前诊断是指在胎儿出生前通过各种方法,以绒毛、羊水、脐血及母血等为标本进行血型物质及血型基因型的测定来确定胎儿的血型。

1.利用绒毛测定胎儿血型

血型物质是决定红细胞膜血型特异性的物质,ABO 血型物质既存在于红细胞膜上,也存在于组织细胞膜表面,早孕绒毛组织属胚胎组织的一部分,能够反映胎儿的遗传特性。由于绒毛物质中也含有血型物质,有人利用血型物质能特异地同相应的补体结合的特性测定孕早期绒毛血型物质。也有学者利用绒毛取样获得胎儿 DNA 后用 PCR 方法获得胎儿 Rh 血型。利用绒毛标本在孕早期就可测定胎儿的血型,但该方法技术要求高,孕妇流产率较高,孕 9 周以前绒毛取样有导致胎儿肢体发育障碍的报道。

2.羊水上清液测定胎儿血型

一般根据唾液中是否分泌 ABH 血型物质,将人类血型分为分泌型和非分泌型两类,分泌型约占人群的 75%~80%;非分泌型约占 20%~25%,非分泌型人群体液 ABH 血型物质含量少,不易测出。采用羊水上清液测定血型物质,方法简单、安全,但仅对分泌型适用。羊水中含有 A-酶和 B-酶,与血型物质一样是确定 ABO 血型的依据。有研究通过测定羊水中此两种酶来确定胎儿 ABO 血型,据报道在羊水中较易测出 B-酶,当胎儿 ABO 血型基因型为 A 型时,羊水中难以测出 A-酶,只有当羊水浓缩 10 倍后或孵育 120 分钟后才能测出 A-酶的存在。

3.利用羊水细胞测定胎儿血型

羊水中的羊膜细胞和胎儿细胞同样含有胎儿血型物质,有学者曾采用胎儿羊水细胞与 ABO 已知红细胞做混合凝集试验来鉴定胎儿 ABO 血型。但另有学者认为该凝集反应太弱,易导致错误的结果。有学者采用混合细胞凝集试验测定胎儿的 ABO 血型,但此方法在羊水细胞中未能测出 Rh 血型。

4.用 PCR-SSP 技术检测羊水中 RhD 基因

当阐明了 Rh 基因的分子生物学基础后,使从 DNA 水平诊断 Rh 血型成为可能。DNA 血型分析可用于任何细胞类型,包括羊水细胞。首先于 1993 年成功地利用 RhD 和 RhCE 基因的同源性作用,以 PCR 法扩增羊水细胞 DNA 进行胎儿 Rh 血型的产前诊断。之后人们又通过改进 PCR 法和引物设计来提高诊断的精确度,使之能达到 98% 左右,RhD 基因定型技术已逐渐用于新生儿溶血病的产前诊断中。但是 Rh 血型的遗传背景存在种族差异,一部分 RhD(一)的个体存在正常或部分 RhD 基因,所以,单凭 RhD 基因的存在或缺失来断定 RhD 表型会导致假阳性结果。

5.经腹取脐血检测胎儿血型

孕中晚期经腹穿刺脐带直接采集胎儿全血,可用于宫内诊断一切利用全血可能确诊的胎儿疾病,如胎儿染色体病、宫内感染的检测。利用胎儿红细胞可进行胎儿 ABO/Rh 血型的测定,其方法与成人血型检测的方法相同,是一种最直接的检测方法。脐血穿刺适合孕 17 周至足月的孕妇,孕早期脐带细小,穿刺困难。因此,经脐血检测胎儿血型不能作出早期诊断。

6.着床前胎儿血型的产前诊断

对配子或移入宫腔之前的胚胎进行遗传学分析,去除有遗传缺陷的配子或胚胎,可以有效避免传统的产前诊断技术对异常胚胎进行治疗性流产,因而受到广泛关注。随着以体外授精-胚胎移植为代表的辅助生育技术的建立,PCR、荧光原位杂交(FISH)等遗传分析技术的发展,着床前胚胎的遗传学研究成为可能。Lgnatia 等报道应用 PCR 技术,用单细胞检测胚胎 RhD 的方法,准确率为 96%,对 RhD 阴性的妇女可以选择 RhD 阴性的胚胎植入以防止新生儿溶血病的发生。

第五章 临床生物化学检验

第一节 水、电解质、酸碱平衡及血气检验

一、水、电解质平衡紊乱

体液动态平衡依赖于机体对水和电解质的调节,一旦这种调节失常,就会造成平衡紊乱。体液平衡紊乱中,水平衡紊乱常伴有电解质以及渗透压的平衡紊乱。

(一)水平衡紊乱

由于水的摄入和排出失衡导致水平衡紊乱,其可分为脱水、水肿、水分布明显异常(总体水变化不大)。

1.脱水

体液丢失造成细胞外液减少,称为脱水。脱水因血浆钠浓度的变化不同而分为高渗性脱水、等渗性脱水和低渗性脱水。各型脱水的特点、原因、实验室检查等见表 5-1-1。值得指出的是:3 种脱水的病因和发病机制虽然不同,但基本改变是"体液容量不足",且 3 种脱水在机体代偿和治疗过程中可以相互转变。

表 5-1-1 脱水分类表

	高渗性脱水	等渗性脱水	低渗性脱水
特点	水丢失多于 Na^+ 丢失,血浆渗透压升高	丢失的水和电解质基本平衡,血浆渗透压变化不大	电解质丢失多于水的丢失,血浆渗透压降低
原因	水摄入不足或丢失过多	为消化液丢失;大面积烧伤;反复放出胸腔积液、腹水等	丢失体液时,只补充水而不补充电解质
细胞内、外液量	细胞外液量减少,细胞内液向细胞外液转移,造成细胞内液明显减少	细胞外液量减少,细胞内液量正常	细胞外液量减少,细胞内液量增加,细胞外液向细胞内液转移
临床表现	口渴、尿少、体温上升及各种神经、精神症状	血容量不足,血压下降、周围血循环障碍等	无口渴感,患者易恶心、呕吐,四肢麻木、无力以及神经、精神症状
实验室检查（mmol/L）	血浆 Na^+ >150 或 Cl^- + HCO_3^- >140	血浆 Na^+ 为 130～150 或 Cl^- + HCO_3^- 为 120～140	血浆 Na^+ <130 或 Cl^- + HCO_3^- <120

2.水肿

当机体摄入水过多或排出减少,体液中水增多、血容量增多以及组织器官水肿,称为水肿或水中毒。一般水增加使体液超过体重的10%时,可出现水肿症状。引起水肿的原因有血浆蛋白浓度降低、充血性心力衰竭、水和电解质排泄障碍等。根据水肿时血渗透压的不同改变,水肿又可分为高渗性水肿、等渗性水肿和低渗性水肿。

(1)高渗性水肿:血浆 Na^+ >150mmol/L,此类水肿较少见。主要由大量输入高渗盐水或 $NaHCO_3$ 引起。患者出现血压升高、颈静脉怒张、心脏负荷增加、四肢水肿等症状。

(2)低渗性水肿:血浆 Na^+ <130mmol/L,由于摄入水过多或抗利尿激素分泌过多,且排 Na^+ 增加,出现稀释性的低钠血症,如急性肾衰竭。细胞外液向细胞内转移、血浆渗透压降低、脑细胞水肿明显而出现神经、精神症状。

(3)等渗性水肿:常由于原发性心脏疾病或肝、肾疾病导致醛固酮和(或)抗利尿激素分泌异常,引起水钠潴留,组织间液增加,血容量增加,全身性水肿。

(二)电解质平衡紊乱

1.钠平衡紊乱

钠是细胞外液的主要阳离子,人体钠约44%分布在细胞外液,9%分布在细胞内液,其余分布在骨骼中。正常人每日通过食物摄入钠,主要经胃肠道吸收。机体对钠的保留机制较完整,尤其是肾的保钠作用。90%钠经尿排出,其余经粪和汗液排出。钠的主要功能是维持体液的正常渗透压及酸碱平衡,维持肌肉、神经的应激性作用。体内钠的平衡主要通过肾调节。血浆钠浓度并不能准确反映钠在体内的总量和分布情况。例如低钠血症可见于缺钠、多水或水与钠潴留等不同情况。

(1)低钠血症:血清钠<130mmol/L 称为低钠血症。血浆 Na^+ 浓度是决定血浆渗透浓度的主要决定因素,故低钠血症通常是低渗透压的反映,故又称为低钠性低渗透综合征。血浆渗透压降低,水向细胞内转移,使细胞内水量过多,这是低钠血症产生症状和威胁生命的主要原因。

临床上引起低钠血症的最常见原因是胃肠道失钠,如幽门梗阻、呕吐、腹泻、肠胆造口等。其他原因有摄入不足、肾疾病导致钠排泄增加和(或)重吸收障碍、大面积烧伤、出汗等引起皮肤排钠增加等。

(2)高钠血症:血清钠>150mmol/L 称为高钠血症。高钠血症使细胞外液渗透压增高,细胞内水分向细胞外转移,患者出现口渴等细胞内脱水症状。高钠血症临床较少见,其原因主要有:钠摄入过多、水分摄入过少或丢失过多、肾上腺皮质功能亢进症,此外,脑外伤、脑血管意外、垂体肿瘤等可产生脑性高钠血症。

2.氯平衡紊乱

氯是细胞外的主要阴离子,是血浆、胃、小肠及大肠分泌液中最丰富的离子。氯离子摄入与排出往往与钠伴随进行。机体主要通过食物摄入氯,通过尿液排出,还有少部分从汗中排出。人体氯在细胞内外均有分布,但细胞内的含量仅为细胞外的1/2。氯的主要生理功能有:调节机体酸碱平衡、渗透压及水、电解质平衡;参与胃酸的形成等。

（1）低氯血症：血清氯<96mmol/L称为低氯血症，血清氯降低的常见原因有：

①摄入不足。饥饿、营养不良、低盐治疗等。

②丢失过多。严重呕吐、腹泻、胃肠道引流引起胃液、胰液、胆汁的大量丢失，导致Cl^-的丢失大于Na^+，HCO_3^-代偿性增高，引起代谢性碱中毒。反复使用利尿药，抑制Cl^-的重吸收；肾上腺皮质功能减退、糖尿病酸中毒时，血浆中部分Cl^-被聚集的有机酸取代。

③转移过多。急性肾炎、肾小管疾病等，氯向组织内转移；酸中毒时，氯向细胞内转移。

④水摄入过多。

（2）高氯血症：血清氯>108mmol/L称为高氯血症，血清氯升高的常见原因如下：

①摄入过多。过量补充$NaCl$、$CaCl_2$或NH_4Cl。

②排泄减少。泌尿道阻塞，如急性肾小球肾炎等。

③脱水导致血液浓缩。

④肾上腺皮质功能亢进，肾小管对$NaCl$重吸收增加。

3.钾平衡紊乱

钾是细胞内液的主要阳离子，约98%的钾位于细胞内，血清中钾离子仅为3.5～5.5mmol/L。钾代谢平衡包括2方面：一是摄入与排出平衡。人体钾主要从外界摄入，一般膳食提供的钾足以维持生理需要；体内钾80%～90%从尿排出，约10%经粪排出。二是细胞内外平衡。细胞内液的钾约为细胞外液的40倍，通过细胞膜上的钠-钾ATP酶所起的"钠-钾泵"作用维持细胞内外钾的正常梯度平衡。当缺氧、酸中毒等使细胞损伤甚至死亡时，此种作用减弱以至消失，钾即从细胞内移出。钾在参与蛋白质和糖代谢、维持心肌和神经肌肉正常的应激性、维持酸碱平衡等方面起重要作用。

钾平衡紊乱与否，需同时考虑钾总量和血钾浓度，由于血钾总量的98%存在于细胞内，血清钾浓度并不能准确反映体内总量。

（1）低钾血症：当血清钾<3.5mmol/L称为低钾血症，常见原因如下：

①钾摄入不足。慢性消耗性疾病长期进食不足，而肾照常排钾。

②钾排出增多：严重呕吐、腹泻及胃肠引流使液体从胃肠道丢失；肾疾病使大量钾随尿丢失；肾上腺皮质功能亢进使钾丢失过多；长期使用强利尿药使钾大量排出；大面积出汗与大面积烫伤。

③细胞外钾向细胞内转移。碱中毒、胰岛素治疗、甲状腺功能亢进症等。

（2）高钾血症：当血清钾>5.5mmol/L称为高钾血症，常见原因如下：

①摄入过多。输入大量库存血、补钾过多过快，含钾药物的过度使用。

②排泄障碍。肾功能障碍的少尿或无尿使钾的排出减少；肾上腺皮质功能减退使肾小管排钾减少；长期大量使用潴钾利尿药；长期低钠饮食，使钾不易排出。

此外，血清钾与酸碱平衡紊乱存在密切关系。代谢性酸中毒可引发高钾血症、酸性尿；代谢性碱中毒可引发低钾血症、碱性尿。高钾血症可引发酸中毒、反常性的碱性尿。低钾血症可引发碱中毒伴反常性的酸性尿。

二、酸碱平衡紊乱检验

(一)血液中的气体及运输

生命的基本特征是不断地从环境中摄入营养物质、水、无机盐和氧气,同时又不断地排出废物、呼出二氧化碳。机体代谢所需的氧气全靠呼吸器官不断从空气中摄取,并通过血液循环,输送到全身各脏器和组织,再将代谢产物二氧化碳排出体外。

1.氧气的运输

氧气在血液中的运输方式有 2 种:即物理溶解和与血红蛋白(Hb)结合。PO_2 和物理溶解量可直接影响动脉血氧饱和度,决定血浆和组织间的氧分压差,从而影响氧在血液和组织间的弥散。血红蛋白是氧的主要载体,氧和血红蛋白结合成为氧合血红蛋白(O_2Hb)是氧气在血液中的主要运输形式。

动脉血的以下 2 种特性将保证足够的氧气被运送到组织:动脉血 PO_2 高(90mmHg,11.97kPa),从而建立起从动脉血到组织细胞的扩散梯度,使 O_2 易于弥散进入组织;血的 O_2 结合功能正常,这主要指血红蛋白的"质"和"量"正常,Hb 必须在肺部能与 O_2 结合,在组织能释放 O_2。血红蛋白对 O_2 亲和力太大会引起缺氧,因为 O_2 在毛细血管界面不能被释放。血红蛋白浓度过低将引起贫血性缺氧。

2.二氧化碳的运输

血液中 CO_2 有 3 种存在与运输形式:即物理溶解、HCO_3^- 形式及与 Hb 结合成氨基甲酸血红蛋白($Hb\text{-}NHCOO_3^-$)。其中以 $Hb\text{-}NHCOO_3^-$ 形式运输的占运输总量的 $13\%\sim15\%$,以溶解状态运输的占 8.8%。组织细胞中产生的 CO_2 进入血液的静脉端毛细血管,使血浆中 CO_2 升高,其中大部分 CO_2 又扩散入红细胞,在红细胞碳酸酐酶作用下,生成 $H_2CO_3^-$,再解离成 H^+ 和 HCO_3^-,并以 HCO_3^- 形式随血液进入肺部。因肺部 PCO_2 低,PO_2 高,红细胞中 HCO_3^- 又与 H^+ 结合,生成 CO_2 和 H_2O,CO_2 通过呼吸排出体外。

(二)血气分析常用指标及临床意义

1.pH

健康人的动脉血 pH 维持在 $7.35\sim7.45$。$cHCO_3^-$ 与 $cdCO_2$ 的比值是决定血液 pH 的主要因素,二者任何一方改变均能影响 pH,而且相互间可进行代偿性增减,若同时按比例增高或降低,其 pH 不变。因此,pH 应用有它的局限性:pH 只能决定是否有酸血症或碱血症,pH>7.45 为碱血症,pH<7.35 为酸血症,pH 正常不能排除有无酸碱失衡;单凭 pH 不能区别是代谢性还是呼吸性酸碱失衡。

2.无呼吸影响的酸碱度

无呼吸影响的酸碱度(pHNR)是指将血标本用 5.33kPa(40mmHg)的 CO_2 平衡后所测得的 pH,它是排除了呼吸因素干扰的 pH,因此,更能反映代谢性酸碱平衡。正常人 pHNR 与pH 基本一致。pH>或<pHNR,说明 pH 有呼吸因素介入,存在呼吸性酸中毒或呼吸性碱中毒。

3.动脉血氧分压(PO_2)

PO_2 是指血浆中物理溶解氧的张力。出生时较低,成年人 PO_2 在 $83\sim108$mmHg(5.05$\sim$

14.4kPa)。氧在血液中的溶解量与 PO_2 成正比,而吸入气体氧分压的高低决定于吸入气体中氧的浓度。当 O_2 从肺泡进入血液后,大部分进入红细胞与血红蛋白可逆性地结合,形成 O_2Hb;在组织中 PO_2 降低,O_2Hb 离解,释放 O_2 供组织利用。因此,氧分压与组织供氧情况密切相关。当动脉血 PO_2 低于 20mmHg(2.67kPa)时,组织就失去了从血液中摄取 O_2 的能力。PO_2 是缺氧的敏感指标,PO_2 下降见于肺部通气和换气功能障碍,PO_2 低于 55mmHg(7.31kPa)即有呼吸衰竭,低于 30mmHg(4kPa)将危及生命。PO_2 升高主要见于过度输 O_2 治疗。

4.血红蛋白氧饱和度

血红蛋白氧饱和度(SO_2)指血红蛋白实际结合氧量与应当结合氧量之比,它反映了动脉血氧与血红蛋白结合的程度:

$$SO_2 = 氧含量/氧容量 \times 100\%$$

血氧含量是指机体血液中与 Hb 实际结合的氧量;而氧容量(亦称氧结合量)是指血液中的 Hb 在完全充分和氧结合后(O_2Hb)所含的氧量。

根据其检测方法不同,血红蛋白氧饱和度又有不同的称谓。临床和实验室标准委员会(CLSI)明确规定的 3 种检测途径是:Hb 氧饱和度(SO_2)、氧合 Hb 分数(FO_2Hb)和估计氧饱和度(O_2Sat)。在 Hb 的质和量都正常的情况下,3 种途径的值非常相似,可以互换。但对于某些严重疾病和异常血红蛋白病的患者,3 者相差较大,如混用易引起错误结论。

(1)SO_2 的计算公式为:

$$SO_2 = \frac{cO_2Hb}{cO_2Hb + cHHb}$$

式中,cO_2Hb 为氧合血红蛋白浓度,$cHHb$ 为还原血红蛋白浓度,二者之和即为血红蛋白结合 O_2 的能力。该法未测定 COHb、MetHb 或 SulfHb,因此,SO_2 用于异常血红蛋白病患者时,会造成误解。CLSI 推荐当临床使用 SO_2 及之后的计算参数之前,应估计异常血红蛋白的百分含量。正常成年人 SO_2 为 $94\% \sim 98\%$。

(2)O_2Hb 分数的计算公式为:

$$FO_2Hb = \frac{cO_2Hb}{ct_2Hb}$$

式中总血红蛋白浓度(ct_2Hb)等于 O_2Hb、HHb、COHb、MetHb 或 SulfHb 的总和。这个值要求测定所有血红蛋白种类。FO_2Hb 参考值为 $90\% \sim 95\%$。动脉血的 FO_2Hb 降低,提示有低 PO_2 或 Hb 携带 O_2 的能力受损。血可携带 O_2 的量取决于 3 个主要因素:①红细胞中正常 Hb 量;②PO_2;③Hb 对 OO_2 的亲和力。

(3)O_2Sat 是通过 pH、PO_2 和 Hb 估算出 SO_2。常常在报告中将"O_2Sat"代替 SO_2,计算值 O_2Sat 能估计正常 Hb 对 O_2 的亲和力、正常 2,3-二磷酸甘油酸(2,3-DPG)浓度以及异常血红蛋白的存在。该估计值与测定值的差异仅为 6%。

5.血红蛋白 50% 氧饱和度时氧分压

SO_2 与 PO_2 成正比例关系,当 PO_2 降低时,SO_2 也随之降低;当 PO_2 升高时,SO_2 也随着升高;若以 PO_2 值为横坐标,血氧饱和度为纵坐标作图,即得氧解离曲线。氧解离曲线受各种因素的影响会发生左移或右移。观察曲线左移或右移的指标为血红蛋白50％氧饱和度时氧分压（P_{50}）。正常人在体温37℃、pH7.4、PCO_2 5.32kPa（40mmHg）时，P_{50}等于3.54kPa（26.6mmHg）。P_{50}可反映血液输氧能力以及氧与血红蛋白的亲和力。P_{50}增加，提示氧解离曲线右移，氧与Hb的亲和力降低，Hb易释放氧。P_{50}降低，提示氧解离曲线左移，氧与Hb亲和力增加，Hb易结合氧。因此，P_{50}降低时，尽管血红蛋白氧饱和度较高，实际上组织仍然缺氧。

影响P_{50}的因素很多，凡能影响氧与Hb结合的因素均可影响P_{50}。P_{50}增加，氧解离曲线右移（血红蛋白与O_2的亲和力降低），引起的主要原因有：高热、酸中毒、高碳酸血症、高浓度的2,3-DPG以及异常血红蛋白存在。2,3-DPG浓度的增加主要见于：慢性碱中毒、贫血和慢性缺氧。P_{50}降低，氧解离曲线左移（血红蛋白与O_2的亲和力增加），引起的主要原因有：低热、急性碱中毒、低浓度的2,3-DPG、COHb和MetHb增加或异常血红蛋白。2,3-DPG浓度的降低见于持续几个小时酸中毒的状态下。最初由于酸中毒增加的P_{50}，又因2,3-DPG的降低，酸中毒逐渐被代偿，致使P_{50}降到正常范围以下。

6.二氧化碳分压

PCO_2是指血浆中物理溶解CO_2的压力，其参考区间是4.67～6.00kPa（35～45mmHg）。CO_2的弥散能力较大，约为O_2的25倍，血液PCO_2基本反映了肺泡PCO_2的平均值。PCO_2代表酸碱平衡失调中的呼吸因素，它的改变可直接影响血液pH。PCO_2的升高或降低，有原发性和继发性两种原因所致。PCO_2与CO_2的产生成正比关系，它与肺泡通气量成反比关系。PCO_2的意义如下。

（1）判断肺泡通气状态：PCO_2升高表示肺泡通气量降低，PCO_2降低则表示肺泡通气量增加，为肺泡通气过度。

（2）判断呼吸性酸碱失衡的性质：PCO_2<4.65kPa（35mmHg）提示通气过度，有呼吸性碱中毒存在。PCO_2>6.65kPa（50mmHg）提示正常的呼吸机制已不健全，体内有CO_2的滞留。

（3）判断代谢性酸碱失衡的代偿情况：在代谢性酸中毒时，若PCO_2下降，提示已通过呼吸进行代偿；代谢性碱中毒时，若PCO_2上升，亦提示已有代偿。

7.二氧化碳总量

二氧化碳总量（$ctCO_2$或TCO_2）是指存在于血浆中各种形式的CO_2的总和。其中大部分（95％）是$cHCO_3^-$，少量为物理溶解，还有少量以碳酸、蛋白质氨基甲酸酯及CO_3^{2-}等形式存在，其参考区间是24～32mmol/L。$ctCO_2$在体内受呼吸和代谢两方面因素的影响，但主要受代谢因素影响。其实际计算公式：$ctCO_2 = cHCO_2 + PCO_2 \times 0.03$mmol/L。

8.二氧化碳结合力

二氧化碳结合力（CO_2CP）表示来自HCO_3^-和$H_2CO_3^-$两者所含的CO_2的总量，故受代谢和呼吸2方面因素的影响。其参考区间是23～31mmol/L或50～70vol％。CO_2CP减少可能是代谢性酸中毒或呼吸性碱中毒，增加则可能是代谢性碱中毒或呼吸性酸中毒。

9.实际碳酸氢根和标准碳酸氢根

实际碳酸氢根（AB）是指人体血浆中实际的$cHCO_3^-$，AB参考区间在21.4～27.3mmol/L。当机体发生代谢性酸碱失衡时，由于缓冲作用，体内较多的固定酸或固定碱可使$cHCO_3^-$随之改变。如代谢性酸中毒时血中$cHCO_3^-$下降；代谢性碱中毒时血中$cHCO_3^-$增加。因此，AB

是体内代谢性酸碱失衡的重要指标,但其含量也受呼吸因素改变的影响,可因呼吸性酸碱紊乱的 PCO_2 变化而继发性改变,为了排除呼吸因素的影响,在特定条件下计算出的 $cHCO_3^-$ 数值即为标准碳酸氢根(SB)。SB 是指在体温 37℃时,PCO_2 在 5.32kPa(40mmHg),血红蛋白在100%氧饱和条件下测得的 $cHCO_3^-$,它排除了呼吸因素的影响,反映代谢因素,因此,称为标准碳酸氢根,SB 参考区间 21.3~24.8mmol/L。SB 减少为代谢性酸中毒,SB 增加为代谢性碱中毒。SB 是代谢变化的较好指标,但不能表明体内 HCO_3^- 的实际量,在酸碱失衡诊断上应把AB 与 SB 两个指标结合起来分析,才更有参考价值。AB 与 SB 两者皆正常,为酸碱内稳正常;AB与 SB 二者均低于正常,为代谢性酸中毒未代偿;AB 与 SB 二者均高于正常,为代谢性碱中毒未代偿;AB>SB 提示 CO_2 潴留,多见于通气功能不足所致的呼吸性酸中毒;AB<SB 提示 CO_2 排出过多,见于通气过度所致的呼吸性碱中毒。

10.缓冲碱

缓冲碱(BB)是全血中具有缓冲作用的阴离子总和。缓冲碱有以下几种形式。

(1)血浆缓冲碱(BBp)是由血浆中 HCO_3^- 和 Pr^-(蛋白质阴离子)组成。

(2)全血缓冲碱(BBb)是由血浆中 HCO_3^- 和 Pr^-、Hb^- 和少量 HPO_4^{2-} 组成。

(3)细胞外液缓冲碱(BBecf)是由血浆中 HCO_3^- 和 Pr^- 加上血红蛋白相当于 50g/L 时的缓冲碱($BBHb_5$)的总和。因为正常人 Hb 是以 150g/L 计算,血液在细胞外液中占 1/3,因此,细胞外液以 Hb50g/L 计算。但实际上 Hb 并非都是 150g/L,应根据患者实测血红蛋白计算细胞外液缓冲碱($BBHb_{1/3}$)。

(4)正常缓冲碱(NBB)是指在 37℃时,一个标准大气压下,使血样在 PCO_2 为 5.32kPa 的氧混合气中平衡,血红蛋白充分氧合并调整 pH 至 7.40,此时测得血样的 BB 值为 NBB。NBBp 和 BBp 在正常情况下相等;若 BBp>NBBp,为代谢性酸中毒,反之,若 BBp<NBBp,为代谢性碱中毒。由于 BB 指标不仅受血浆蛋白和血红蛋白明显影响,而且还受呼吸因素及电解质的影响。因此,它不能确切反映代谢性酸碱平衡情况。但 BB 比 HCO_3^- 更能全面地反映体内中和酸的能力。

11.剩余碱

BE 是指在标准条件下,即温度 37℃,一个标准大气压,PCO_2 为 5.32kPa(40mmHg)时,血红蛋白完全氧合,用酸或碱将 1L 血液的 pH 调整至 7.40,所需加入的酸碱量,即 ΔBB(ΔBB=BB-NBB)。与 BB 相似,BE 也有以下几种表示形式:BEp、BEb、$BEHb_5$、$BEHb_{1/3}$。正常人 BE 值在 0 附近波动。BE 为正值增加时,说明缓冲碱增加,为代谢性碱中毒;BE 为负值增加时,说明缓冲碱减少,为代谢性酸中毒。呼吸性酸碱中毒时,由于肾的代偿,也可使 BE 发生相应改变。

12.阴离子间隙

阴离子间隙(AG)指血清中所测定的阳离子总数与阴离子总数之差。其计算公式如下:$AG[mmol/L=Na^+-(Cl^-+cHCO_3^-)]$。AG 是近年来评价体液酸碱状况的一项重要指标,它可鉴别不同类型的代谢性酸中毒。其意义在于,一是 AG 增加。cH^+ 增加引起的代谢性酸中毒,如糖尿病酮症酸中毒、乳酸中毒和肾功能不全等,有机酸增高,HCO_3^- 被消耗,pH 降低。二是 AG 正常型。$cHCO_3^-$ 降低而 cCl^- 增高的患者,如腹泻失去 HCO_3^- 而 Cl^- 增加;肾小管

中毒导致对 HCO_3^- 重吸收障碍及 H^+ 排泄障碍。AG 减少型少见。

(三)酸碱平衡及其紊乱

细胞发挥正常生理功能有赖于适宜的内在环境,如 pH、渗透压、电解质等条件必须相对稳定,以保证不同酶系发挥催化作用和物质代谢的正常进行。正常人细胞外液的 pH 始终保持在一定的水平,变动范围很小,如血液的 pH 在 7.35~7.45 之间。机体通过各种调节机制将体液酸碱度维持在一定范围内,称为酸碱平衡。酸碱度超出正常范围,机体即处于酸碱平衡紊乱状态,包括酸中毒或碱中毒。

1.血气分析和酸碱度

血气分析与酸碱指标测定是临床急救和监护患者的一组重要生化指标,尤其对呼吸衰竭和酸碱平衡紊乱患者的诊断和治疗起着关键的作用。利用血气分析仪可测定出血液氧分压(PO_2)、二氧化碳分压(PCO_2)和 pH 三个主要项目,并由这三个指标计算出其他酸碱平衡相关的诊断指标,从而对患者体内酸碱平衡、气体交换及氧合作用做出全面的判断和认识。

(1)血液中的气体及酸碱度:血液中的气体主要是指血液中的 O_2 和 CO_2。有机体与外界环境进行气体交换的过程称为呼吸,在呼吸过程中有机体从外界环境摄取氧气,并将代谢过程中产生的二氧化碳排出体外。血液的功能是将肺吸入的 O_2 运至组织,同时将代谢过程中产生的 CO_2 运至肺部而排出体外。

氧在血液中以化学结合和溶解的两种方式进行运输。其中主要以与血红蛋白(Hb)化学结合的方式,占血液中总氧量的 98.5%;物理溶解在血液中的氧量极少,约占血液总氧量的1.5%,但决定了氧分压(PO_2)的大小。在肺泡和组织进行 O_2 交换时,均需首先溶解在血液中,再与 Hb 结合或释放,而且血液中 PO_2 的改变将直接影响 Hb 与 O_2 的结合。

血液中 O_2 主要以 HbO_2 形式运输,氧结合量是全部 Hb 可结合的 O_2 量;氧含量是实际与 Hb 结合的 O_2 量。血氧饱和度是血液中 HbO_2 量与 Hb 总量之比。

$$血氧饱和度(\%)=\frac{氧含量}{氧结合量}\times100=\frac{HbO_2}{HbO_2+HHb}$$

血液中的 CO_2 由物质代谢产生,在血液中有 3 种存在形式:①物理溶解(占总量的8.8%);②HCO_3^- 结合(占总量的 77.8%);③与 Hb 结合成氨基甲酸血红蛋白(占总量的13.4%)。CO_2 从组织进入血液后溶解于血浆中,其中少量 CO_2 与水作用生成 H_2CO_2(血浆中无碳酸酐酶),大部分 CO_2 向红细胞内扩散。进入红细胞中的 CO_2 有2种代谢方式:①在碳酸酐酶(CA)作用下,与 H_2O 反应生成 H_2CO_3,H_2CO_3 再迅速解离成 H^+ 和 HCO_3^-。HCO_3^- 通过红细胞膜进入血浆,它是血液运输 CO_2 的最主要形式。②与 Hb 结合成氨基甲酸血红蛋白。

血液的酸碱度通常用 pH 表示,pH 为氢离子浓度的负对数值。血液和细胞外液的氢离子浓度约为 40nmol/L,与之对应的 pH 为 7.40。血液 pH 主要取决于[HCO_3^-]/[H_2CO_3]缓冲对,据 H-H 公式:

$$pH=pKa+lg\frac{[HCO_3^-]}{[H_2CO_3]}=pKa+lg\frac{[HCO_3^-]}{\alpha\times PaCO_2}$$

式中 pKa 值为 6.1(37℃),α(CO_2 溶解常数)为 0.03mmol/(L·mmHg)(37℃)。当血浆

HCO_3^- 为24.0mmol/L，PCO_2 为40mmHg(5.3kPa)时，血浆 pH 为7.40。由 H-H 公式可以看出，$[HCO_3^-]/(\alpha \cdot PCO_2)$ 只要维持在 20：1，血液 pH 即可维持正常。任何原因引起 $[HCO_3^-]$ 或 PCO_2 改变而使该比例变化都将伴随 pH 的改变。

(2)血气标本的采集、处理与分析：血气分析的标本为全血，通过血气分析仪测定 pH、PCO_2 和 PO_2。临床上常用动脉血作为分析样品，标本的采集和处理对分析结果影响较大。

①血气分析标本的采集及处理：血气分析标本为全血，采血部位可选用桡动脉、肱动脉、股动脉和足背动脉，以桡动脉最常用，静脉血一般在动脉血采集困难时才使用。血气分析时，动脉血与静脉血的 PO_2 有明显的差异。静脉血因 O_2 已被组织所利用，PO_2 较低，PCO_2 要高 2～8mmHg，pH 要低 0.02～0.05。

采集血气标本时，患者应处于安静舒适状态，要求患者处于静息状态 30min 后采血。穿刺时要尽量减轻患者的紧张感和疼痛感，因为短暂的急促呼吸或屏气都会使测定结果发生改变。当患者正进行氧吸入而不能时，要注明氧气流量，以便计算该患者每分钟吸入的氧量，而对于可暂停吸氧的患者，在停止吸氧后 20min 再进行采血。

血气标本收集采用无菌的、含肝素的 1～5mL 注射器，推荐使用玻璃注射器，避免塑料注射器通过管壁进行气体互换。要保证抗凝剂的量（每毫升血 0.05mg 肝素），可以用足够的液体肝素（500U/mL 或 5mg/mL）吸入注射器，尽可能湿润注射器整个内表面，然后排出液体肝素，只留下注射器死角区的肝素（约 0.1mL）即可。收集标本时应避免血液与大气接触。大气中的 PCO_2 大约为 0.25mmHg，比血液中（40mmHg）少得多，血液暴露在空气中会降低 CO_2 含量和 PCO_2，pH 会升高。大气中的 PO_2（155mmHg）要比动脉血高 60mmHg，比静脉血高 120mmHg。标本暴露到空气中，PO_2 会升高，而当患者以氧治疗时，可能会使实际 PO_2 降低。

全血采集后，因血细胞继续进行代谢，O_2 不断被消耗，CO_2 不断产生，故应尽可能在短时间内测定，不宜存放。如果血标本采集后 30min 内不能检测，应将标本放入冰水中保存，使其温度降至 0～4℃，但最多不能超过 2h。

②标本的测定：需使用血气分析仪进行测定，其原理是电极电位法。使用前都要对电极进行二点标定，一般由仪器自动完成。pH 电极系统用低 pH 缓冲液(37℃，pH6.841)和高 pH 缓冲液(37℃，pH 7.383)进行定标；PO_2 和 PCO_2 电极采用两种不同含量的混合气体进行定标。定标通过后，即可对血样或控制物进行测定。分析完成后仪器自动打印出检测结果。

2.酸碱平衡的调节

正常人体血液 pH 能够恒定地维持在 7.35～7.45 之间，这依赖于人体有一整套完善地调节酸碱平衡的机制，以维持血液中酸性和碱性物质按一定的比例构成缓冲体系。酸碱平衡的调节体系主要包括血液缓冲体系、呼吸和肾脏调节机制，体内其他器官也有一定的调节作用，如肌肉组织、肝脏、骨骼组织等。

(1)血液的缓冲作用：血液中存在多种缓冲对，血浆中有 $NaHCO_3/H_2CO_3$、Na_2HPO_4/NaH_2PO_4 等；红细胞中有 $KHbO_2/HHbO_2$、KHb/HHb、$KHCO_3/H_2CO_3$、K_2HPO_4/KH_2PO_4 等。其中以 $[HCO_3^-]/[H_2CO_3]$ 缓冲体系最为重要，其理由是：①HCO_3^- 的含量较其他缓冲体系高；②HCO_3^- 浓度与 H_2CO_3 浓度比值为 20：1，缓冲酸的能力远远比缓冲碱的能力大；③HCO_3^- 与 H_2CO_3 的浓度易于通过肾和肺调节。

（2）肺的调节作用：当 pH 下降、PCO_2 上升、PO_2 降低时，通过颈动脉窦、主动脉弓等感受器刺激呼吸中枢，促使呼吸加深加快，排出更多的 CO_2，降低血液中酸的含量。当 pH 上升、PCO_2 下降时，通过使呼吸减慢减少 CO_2 排出，升高血液中酸的含量。因 H_2CO_3 能通过肺以 CO_2 气体形式排出体外，故称为挥发性酸；而其他不能通过肺排出体外的酸称为固定酸，如 H_2SO_4、$H_2PO_4^-$、乳酸等有机酸。

（3）肾的调节作用：肾主要通过以下几个方面实现对酸碱的调节作用：①肾小管分泌 H^+（在尿液中与固定酸根结合而排出），回收 Na^+（重吸收 $NaHCO_3$）；②肾小管分泌 NH_3，NH_3 在尿液中与 H^+ 形成 NH_4^+ 而排出；③当 HCO_3^- 浓度超过肾阈值（28mmol/L）时，肾可直接排出多余的 HCO_3^-。因此，肾的作用主要是调节 HCO_3^- 及排泄固定酸。成人每天通过肾可以排出 70～100mmol 可滴定酸、非挥发性酸（主要为硫酸盐和磷酸盐）。

3.单纯性酸碱平衡紊乱

酸碱平衡紊乱的发生主要是由于 $[HCO_3^-]/[H_2CO_3]$ 比例发生变化，任何一方的浓度增减或者两者同时发生变化均可引起酸碱平的紊乱。由于 HCO_3 的改变主要是受机体代谢因素变化的影响，所以将原发性血浆 HCO_3^- 水平下降导致的酸中毒，称为代谢性酸中毒；而原发性 HCO_3^- 增多所造成的碱中毒，称为代谢性碱中毒。与之对应的是 H_2CO_3 的改变表示机体呼吸性因素的变化，所以将原发性 H_2CO_3 增多造成的酸中毒，称为呼吸性酸中毒；而原发性 H_2CO_3 减少所造成的碱中毒，称为呼吸性碱中毒。

出现酸碱平衡紊乱后，机体依赖血液缓冲系统、肺呼吸及肾脏的调节作用，使 $[HCO_3^-]/[H_2CO_3]$ 比值恢复正常水平，称为代偿过程。经过代偿，血液 pH 维持在 7.35～7.45 之间，称为代偿性酸中毒或代偿性碱中毒。如果病情超出了机体调节的限度，pH 超出正常参考区间，称为失代偿性酸中毒或失代偿性碱中毒。

单纯性酸碱平衡紊乱分为 4 种：代谢性酸中毒、代谢性碱中毒、呼吸性酸中毒及呼吸性碱中毒。其主要生化指标变化的共同特征是 pH 与酸或碱中毒一致，PCO_2 和 $[HCO_3^-]$ 呈同向变化，原发指标改变更明显。

（1）代谢性酸中毒：原发性 $[HCO_3^-]$ 降低，$[HCO_3^-]/[H_2CO_3]$ 比值降低，血液 pH 下降。

①病因：a.固定酸的产生或摄入增加，超过了肾脏排泄酸的能力。如糖尿病酮症酸中毒、乳酸性酸中毒、缺氧、休克、摄入过多的酸性物质或药物等。b.酸性物质产生正常，但排泌减少，如肾功能衰竭、醛固酮缺乏等。c.体内碱丢失过多，使 $[HCO_3^-]/[H_2CO_3]$ 比值降低。如腹泻丢失过多的 HCO_3^- 等。

②相关指标变化：a.血液 pH 可正常（完全代偿）或降低（代偿不全或失代偿）；b.HCO_3 浓度原发性下降；c.PCO_2 代偿性下降；d.K^+（由细胞内转移至细胞外）增高，当固定酸增多时，阴离子间隙（AG）增高；如 HCO_3^- 丢失过多时，AG 正常，K^+ 浓度下降（由于 K^+ 丢失）而 Cl^- 浓度增高。

③代谢性酸中毒的代偿机制：a.呼吸调节：H^+ 浓度增加刺激呼吸中枢，加大通气量，通过深而快的呼吸使 CO_2 排出，维持 $[HCO_3^-]/[H_2CO_3]$ 比值接近正常，使 pH 恢复到正常范围。b.肾脏的调节：在非肾病所致的酸中毒时，肾才能发挥调节作用。肾可通过 H^+-Na^+ 交换，分

泌有机酸以及排泄 NH_4^+,调节和恢复血浆 HCO_3^- 浓度及 pH,同时使尿液酸化。肾代偿调节较慢,约需数小时到几天。

(2)代谢性碱中毒:原发性[HCO_3^-]升高,[HCO_3^-]/[H_2CO_3]比值升高,血液 pH 升高。

①病因:a.酸性物质大量丢失。如呕吐、胃肠减压等胃液的大量丢失,肠液 HCO_3^- 因未被胃酸中和而吸收增加,导致[HCO_3^-]/[H_2CO_3]比值升高。b.摄入过多的碱,如治疗溃疡时碱性药物服用过多。c.胃液丢失,Cl^- 大量丢失,肾小管细胞的 Cl 减少,导致肾近曲小管对 HCO_3^- 重吸收增加;排钾性利尿剂也可使排 Cl-多于排钠,均造成低氯性碱中毒。d.低钾患者由于肾小管 K^+-Na^+ 交换减弱,H^+-Na^+ 交换增强,使 $NaHCO_3$ 重吸收增多,导致碱中毒。

②相关指标变化:a.血液 pH 可正常(完全代偿)或升高(代偿不全或失代偿);b.[HCO_3^-]原发性升高;c.PCO_2 代偿性上升。

③代谢性碱中毒的代偿机制:a.缓冲作用:血液中增加的 HCO_3 由来自磷酸盐、细胞内液及蛋白质中的 H^+ 中和($HCO_3+H^+\rightarrow CO_2+H_2O$),维持 pH 在正常的范围;b.呼吸调节:pH 增加将抑制呼吸中枢,使 CO_2 潴留,PCO_2 升高,调节[HCO_3^-]/[H_2CO_3]比值趋向正常,维持 pH 的稳定;c.肾脏的调节:肾脏通过使尿中 HCO_3^- 排出增多,改善碱中毒的程度。

(3)呼吸性酸中毒:原发性 CO_2 潴留增多,使 H_2CO_3 水平增高,[HCO_3^-]/[H_2CO_2]比值降低,血液 pH 下降。

①病因:a.呼吸中枢抑制,如中枢神经系统(CNS)药物损伤(麻醉药和巴比妥类药等)、CNS 创伤、CNS 肿瘤或 CNS 感染等;b.肺和胸廓疾病,如肺部感染、异物阻塞、气胸、肿瘤压迫、慢性梗阻性肺病、肺纤维化、哮喘(严重)、呼吸窘迫综合征等。

②相关指标变化:a.血液 pH 可正常(完全代偿)或下降(代偿不全或失代偿);b.血浆 PCO_2 原发性升高;c.HCO_3^- 浓度代偿性升高。

③呼吸性酸中毒的代偿机制包括:a.血液缓冲作用:急性期在 $10\sim15min$ 内即出现血浆 HCO_3^- 浓度明显升高,维持 pH 在正常的范围;b.呼吸调节:高碳酸血症可以刺激呼吸中枢,使呼吸加快加深,加速 CO_2 排出;c.肾脏调节:主要表现为肾小管加强排 H^+ 保 Na^+ 作用,增加 HCO_3^- 的重吸收,使血浆中 HCO_3^- 增多。

(4)呼吸性碱中毒:原发性 CO_2 排出增多,使 H_2CO_3 水平降低,[HCO_3^-]/[H_2CO_3]比值增高,血液 pH 升高。

①病因:a.非肺部性因素刺激呼吸中枢致呼吸过度,如代谢性脑病(如由肝脏疾病引起)、CNS 感染(如脑膜炎、脑炎)、脑血管意外、颅内手术、缺氧(如严重贫血、高原反应)、甲状腺功能亢进、精神紧张、水杨酸中毒等。b.肺部功能紊乱致呼吸过度,如肺炎、哮喘、肺栓塞等。c.其他,如呼吸设备引起通气过度、癔症等。

②相关指标变化:a.血液 pH 可正常(完全代偿)或升高(代偿不全或失代偿);b.PCO_2 原发性下降;c.HCO_3^- 浓度代偿性下降。

③呼吸性碱中毒的代偿机制包括:a.血液缓冲作用:在急性期由红细胞内 Hb 和组织中缓冲对提供 H^+,消耗 HCO_3^-,使 HCO_3^- 浓度降低;b.肾脏调节:主要由肾小管减少 H^+ 的分泌,使 H^+-Na^+ 交换减少,肾小管对 HCO_3 的重吸收减少,从而增加 HCO_3^- 排出。

4.混合性酸碱平衡紊乱

当机体同时存在 2 种或 3 种单纯性酸碱平衡紊乱时,称为混合性酸碱平衡紊乱。

(1)加重型二重酸碱平衡紊乱:本类型是指 2 种性质的酸中毒或碱中毒同时存在,pH 变化明显,PCO_2 和[HCO_3^-]呈反向变化。

①代谢性酸中毒合并呼吸性酸中毒:此型有明显的 pH 降低,可见于严重肺水肿、甲醇中毒、心搏骤停和严重肺心病等。由于代谢性酸中毒为[HCO_3^-]原发性降低,PCO_2 代偿减少;呼吸性酸中毒为 PCO_2 原发增高,[HCO_3^-]经代偿升高,因此,两者可能互相抵消而增、减不明显。一般情况下,原发变化比继发变化显著,AG 可增高,血浆 K^+ 多增高,若有低 K^+ 则表示严重 K^+ 缺乏。

②代谢性碱中毒合并呼吸性碱中毒:此型 pH 明显升高,常见于临终前的患者,也可见于严重肝病伴呕吐或利尿失钾或见于败血症、中枢神经系统疾病伴呕吐或明显利尿者。由于代谢性碱中毒为原发性[HCO_3^-]增高,经代偿出现 PCO_2 增高;而呼吸性碱中毒则为原发性 PCO_2 降低,代偿使[HCO_3^-]减少。所以两型碱中毒合并存在时,[HCO_3^-]与 PCO_2 的变化因相互抵消而变化不如单纯性碱中毒明显,造成[HCO_3^-]升高,而 PCO_2 降低或者[HCO_3^-]下降,而 PCO_2 升高,出现反向变化。

(2)相反型二重酸碱平衡紊乱:本类型是指某型酸中毒伴有某型碱中毒,包括以下 3 种情况。

①代谢性酸中毒伴呼吸性碱中毒:常见于水杨酸中毒、肾功能衰竭或糖尿病酮症伴有高热呼吸过度、严重肝病或败血症者。该型紊乱的 pH 可高可低或正常,取决于两种紊乱的不同程度,而[HCO_3^-]与 PCO_3 都明显降低,表现为同向显著降低。

②呼吸性酸中毒伴代谢性碱中毒:常见于慢性肺功能不全患者及呕吐、利尿剂使用患者。呼吸性酸中毒由于 CO_2 潴留而[HCO_3^-]代偿升高,代谢性碱中毒通过呼吸抑制使 PCO_2 继发增高,结果[HCO_3^-]与 PCO_2 增高,表现为同向明显升高,而 pH 变化不明显。

③代谢性酸中毒伴代谢性碱中毒:见于肾功能衰竭或糖尿病酮症酸中毒或乳酸性酸中毒患者发生呕吐、胃液引流时。患者的血液生化特征为 pH 变化不明显,[HCO_3^-]与 PCO_2 呈相反变化。高 AG 对该型紊乱的诊断有重要意义,当患者 AG 增高但[HCO_3^-]增高或正常或[HCO_3^-]降低小于 AG 增高,可能为混合性代谢性酸、碱中毒。

第二节　肝功能检验

反映肝胆疾病的常用生物化学检测指标有很多种,这里仅介绍一些临床上常用的检测指标及项目。

一、血白蛋白

临床生物化学检验血白蛋白时采用的标本多为血清。一般情况下,机体血管内的血白蛋白浓度维持在一定的范围内,在肝脏疾病时血白蛋白含量可以升高或降低,但在临床上诊断特异性较差,一般仅作为常规检验项目。血白蛋白电泳图谱是了解血白蛋白全貌的有价值的方法,在某些疾病时可作为较好的辅助诊断指标(表 5-2-1)。

表 5-2-1　肝病时的血清蛋白异常

血清蛋白	急性肝炎	肝硬化	慢性活动性肝炎	胆汁性肝硬化	阻塞性黄疸	原发或继发性肝癌
白蛋白	正常或↓	↓↓	↓↓	↓	N 或↓	↓
球蛋白	N 或↑	↑	↑	↑	N	N
α_1					↑	
α_2		N	N	↑	↑	↑↑
β	↑	↑	↑	↑↑↑	↑↑	N
γ	↑	↑↑	↑↑↑	↑	N	N

二、血氨

体内各组织各种氨基酸分解代谢产生的氨以及由肠管吸收的氨进入血液,形成血氨。按其来源主要分为内源性(体内代谢产生的氨称为内源性氨)和外源性(由消化道吸收的氨称为外源性氨)。前者主要来自氨基酸的脱氨基作用,部分来自肾小管上皮细胞中谷氨酰胺分解产生的氨,胺类的分解也可产生氨;后者主要包括:①肠道内未被消化的蛋白质和未被吸收的氨基酸,经肠道细菌作用产生的氨;②血中尿素扩散到肠道,经细菌尿素酶作用水解生成的氨。

(一)检测方法

血氨的测定可分为直接法和间接法。直接法指不需从全血中分离氨,包括酶法和氨电极法;间接法指先从全血中分离出氨再进行测定,包括微量扩散法、离子交换法。还有较新的干化学法。目前应用较多的是谷氨酸脱氢酶速率法。

(二)参考区间

$18\sim72\mu mol/L$(酶法)。

(三)临床意义

血氨测定在诊断和治疗肝性脑病中有重要作用。高血氨有神经毒性,容易引起肝性脑病。血浆氨测定主要用于肝性脑病的监测和处理;重症肝病、门静脉侧支循环增强、先天性鸟氨酸循环的有关酶缺乏症等可见血氨增高。还可用于儿童 Reye 综合征的诊断,该病有严重低血糖、大块肝坏死、急性肝功能衰竭并伴有肝脂肪变性,在肝酶谱增高前,血氨即增高。生理性血氨增高见于进食高蛋白饮食或运动后,血氨降低见于低蛋白饮食、贫血。

(四)评价

血氨检测结果的准确性主要取决于标本收集是否符合要求。床边取血后应立即分离血浆尽快进行检测,同时防止外源性氨的污染。由于 80%～90% 的肝性脑病患者有血氨增高,有的甚至增高到正常值的 2 倍以上,且血氨增高与神经精神症状严重程度相平行,因此,常对肝性脑病的患者进行血氨水平检测,作为临床依据。

三、血清总胆红素、结合胆红素及非结合胆红素

胆红素是血液循环中衰老红细胞在肝、脾及骨髓的单核-巨噬细胞系统中分解和破坏的产物。有结合胆红素和非结合胆红素之分,两者之和为总胆红素。在肝胆发生疾病时,胆红素代谢发生障碍,其各种成分在血清中可出现一系列变化,故胆红素相关检测是临床上常用的肝功能检查项目之一。

(一)检测方法

血清胆红素及其组分测定分为重氮盐法、胆红素氧化酶法、高效液相色谱法、导数分光光度法、直接分光光度法及干片分光光度法等。其中重氮盐改良 J-G 法(J-G)和胆红素氧化酶法是临床最常用的方法。

(二)参考区间

血清总胆红素(STB):①新生儿:0～1d 为 34～103μmol/L;1～2d 为 103～171μmol/L;3～5d 为 68～137μmol/L。②成人总胆红素:3.4～17.1μmol/L;结合胆红素(CB):0～6.8μmol/L;未结合胆红素(UCB):1.7～10.2μmol/L。

(三)临床意义

(1)判断有无黄疸、黄疸程度及演变过程:当 17.1μmol/L<STB<34.2μmol/L 时为隐性黄疸或亚临床黄疸,34.2～171μmol/L 为轻度黄疸,172～342μmol/L 为中度黄疸,>342μmol/L 为重度黄疸。病程中监测 STB 可以判断疗效和指导治疗。

(2)根据黄疸程度推断黄疸病:溶血性黄疸一般<85.5μmol/L,肝细胞性黄疸为 17.1～171 肛 mol/L,不完全性梗阻性黄疸为 172～265μmol/L,完全性梗阻性黄疸一般>342μmol/L(表 5-2-2)。

(3)根据胆红素升高程度判断黄疸类型:若 STB 增高伴 UCB 明显增高提示溶血性黄疸;若 STB 增高伴 CB 明显增高为胆汁淤积性黄疸;三者均增高为肝细胞性黄疸。

(4)根据结合胆红素与总胆红素比值协助鉴别黄疸类:CB/STB<20%提示溶血性黄疸,20%～50%之间为肝细胞性黄疸,>50%为胆汁淤积性黄疸。有些肝胆疾病如肝炎的黄疸前期、无黄疸型肝炎、失代偿期肝硬化、肝癌的早期诊断中,30%～50%的患者表现为 CB 增加,而 STB 正常。

表 5-2-2　三种类型黄疸的实验室鉴别诊断

项目	溶血性黄疸	肝细胞性黄疸	梗阻性黄疸
血浆总胆红素浓度	<86μmol/L	17.1～171μmol/L	不完全梗阻 172～265μmol/L 完全梗阻>342μmol/L
未结合胆红素	高度增加	增加	不变或微增
结合胆红素	正常或微增	增加	高度增加
尿胆红素定性	阴性	阳性	强阳性
尿胆素原	高度增加	不定或升高	减少或消失

项目	溶血性黄疸	肝细胞性黄疸	梗阻性黄疸
粪胆素原	增多	减少	减少或消失
血白蛋白电泳谱	正常	白蛋白减少,γ-球蛋白升高	球蛋白明显升高
脂蛋白 X	阴性	一般阴性	明显增高
ALT	正常,稍高	肝炎急性期增高	正常或增高
ALP	正常	正常或轻度增高	明显增高
LAP	正常	可增高	明显增高
γ-GT	正常	可增高	明显增高
凝血酶原时间	正常	延长,不能被维生素 K 纠正	延长,能被维生素 K 纠正
胆固醇	正常	降低,胆固醇酯明显降低	增高
红细胞脆性	降低	正常	正常
网织红细胞	增多	正常	正常

（四）评价

胆红素测定对肝病诊断有重要价值,但对于判断肝细胞损害程度不灵敏。血清胆红素水平与黄疸类型密切相关,可根据胆红素水平并结合临床症状鉴别诊断黄疸为溶血性、肝细胞性或阻塞性。在重氮试剂方法中,改良 J-G 法灵敏度及抗干扰能力均较好,为推荐的常规方法。标本要避光、低温放置。胆红素标准品需妥善保存、正确配制,胆红素标准品的保存、鉴定和配制是获得准确结果的前提。

四、血清总胆汁酸及结合胆酸

胆汁酸是肝细胞以胆固醇为原料而合成的,是清除胆固醇的主要方式。因胆汁酸的生成和代谢与肝脏有密切关系,胆汁酸的测定能反映肝脏合成、分泌、摄取功能及胆道排泄功能,故血清胆汁酸水平是反映肝胆疾病的重要指标。

（一）检测方法

常用的测定方法有高效液相色谱法、放射免疫分析法、酶免疫分析法。酶法中又可分为酶荧光法、酶比色法和酶循环法。其中酶比色法可用于手工操作,亦可用于自动分析,应用较广。酶循环法具有高敏感度、高特异性,故成为目前推荐检测血清总胆汁酸的方法。

（二）参考区间

总胆汁酸为 $(4.9\pm2.38)\mu mol/L$,餐后 2hTBA 为 $(8.22\pm2.91)\mu mol/L$ (酶法)。

（三）临床意义

血清总胆汁酸的测定是反映肝细胞损害的一个敏感指标,它不仅用于临床诊断,而且还能反映病情和估计疾病预后。生理性胆汁酸增高见于进食后一过性升高;病理性胆汁酸增高见于肝细胞损害(急慢性肝炎、肝硬化、肝癌、酒精肝及中毒性肝病)、胆道梗阻(肝内外胆管梗阻)、门脉分流(肠道中次级胆汁酸经分流的门脉系统直接进入体循环)。CA/CDCA 比值可作为胆道梗阻性病变和肝实质细胞性病变的鉴别指标。比值＞1,见于胆道梗阻性病变;反之,见于肝实质细胞性病变,其降低程度与肝损害的严重程度呈正相关。餐后2h血清TBA测定对各种肝病诊断的敏感度优于空腹血清TBA,若餐后2h血清TBA不升高,则胆汁酸重吸收受阻,提示回肠部位有病变。

(四)评价

胆汁酸的合成、分泌、重吸收及加工转化等均与肝、胆、肠等密切相关,因此,肝、胆或肠道疾病必然影响胆汁酸代谢,而胆汁酸代谢异常势必影响到上述脏器功能及胆固醇的代谢水平。血清胆汁酸测定可作为一项灵敏的肝清除功能试验,尤其适用于可疑有肝病但其他生化指标正常或有轻度异常的患者诊断。此外,动态监测餐后血清TBA水平可以观察急性肝炎的慢性过程或慢性肝炎的纤维化过程。

五、血清酶学

肝脏内含有丰富的酶,这些酶在肝细胞中产生、储存、释放或灭活。当肝细胞发生实质性损害时,部分酶的活性异常,使血清酶活性发生改变。肝脏酶的分类见表5-2-3。

表 5-2-3　肝脏酶的分类

分类	酶
反映肝细胞损伤的酶	丙氨酸氨基转移酶(ALT)、天门冬氨酸氨基转移酶(AST)、乳酸脱氢酶(LDH)
反映胆汁淤积的酶	碱性磷酸酶(ALP)、γ-谷氨酰转肽酶(GGT)、5′-核苷酸酶(5′-NT)等
反映肝纤维化的酶	单胺氧化酶(MAO)、透明质酸(HA)、脯氨酰羟化酶(PH)等
协助诊断肝细胞癌的酶	α-L-岩藻糖苷酶(AFU)、5′-核苷酸磷酸二酯酶同工酶Ⅴ(5′-NPD-Ⅴ)等

(一)血清转氨酶

转氨酶即氨基转移酶,是一组催化氨基酸与α-酮酸之间氨基转移反应的酶类。用于肝脏疾病检查的转氨酶主要是丙氨酸氨基转移酶(ALT)和天门冬氨酸氨基转移酶(AST)。ALT与AST的比较见表5-2-4。

表 5-2-4　ALT 与 AST 的比较

项目	ALT	AST
分布	主要在肝脏,其次是骨骼肌、肾脏、心肌等	主要在心肌,其次在肝脏、骨骼肌和肾脏
存在部位	非线粒体	80%的AST存在于线粒体
中等度肝损伤	ALT漏出率远大于AST,ALT/AST<1	AST漏出率远小于ALT,ALT/AST<1
严重肝损伤	ALT/AST比值降低	线粒体内的AST释放增多,ALT/AST比值降低

转氨酶检查的适应证:①诊断和鉴别诊断肝胆疾病、心肌梗死、骨骼肌损伤;②作为临床药物的筛查指标;③监测病情变化和治疗反应。

(1)标本类型:血清。

(2)参考区间:①连续监测法(37qC):ALT<40U/L,AST<40U/L;②比色法(Karmen

法）：ALT5～25卡门单位，AST8～28卡门单位；③ALT/AST≤1。

（3）临床意义：肝脏疾病转氨酶活性的变化见表5-2-5。

表 5-2-5 肝脏疾病转氨酶活性的变化

肝脏疾病	转氨酶活性变化
急性肝炎	ALT与AST活性均显著增高，但以ALT活性增高为主，ALT/AST>1
慢性肝炎	ALT与AST活性轻度增高或正常，ALT/AST>1。如果ALT/AST<1，则提示慢性活动性肝炎
急性重症肝炎	转氨酶活性变化可与肝损伤程度不呈正比，病程初期即表现出AST活性增高比ALT增高更明显，说明肝细胞损伤严重（有线粒体损伤）；若病情恶化，患者的黄疸加重，胆红素浓度明显增高，转氨酶活性却降低，即胆酶分离
非病毒性肝病	ALT与AST活性轻度增高或正常，ALT/AST<1。乙醇性肝病患者AST活性增高明显，而ALT活性可正常，可能与乙醇致线粒体损坏及抑制吡哆醛活性有关
肝硬化	转氨酶活性取决于肝细胞坏死和肝纤维化的程度，终末期血清转氨酶活性可正常或降低
胆汁淤积	肝内、外胆汁淤积时，转氨酶活性轻度增高或正常，借此可与肝实质细胞损伤相鉴别

①ALT变化：ALT是肝脏特异性酶，仅存在于肝细胞胞质中，血清ALT活性增高表明肝细胞膜存在着渗漏和退化，其增高的程度与受累肝细胞数量有关。

②AST变化：AST存在于大量的组织中，AST活性最高的器官系统是肝脏和骨骼肌。肝细胞80%的AST存在于线粒体、20%存在于细胞质。AST/ALT比值小于1表明轻度肝损害和一些炎症性病变，AST/ALT比值大于1，特别是大于2表明是坏死性的严重肝脏疾病，主要见于慢性活动性肝炎和乙醇性肝损害。

（4）评价：

①诊断价值：肝细胞损伤是血清转氨酶活性增高的最常见原因，但转氨酶对肝细胞损伤的诊断是一个灵敏而不特异的指标，且ALT对肝细胞损伤诊断的灵敏度高于AST。a.病毒、毒物损伤或循环系统导致的急性肝细胞坏死患者血清ALT活性一般高于参考区间上限的15倍。ALT诊断肝胆疾病的灵敏度为83%，特异度为84%。b.AST诊断肝胆疾病的灵敏度为71%。AST对可疑新近发病的心肌梗死的诊断灵敏度为96%，在胸痛发作后12h诊断的特异度为86%。

②影响因素。a.采用血清标本应注意：不能冻融标本，以免破坏转氨酶的活性；标本不能有溶血，红细胞内AST、ALT活性较血清明显增高；不能存在AST与免疫球蛋白的复合物（巨大AST），以免导致AST活性增高。b.肝素治疗、肥胖可使ALT活性增高，尿毒症、严重肝脏疾病和糖尿病酮症酸中毒可引起AST活性假性降低。

③与检查相关的临床须知：a.AST或ALT活性极度增高见于乙醇、乙酰氨基酚综合征患者，且AST大于ALT。b.血清ALT活性增高与乙肝核心抗体和丙肝抗原具有相关性，ALT活性增高不能做献血员。

（二）血清碱性磷酸酶

碱性磷酸酶（ALP）广泛存在于身体的各个器官，健康人血清ALP主要来源于肝脏、骨骼、肠道,其中以肝源性和骨源性为主。ALP 的检查主要用于:①肝胆疾病的诊断与监测:胆汁淤积性黄疸、胆汁性肝硬化、肝细胞性疾病、原发性肝脏肿瘤、肝转移癌;②骨病的诊断与监测:原发性骨病,如变形性骨炎、佝偻病、原发性骨瘤等;继发性骨病,如骨转移瘤、多发性骨髓瘤、骨折愈合等。

(1)标本类型:血清。

(2)参考区间:磷酸对硝基苯酚连续监测法(30℃):成人 40～110U/L;儿童<250U/L。

(3)临床意义:ALP 变化的临床意义与评价见表 5-2-6。

表 5-2-6　ALP 变化的临床意义与评价

临床意义	评价
肝胆系统疾病	各种肝内、外胆汁淤积性疾病,ALP 活性明显增高,且与血清胆红素浓度增高相平行;累及肝实质细胞的肝胆疾病(如肝炎、肝硬化),ALP 活性轻度增高
鉴别黄疸	①胆汁淤积性黄疸:ALP 活性和血清胆红素浓度明显增高,转氨酶活性仅轻度增高
	②肝细胞性黄疸:血清胆红素浓度中等度增高,转氨酶活性很高,ALP 活性正常或稍高
	③肝内胆汁淤积:ALP 活性明显增高,ALT 活性无明显增高,血清胆红素浓度大多正常
骨骼疾病	如纤维性骨炎、佝偻病、骨软化症、成骨细胞瘤及骨折愈合期,血清 ALP 活性增高
其他	肠梗阻、妊娠晚期

(4)评价:

①诊断价值 ALP 是诊断肝胆系统疾病和骨骼疾病的酶学指标,ALP、ALT 和胆红素、GGT 联合检查对鉴别黄疸有意义,但 ALP 不是诊断胆道疾病的特异性酶。

②影响因素:a.宜采用空腹血清标本(避免溶血)或采集肝素抗凝血浆,但不能采用EDTA、枸橼酸盐和草酸盐抗凝血浆(对 ALP 有抑制作用)。b.快速生长期的儿童、孕妇、老年人以及绝经后女性血清 ALP 活性呈现生理性增高。高脂饮食、应用清蛋白后有时可使 ALP活性增高;标本于室温放置或冰冻保存后可使 ALP 活性增高。c.抗凝血的 ALP 活性降低。

③与检查相关的临床须知:a.新生儿 ALP 活性略高于成人,1～5 岁可为成人的 2.5～5倍。20 岁以后至成人水平,这可能与激素水平生理性变化有关。b.妊娠 3 个月 ALP 活性开始增高,一直持续至分娩后 1 个月,妊娠期增高的 ALP 来自胎盘,并且与滋养层细胞发育程度有关。c.饱餐后血清中小肠型 ALP 活性增高,以 O 型血和 B 型血的人更明显。

(三)γ-谷氨酰转移酶

γ-谷氨酰转移酶(GGT)在体内分布较广,其活性强度依次为肾脏、胰腺、肝脏、脾脏。血清 GGT 主要来自肝胆系统,各种肝胆系统疾病患者血清 GGT 活性均可明显增高,这与肝细胞或肿瘤细胞合成、分泌、释放 GGT 增多,以及 GGT 排泄受阻有关。GGT 检查主要用于:①肝胆管疾病的诊断、鉴别诊断与监测;②结合其他检查指标进行慢性乙醇中毒(长期酗酒)的监测。

(1)标本类型:血清。

(2)参考区间:GluCANA 法(37℃):男性 8～58U/L,女性 8～30U/L。

(3)临床意义:GGT 的临床意义与评价见表 5-2-7。GGT/ALT 比值可大致区分肝细胞性黄疸和胆汁淤积性黄疸(表 5-2-8)。

表 5-2-7 GGT 的临床意义与评价

临床意义	评价
原发性或转移性肝癌	肝细胞和癌细胞合成 GGT 增多,由于肝内胆汁淤积可使 GGT 活性增高,且其与肿瘤大小及病情严重程度呈平行关系。GGT 动态观察有助于判断疗效和预后
胆汁淤积性黄疸	肝内或肝外胆汁淤积时,GGT 排泄受阻易随胆汁反流入血,使血清 GGT 活性明显增高,其增高程度比肝癌时更明显
病毒性肝炎和肝硬化	①急性肝炎 GGT 活性中度增高,但上升幅度明显低于 ALT。若持续增高提示慢性肝脏疾病或病变活动、病情恶化 ②在肝炎恢复期,GGT 活性持续增高,提示尚未痊愈,如长期增高,可能有肝坏死
其他	酗酒者 GGT 活性可增高,乙醇性肝病 GGT 多数显著增高,故 GGT 对乙醇性肝病的诊断有一定的价值

表 5-2-8 GGT/ALT 比值在肝胆管疾病中的频率(%)

疾病	GGT/ALT<1	GGT/ALT 为 1~6	GGT/ALT>6
急性病毒性肝炎	>98	<1	<1
慢性肝炎	~75	~25	<1
肝内胆汁淤积	~35	~45	~20
肝硬化(除外原发性胆管硬化)	~10	~65	~25
脂肪肝	0	~90	~10
原发性胆管硬化	0	~60	~40
肝外胆汁淤积性黄疸	0	~40	~60

(4)评价:

①诊断价值:GGT 是诊断肝胆系统疾病的灵敏指标,也是乙醇性肝病的监测指标。GGT 还可作为前列腺癌以及乳腺癌、结直肠转移性肝癌的诊断标志物。

②影响因素:a.以血清标本为宜或 EDTA、肝素抗凝血浆。但氟化钠、草酸盐和枸橼酸盐抗凝剂可致 GGT 活性降低。b.巴比妥类药物、抗癫痫病药物、抗抑郁症的三环化合物、解热镇痛药,以及香豆素类抗凝剂、含有雌激素的避孕药等均可导致 GGT 活性增高或轻度增高。

③与检查相关的临床须知:a.检查前禁止饮酒。b.健康人血清 GGT 活性很低,男性高于女性,可能与前列腺含有丰富的 GGT 有关。c.由于 GGT 活性变化对反映长期饮酒者的饮酒量变化非常灵敏,因此,可用于监测长期饮酒者、有早期危险信号的饮酒者戒酒和饮酒量减少的情况。

(四)单胺氧化酶

单胺氧化酶(MAO)在肝脏、肾脏、胰腺、心脏等组织含量较多,主要存在于线粒体内,能促进结缔组织成熟。血清 MAO 活性与体内结缔组织增生呈正相关,是诊断肝纤维化的指标之一。

(1)标本类型:血清。

(2)参考区间:12 000~40 000U/L(化学比色法)。

（3）临床意义：

①肝脏疾病：肝硬化晚期和肝癌合并肝硬化患者 MAO 活性增高，其增高程度与肝脏纤维化程度呈正比。急性肝炎、轻度慢性肝炎患者 MAO 活性大多正常；部分重度肝炎患者血清 MAO 活性增高，提示肝细胞坏死和纤维化形成；暴发性肝炎、严重脂肪肝若伴有急性重型肝炎患者 MAO 从肝细胞和线粒体溢出，使血清 MAO 活性增高。

②肝外疾病：如慢性心力衰竭、糖尿病、甲状腺功能亢进症、硬皮病等患者 MAO 活性也可增高。

（4）评价：MAO 可反映肝纤维化的过程，是诊断肝脏纤维化的参考指标，但对诊断早期肝脏纤维化不灵敏。血清透明质酸（HA）、层粘连蛋白（LN）、Ⅲ型前胶原肽（P-Ⅲ-P）和Ⅳ型胶原（C-Ⅳ）均可作为肝脏纤维化的标志物，其变化对肝脏纤维化的活动性、严重程度、分期、代偿能力和预后等有一定的诊断价值。但单一指标的灵敏度和特异度有限，联合检查可提高诊断价值。

（五）胆碱酯酶

胆碱酯酶（ChE）分为乙酰胆碱酯酶（AChE）和假性胆碱酯酶（PChE）。AChE 主要存在于红细胞、肺脏、脑组织、交感神经节中，其主要作用是水解乙酰胆碱；PChE 是一种糖蛋白，由肝脏粗面内质网合成，主要存在于血清或血浆中。

（1）标本类型：空腹采血，分离血清。

（2）参考区间：①PChE：30 000～80 000U/L；②AChE：80 000～120 000U/L。

（3）临床意义：血清 CHE 测定主要用于肝功能评价，也用于农药中毒诊断及手术用肌松药响应预测等。血清 CHE 是肝脏合成功能的灵敏指标，各种慢性肝脏疾病时多见血清 CHE 降低。有机磷等农药中毒时血清 CHE 明显降低。血清 CHE 活性过低者（遗传等因素）手术时慎用琥珀酰胆碱等肌松药。

（4）评价：

①诊断价值：血清 ChE 主要用于诊断肝脏疾病和有机磷杀虫剂中毒等。

②影响因素：a.ChE 活性变化可反映肝细胞合成蛋白质的能力，生理情况下，新生儿 ChE 活性约为成人的 50%，随着年龄增长而逐渐增高。b.溶血标本影响检查结果。

③与检查相关的临床须知：

a.胆碱酯酶活性可完全不可逆地被有机磷杀虫剂抑制。工业暴露后，患者胆碱酯酶至少恢复到参考区间的 75% 才能返回工作岗位，血清胆碱酯酶 7～10d 再升 25%,,4～6 周恢复到基线水平。

b.由于有机磷杀虫剂的混合因素，ChE 活性下降到参考区间的 60% 以下才会出现临床表现（表 5-2-9）。

表 5-2-9　不同程度有机磷杀虫剂中毒的 ChE 活性变化与临床表现

分度	ChE 活性	临床表现
轻度	为参考区间的 40%～60%	瞳孔缩小、多涎、恶心、呕吐、肌肉震颤和出汗
中度	为参考区间的 20%～40%	除了轻度的症状外，还有胸部及肌肉疼痛加重
重度	为参考区间的 20% 以下	伴有呼吸困难为主的临床表现

c.从 ChE 被完全抑制到恢复正常水平需要 30～40d。

d.长期接触杀虫剂可以无症状或出现非特异性症状,如腹泻、体重下降、肌肉无力或精神症状等。

第三节　胰腺功能检验

一、淀粉酶

淀粉酶(AMS)主要来自胰腺和腮腺。来自胰腺的为淀粉酶同工酶 P(P-AMS),来自腮腺的为淀粉酶同工酶 S(S-AMS)。其他组织,如心脏、肝脏、肺脏、甲状腺、卵巢、脾脏等也含有少量 AMS。淀粉酶检查的适应证:①急性胰腺炎的监测和排除(出现急性上腹部疼痛);②慢性(复发性)胰腺炎;③胰管阻塞;④腹部不适、外科手术、厌食和食欲过盛等;⑤逆行胆胰管造影(ERCP)后的随访;⑥腮腺炎(流行性、乙醇中毒性)。

(一)标本类型

①空腹采集静脉血液,分离血清或肝素抗凝血浆;②随机尿或 24h 尿。

(二)参考区间

①血液 AMS:600～1200Somogyi U/L,30～220SI U/L;②尿液 AMS:＜5000Somogyi U/24h,6.5～48.1SI U/h。

(三)临床意义

1.AMS 活性增高

(1)胰腺炎:①急性胰腺炎是 AMS 活性增高最常见的原因。血清 AMS 活性一般于发病 2～12h 开始增高,12～72h 达到峰值,3～5d 恢复正常。AMS 活性增高越明显,其损伤越严重;②慢性胰腺炎急性发作、胰腺囊肿、胰腺管阻塞时 AMS 活性也可增高。

(2)胰腺癌:胰腺癌早期 AMS 活性增高,其原因为:①肿瘤压迫造成胰腺导管阻塞,并使其压力增高,使 AMS 溢入血液;②短时间内大量胰腺组织破坏,组织中的 AMS 进入血液。

(3)非胰腺疾病:①腮腺炎时增高的 AMS 主要为 S-AMS,S-AMS/P-AMS 大于 3,借此可与急性胰腺炎相鉴别;②消化性溃疡穿孔、上腹部手术后、机械性肠梗阻、胆汁淤积、急性胆囊炎等患者 AMS 活性也增高,这主要是由于病变累及胰腺或富含 AMS 的肠液进入腹腔被吸收所致;③服用镇静剂,如吗啡等,AMS 活性也增高,以 S-AMS 活性增高为主;④乙醇中毒患者 AMS 活性增高;⑤肾衰竭患者 AMS 活性增高是由于经肾脏排出的 AMS 减少所致;⑥巨淀粉酶血症时,由于 AMS 与免疫球蛋白等结合形成复合物或 AMS 本身聚合成巨淀粉酶分子,致使肾脏排泄 AMS 减少。所以,血液 AMS 活性增高,尿液 AMS 活性降低。

2.AMS 活性降低

(1)慢性胰腺炎:AMS 活性降低多由胰腺组织严重破坏,导致胰腺分泌功能障碍所致。

(2)胰腺癌:AMS 活性降低多由肿瘤压迫时间过久、腺体组织纤维化、分泌功能降低所致。

(3)其他:①肾衰竭晚期患者肾脏排泄 AMS 减少,尿液 AMS 活性降低;②巨淀粉酶血症患者尿液 AMS 活性降低。

(四)评价

1.诊断价值

淀粉酶和脂肪酶联合检查可用于急性胰腺炎的诊断和鉴别诊断或用于急腹症的鉴别诊断。同时检查淀粉酶和脂肪酶时,脂肪酶的灵敏度和特异度较淀粉酶更高。

(1)血液和尿液 AMS 活性变化可用于急性胰腺炎的诊断和急腹症的鉴别诊断。血清 AMS 活性越高,诊断的准确性越大,但 AMS 活性正常不能排除急性胰腺炎。

(2)由于 AMS 半衰期短(约2h),胰腺或腮腺发生病变时,血液 AMS 活性增高早,持续时间短;而尿液 AMS 活性增高晚,持续时间长。但是,临床上以血液 AMS 变化为主要诊断依据,尿液 AMS 变化仅为参考。

(3)AMS 诊断胰腺炎的灵敏度为70%~95%,特异度为33%~34%。AMS 对慢性胰腺炎诊断的灵敏度较低。

2.影响因素

(1)抗凝血的淀粉酶偏低,EDTA、草酸盐和枸橼酸盐抗凝血浆不适用于检查 AMS。

(2)高脂血症可干扰检查结果。糖尿病酮症酸中毒、妊娠女性和酒精中毒患者 AMS 活性增高。

3.与检查相关的临床须知

(1)随机尿液 AMS 对急性胰腺炎诊断价值不大,发病后 6h 或 24h 尿液 AMS 的诊断价值较大。

(2)新生儿血清 AMS 活性约为成人的18%,随着年龄增长 AMS 活性逐渐增高,10~15岁达成人水平。

(3)腹痛患者上腹部压痛、恶心呕吐时,应同时检查 AMS 与脂肪酶(LPS),以鉴别是急性胰腺炎还是其他外科疾病。

二、脂 肪 酶

脂肪酶(LPS)是一种能水解长链脂肪酸三酰甘油的酶,主要由胰腺分泌,胃和小肠也能产生少量的 LPS。LPS 经肾小球滤过,并被肾小管全部重吸收,所以尿液中无 LPS。脂肪酶检查的适应证:①急性胰腺炎的监测和鉴别诊断(出现急性上腹部疼痛);②慢性(复发性)胰腺炎;③胰管阻塞;④腹部疾病累及胰腺的检查。

(一)标本类型

空腹采集静脉血液,分离血清或肝素抗凝血浆。

(二)参考区间

比色法:<79U/L。滴度法:<1500U/L。

(三)临床意义

1.LPS 活性增高

(1)胰腺疾病:LPS 活性增高常见于胰腺疾病,特别是急性胰腺炎。急性胰腺炎发病后

3~6hLPS开始增高,24h达到峰值,可持续7~10d,并且LPS活性增高可与AMS平行,但有时其增高的时间更早,持续时间更长,增高的程度更明显。

由于LPS活性增高持续时间较长,在病程的后期检查LPS更有利于观察病情变化和判断预后。另外,LPS活性增高也可见于慢性胰腺炎,但其增高的程度较急性胰腺炎为低。

(2)非胰腺疾病:LPS活性增高也可见于消化性溃疡穿孔、肠梗阻、急性胆囊炎等。

2.LPS活性降低

胰腺癌或胰腺结石所致的胰腺导管阻塞时,LPS活性可降低。LPS降低的程度与梗阻部位、梗阻程度和剩余胰腺组织的功能有关。LPS活性降低也可见于胰腺囊性纤维化。

(四)评价

1.诊断价值

AMS和LPS联合检查用于急性胰腺炎的诊断和鉴别诊断或用于急腹症的鉴别诊断。联合应用AMS和LPS时,LPS的灵敏度和特异度较AMS更高。

(1)LPS诊断急性胰腺炎的灵敏度可达82%~100%,AMS与LPS联合检查的灵敏度可达95%。由于血清LPS的组织来源较AMS少,故血清LPS对诊断急性胰腺炎具有较高的特异度,且约有20%血清LPS增高的患者血清AMS活性不增高。因此,联合检查血清AMS和LPS对诊断急性胰腺炎具有更高的价值。

(2)由于急性胰腺炎患者血清LPS活性增高的程度大、持续时间长(血清AMS持续时间短),所以,血清LPS对急性胰腺炎后期更具诊断价值。

(3)由于腮腺炎、巨淀粉酶血症患者血清LPS活性不增高。所以,血清LPS对急性胰腺炎具有鉴别诊断价值。

(4)血清LPS对慢性胰腺炎诊断的灵敏度低。

2.影响因素

(1)血红蛋白有抑制LPS的作用,故标本不能有溶血。EDTA和枸橼酸盐影响LPS检查结果,其抗凝血浆不适宜作为检查标本。

(2)血清LPS检查方法多,不同的检查方法其结果有差异,对胰腺炎诊断的灵敏度也不同。

3.与检查相关的临床须知

(1)50%慢性肾衰竭、血液透析患者LPS活性增高。

(2)腹痛患者上腹部压痛、恶心呕吐时应同时检查AMS与LPS,以鉴别是急性胰腺炎还是其他外科疾病。

第六章 临床免疫检验

第一节 免疫学检验技术及应用

一、抗原抗体反应

(一)抗原抗体反应的结构基础

抗原抗体反应是基于抗原表位与抗体可变区在空间结构上的相互吻合,抗体是抗原抗体反应中的关键因素,其特异性决定了测定方法的特异性,抗体的亲和力则制约着测定方法的灵敏度和测定下限。抗原表位和抗体可变区在空间结构的改变均可影响抗原抗体反应。

1.抗原的结构

抗原是指能够刺激机体产生(特异性)免疫应答,并能与免疫应答产物抗体和致敏淋巴细胞在体内外结合,发生免疫效应(特异性反应)的物质。

(1)抗原的基本特性:抗原一般具备两个重要特性:一是免疫原性,即抗原刺激机体产生适应性免疫应答,并诱导产生抗体或致敏淋巴细胞的能力;二是免疫反应性,即抗原与其所诱导产生的抗体或致敏淋巴细胞特异性结合的能力。同时具有免疫原性和免疫反应性的物质称免疫原,又称完全抗原,即通常所称的抗原。而仅具备免疫反应性的物质,称为不完全抗原,又称半抗原。结构复杂的蛋白质大分子通常为完全抗原,而许多小分子化合物及药物属半抗原,其单独不能诱导免疫应答,即不具备免疫原性,但当其与大分子蛋白质或非抗原性的多聚赖氨酸等载体交联或结合后可获得免疫原性。

(2)抗原表位:抗原的最小结构与功能单位是表位,又称抗原决定簇/基,是指抗原分子中决定抗原特异性的化学基团。抗原通过其表位与 TCR、BCR 或抗体特异性结合,B 细胞表位通常由 5~15 个氨基酸残基组成。1 个抗原分子上能与抗体分子结合的抗原表位的总数称为抗原结合价。一个半抗原相当于一个抗原表位,仅能与抗体分子的一个结合部位结合。天然抗原一般是大分子,含多种、多个抗原表位,是多价抗原,可以和多个抗体分子结合。

(3)免疫检测常用的抗原:免疫学测定中常用的抗原包括天然抗原、合成多肽抗原和基因重组抗原。天然抗原通常来自微生物培养物、动物组织等,须经提取、纯化方能使用,其特点是抗原表位未受到破坏,保留了天然抗原所具备的抗体结合特性,但其纯度对测定方法的特异性有较大的影响。合成多肽抗原是根据抗原分子的某种表位的氨基酸序列人工合成的多肽片段,具有抗原表位单一、纯度高、特异性强的特点,但由于分子较小,需借助偶联物间接结合到固相载体表面,也缺乏完整抗原所具有的立体构象表位,在检测抗体的时候有可能导致针对立体构象表位的抗体漏检。基因重组抗原是采用基因工程技术表达目的抗原,最大限度地保留抗原的生物学和免疫学特性,而且可用于大量生产,但原核表达体系不能对蛋白质进行糖基化修饰,可能导致部分表位的差异或缺失。目前的商品化酶联免疫吸附试验(ELISA)试剂盒多使用重组抗原。

2.抗体的结构

抗体(Ab)是 B 细胞受到抗原刺激后,增殖分化为浆细胞产生的、可与相应抗原发生特异性结合的免疫球蛋白,主要分布在血清中,也分布于组织液、外分泌液、黏膜及某些细胞膜表面。

(1)抗体的基本结构:抗体分子的基本结构是由四肽链组成,即由两条相同的轻链(L 链)和两条相同的重链(H 链)组成,轻链与重链之间以二硫键连接形成一"Y"形,是构成免疫球蛋白(Ig)分子的基本结构。Ig 结构可分可变区(V 区)、恒定区(C 区)和铰链区。可变区为靠近 N 端的氨基酸序列变化较大的区域,重链可变区和轻链可变区各有 3 个高变区(HVR),该区域形成与抗原表位互补的空间构象,因而又称互补决定区(CDR)。轻链可变区 V_H 和重链可变区 V_L 共 6 个 CDR 共同组成抗体的抗原结合部位,决定着抗体的特异性。抗体与抗原结合时抗体的 CDR 与抗原表位密切接触,相互吻合,两者的结合具有互补性、高度特异性。

(2)抗体的异质性:自然界中抗原种类繁多、分子结构复杂,每种抗原常含有多种表位。这些抗原刺激机体产生的抗体总数是巨大的,其中包括针对各个抗原表位的相同类型或者不同类型(抗体重链类别和轻链型别不同)的特异性抗体,以及针对同一抗原表位的不同类型的抗体,呈现明显的异质性。

根据重链结构和抗原性的差异将免疫球蛋白分为五类:IgA、IgD、IgE、IgG、IgM,不同类的免疫球蛋白具有不同的特征。同一类 Ig 其铰链区氨基酸组成和重链二硫键的数目、位置也不同,据此又可将同一类 Ig 分为不同的亚类(subclass)。如人 IgG 可分为 IgG1～IgG4;IgA 可分为 IgA1 和 IgA2。IgM、IgD 和 IgE 尚未发现有亚类。

根据轻链结构和抗原性的不同,将免疫球蛋白分为 K 型和λ型两型。一个天然免疫球蛋白分子上两条轻链的型别总是相同的,但同一个体内可存在分别带有 K 链或λ链的免疫球蛋白分子,两型轻链的功能无差异。

(3)抗体的免疫原性:抗体的本质是蛋白质,抗体分子中包含多种不同的抗原表位,故其本身也具有免疫原性,可激发机体产生抗体。根据抗体引起的是异种免疫应答、同种异体免疫应答还是自体,将抗体的抗原性分为三种:同种型、同种异型和独特型。免疫检验中常用到的是抗同种型抗体,其针对的抗原表位是同一种属内所有健康个体共有的,主要集中在 Ig 的恒定区。如可以用小鼠的 IgG(或重组表达的小鼠 IgGFc 端)免疫山羊,将诱导产生山羊抗小鼠抗体,即抗体的抗体,也称为抗抗体(二抗),其主要作用是检测抗体的存在,放大一抗的信号。

(二)抗原抗体反应原理和特点

抗原抗体反应是指由抗原物质刺激机体产生相应的抗体后,两者在体内或体外发生的特异性结合反应。此种反应在体内可以产生杀菌、溶菌、中和毒素及促进吞噬等免疫保护效应;但在某些情况下,也可引起超敏反应或其他免疫性疾病,对机体造成损伤。抗原与抗体在体外结合时,可因抗原的物理性状不同或参与反应的成分不同而出现各种反应,例如凝集、沉淀、补体结合及中和反应等。抗原与抗体的特异结合,主要是基于抗原和抗体分子结构及立体构型的互补,以及由多种因素造成两者分子间引力参与下发生的可逆性免疫化学反应。

1.抗原抗体反应基本原理

(1)抗原抗体的胶体特性与极性基的吸附作用:抗体和多数抗原在水溶液中具有胶体性质,带电荷,与水分子有很强的亲和力,在粒子外周构成水化膜,使之成为亲水胶体。同种胶体粒子在一定 pH 的水溶液中带有相同电荷,互相排斥。因此亲水胶体凭借其所带的水层和电荷,能均匀地分布于溶媒介质中,保持相对稳定,不发生凝集或沉淀。

抗原与抗体之间有相对应的极性基。当两者由于物理和化学特性相吻合互相吸引而结合后,不再与环境中水分子结合,因而失去亲水性能,成为疏水胶体系统。它们在水溶液中的稳定性,主要依赖其表面电荷。此时如有一定浓度的电解质存在,中和胶体粒子表面所带电荷,便会促使其发生凝集或沉淀。

(2)抗原抗体结合力:抗原与抗体分子由于立体构型互相吻合且所带电荷相对应即可互相吸引、结合。这主要依靠下列各种分子间引力。

①库伦吸引或静电力:抗原和抗体分子上带有相反电荷的氨基和羧基基团之间相互吸引而促进结合;抗原与抗体间所带的相反电荷产生的静电力,也可互相吸引而促进结合。

②范德华力:抗原与抗体分子的外层电子之间相互作用产生一种引力,即范德华力,使分子吸引而结合。抗原与抗体分子的空间互补关系有助于该引力作用,增加两种分子结合的倾向,形成特异性抗原抗体复合物。这种引力的能量小于静电引力。

③氢键:具有亲水基团的抗体与相应抗原相互接近,可形成相对微弱和可逆的氢键桥梁,通过氢键使抗原与抗体相互结合。氢键结合比范德华力强,更具有特异性。

④疏水作用:抗原与抗体分子侧链上的某些氨基酸(如亮氨酸、缬氨酸及苯丙氨酸等)具有疏水性,在水溶液中与水分子间不形成氢键。当抗原与抗体分子表面此种疏水基团密切接触时,可排斥水分子,在两者之间产生相互吸引力而结合。疏水作用力在抗原抗体反应中的作用最大,约占总结合力的 50%。

2.抗原抗体反应的特点

(1)特异性:抗原与抗体的结合具有高度特异性,即一种抗原分子只能与由它刺激产生的抗体结合而发生反应。抗原的特异性取决于抗原决定簇的数量、性质及其立体构型;而抗体的特异性则取决于 Ig Fab 段的高变区与相应抗原决定簇的结合能力。

(2)可逆性:抗原与抗体的结合是可逆的,在一定条件下,如低 pH、冻融、高浓度盐类等,结合物可以发生解离。解离后的抗原或抗体的化学结构、生物活性及特异性不变。

(3)最适比例性:抗原抗体只有比例合适时,才发生最强的结合反应。在免疫学检测中,如抗体浓度大于抗原当量浓度,形成的免疫复合物(IC)会减少。抗体过剩越多,形成的 IC 量越少,这种现象称为前带现象。反之,当抗原浓度大于抗体的当量浓度,IC 量亦会减少,称为后带现象。1977 年根据反应曲线的形状提出了钩状效应。严格地说,前带现象系指抗体过剩时,使反应信号弱化,信号的剂量(浓度)曲线呈钩状的现象;后带现象是指抗原过剩时,使反应信号弱化,信号-剂量曲线亦呈钩状的现象。因此钩状效应概括了前、后带现象,在命名上较为确切。

（4）反应的阶段性：抗原抗体反应的过程可分为两个阶段。

①特异性结合阶段：抗原决定簇与相应抗体 Fab 段的高变区特异结合，反应进行较快，大多在几秒钟至数分钟内即可完成，但无可见反应出现。

②反应的可见阶段：抗原与抗体特异结合后，受电解质、温度、pH 等因素的影响，表现为凝集、沉淀、补体结合、细胞溶解等反应。此阶段较长，历时数分钟、数小时乃至数天。但若为单价抗体或半抗原，则仍不出现可见反应。

上述两个阶段并无严格界限，往往第一阶段反应还未完全完成，即开始第二阶段反应。

3.抗原抗体反应的影响因素

抗原抗体反应的影响因素很多，除了抗原和抗体本身的性质、活性及浓度（或效价）等之外，还受到下列环境条件的影响。

（1）电解质：电解质是抗原抗体反应系统中不可缺少的成分。如有适当浓度的电解质存在，可中和其表面电荷，使电势降低，出现可见的沉淀或凝集现象。一般用 0.85% NaCl 生理溶液作为抗原和抗体的稀释剂和反应溶液。

（2）酸碱度：适当 pH 是抗原抗体反应必要的条件之一。抗原抗体反应一般在 pH6.0～8.0 的条件下进行，pH 过高或过低都将影响抗原和抗体的理化性质。

（3）温度：抗原抗体反应受温度的影响较大。在一定范围内，温度升高可促进分子运动，使抗原抗体分子碰撞机会增多，两者的结合反应加速。但温度过高（56℃以上），可导致抗原抗体变性或遭破坏，补体被灭活，已形成的免疫复合物亦将发生解离。一般试验常在 37℃恒温条件下进行。此外，适当振荡也可促进抗原与抗体分子的结合。利用微波，可使溶液中的有极分子剧烈运动，加速抗原抗体反应。

（三）影响抗原抗体反应的因素

影响抗原抗体结合反应的因素较多，包括抗原（抗体）本身的因素、实验环境的因素和反应体系的因素等。

1.抗原抗体本身的因素

（1）抗原因素：抗原的理化特性、相对分子质量、抗原表位种类和数目均可影响抗原抗体反应结果。例如，颗粒性抗原与相应抗体结合出现凝集现象；可溶性抗原与相应抗体结合出现沉淀现象；单价抗原（半抗原）与相应抗体结合不出现肉眼可见的反应现象。

（2）抗体因素：抗体的来源、特异性、亲和力和浓度均可影响抗原抗体反应。

不同来源的抗体，其反应性存在一定差异。家兔、鼠、羊等大多数动物的免疫血清具有较宽的等价带，与相应抗原结合易出现可见的抗原抗体复合物，称为 R 型抗体；而马、人的免疫血清等价带较窄，抗原或抗体过量均易形成可溶性复合物，称为 H 型抗体。

抗体的特异性和亲和力是影响抗原抗体反应的关键因素，多克隆抗体较单克隆抗体特异性差，容易发生交叉反应；单克隆抗体只针对一个抗原表位，一般不用于凝集或沉淀反应。在建立免疫检测方法时应该选用特异性高、亲和力强的抗体作为诊断试剂，以保证试验的可靠性。

抗体的浓度及抗原、抗体的比例也非常重要，只有抗原、抗体比例合适时，才能出现最明显的反应现象,因此在实验前应进行预实验,找出最适的反应浓度。

2.实验环境的因素

(1)电解质:电解质是抗原、抗体结合出现可见反应现象不可缺少的成分。抗原与抗体发生特异性结合后,由亲水胶体转变为疏水胶体的过程中,需要有适量的电解质参加才能中和抗原抗体复合物表面的电荷,破坏水化层,使疏水胶体进一步相互靠拢聚集,形成大块的凝集或沉淀,若无电解质存在,则不出现可见的反应现象。实验中常用0.85% NaCl或其他缓冲液作为抗原、抗体的稀释液及反应液,以提供适当浓度的电解质。但参与反应的电解质浓度不宜过高,否则会使蛋白质(抗原或抗体)发生非特异性沉淀,出现盐析现象。

(2)酸碱度:抗原抗体反应一般在pH值6~8环境下进行。pH值过高或过低均可影响抗原、抗体的理化性质。例如,当pH值接近抗原的等电点时,即使无相应抗体存在,也会引起颗粒性抗原的非特异性凝集,造成假阳性反应。

(3)温度:抗原抗体结合反应最常用的温度有37℃和室温(18~25℃),其次是43℃和2~8℃。适当提高反应的温度可增加抗原与抗体分子的碰撞机会,加速抗原抗体复合物的形成。在一定温度范围内,温度越高,形成可见反应的速度越快,但也容易再解离,因为反应时间短,形成的抗原抗体复合物结构疏松。温度过高(56℃以上)可使抗原或抗体变性失活,因此极少使用。某些特殊的抗原抗体反应对温度有一些特殊的要求,例如冷凝集素在4℃左右与红细胞结合最好,20℃以上反而解离。

此外,适当的振荡或搅拌也可促进抗原、抗体分子的接触,加速反应。

3.反应体系的因素

(1)反应基质因素:反应基质因素是指干扰抗原抗体间反应但与分析物本身无关的非特异性因素。反应基质因素包括两类:

①内源性因素:内源性因素主要包括类风湿因子、补体、异性嗜抗体、自身抗体等。

类风湿因子(RF)是类风湿关节炎等自身免疫病患者血清中针对IgG Fc段上抗原表位的一类自身抗体。在酶联免疫吸附试验(ELISA)中,RF可模拟抗原与固相上包被的特异抗体IgG以及随后加入的酶标抗体IgG结合,从而出现假阳性结果。可以通过稀释标本、改变酶标抗体为F(ab')2等方法来解决。

ELISA系统中固相一抗和标记二抗均有激活人补体系统的功能,抗体分子发生变构,其Fc段的补体C1q分子结合位点被暴露出来,使C1q可以将二者连接起来,从而造成假阳性,可以在测定之前加热临床血清标本灭活补体。

异嗜性抗体是指人类血清中含有抗其他物种(如鼠、马、羊等)的免疫球蛋白(Ig)的抗体,它通过桥联捕获抗体、标记抗体或抗原干扰测定。可以通过在标本或标本稀释液中加入过量的动物Ig封闭可能存在的异嗜性抗体,但加入量不足或亚类不同时无效。

自身抗体如抗甲状腺球蛋白、抗胰岛素等,能与其相应靶抗原结合形成复合物,在ELISA方法中可干扰相应抗原抗体的测定,可在测定前用理化方法将其解离。

②外源性因素:外源性因素包括标本溶血、细菌污染、反复冻融等。

标本溶血释放的血红素基团具有过氧化物酶(HRP)活性,容易在反应过程中吸附于固相载体表面,催化底物显色产生假阳性结果。

细菌污染标本中也会释放菌体内源性 HRP,出现假阳性结果。

反复冻融会使抗体效价大幅度降低,出现假阴性结果。

外源性因素在实际工作中是可以避免也是必须避免的因素。

(2)反应体系因素:在凝集反应、沉淀反应等实验中,抗原、抗体是在液相体系中进行反应;而在 ELISA、化学发光免疫分析等免疫标记技术中,通常需要将抗原或抗体固相化,抗原、抗体反应是在固相体系中进行。与液相体系相比,固相表面抗原抗体结合反应的特点包括:抗原抗体结合反应达到平衡所需时间较长,解离速率较慢;固相体系中由于抗原抗体活性部位可能朝向固相载体,而导致其活性受影响,利用率低于液相体系;近些年发展起来的微球载体相较于传统的 ELISA 微孔板,表面积大,结合反应效率更高,因而广泛用于全自动化免疫测定分析。

二、放射免疫技术

放射免疫技术是用放射性核素标记抗原或抗体分子,通过测定放射性强度评估抗原抗体反应的情况,从而实现对待测抗体或抗原分子的定量(或定性)分析。放射免疫技术将放射性核素的高灵敏性、精确性与抗原抗体反应的高特异性结合于一体,具有较高的分析敏感性和特异性。放射免疫技术主要包括经典的放射免疫分析(RIA)和免疫放射分析(IRMA)。1959年,用 [131]I 标记胰岛素,用抗胰岛素抗体检测血清胰岛素获得成功,创立了经典 RIA,并因此荣获 1977 年的诺贝尔医学或生理学奖。1968 年,用 [125]I 标记抗胰岛素抗体,检测牛血清胰岛素获得成功,创立了 IRMA。放射免疫技术开创了体液微量物质定量分析的新纪元,并为其他标记技术的发展奠定了基础。但是放射免疫技术伴有不同程度的放射性污染,目前逐渐被化学发光免疫技术所替代。本章将重点介绍放射免疫分析方法和免疫放射分析方法。

(一)放射性核素与放射性标记物

放射性核素标记物是将放射性核素标记在目的抗原或抗体上,用于检测抗体或抗原,是放射免疫分析的主要组成部分。

1.放射性核素

放射性核素是指不稳定的原子核自发产生的成分或能级的变化,由一种放射性核素转变为另一种放射性核素,并同时释放射线。放射性核素的这一转变过程称为放射性衰变。放射性核素依衰变方式不同分为 α、β、γ 三类。用于放射免疫技术的有 β 和 γ 两大类,分别用 γ 计数器和液体闪烁计数器测定。常用的 γ 放射性核素有 [125]I、[131]I、[51]Cr 和 ^{60}Co,β 放射性核素有 [3]H、[32]P、[14]C 和 [35]S。最常用的放射性核素是 [125]I 衰变)和 [3]H(β 衰变);由于 3H 存在半衰期长、测量复杂、效率低及废弃物处理困难等因素,已很少使用。

放射性核素 [125]I 是最常用的放射免疫技术标记物。

(1)优点:

①化学性质较活泼,用简单的方法可得到活性较高的标记物。

②衰变过程产生 γ 射线,便于测量且测量效率高。

③半衰期(60d)适中,试剂盒有一定的使用期,废弃物处理较容易。

（2）缺点：

①标记时^{125}I取代H会改变物质结构，有可能影响抗原免疫活性。

②比较容易发生辐射损伤而使标记抗原变性。

③标记物只能应用6～8周。

2.放射性核素检测的防护

为确保职业性放射工作人员、公众的健康与安全，并保证环境不受污染，必须按照《放射卫生防护标准》的要求，本着安全、经济、合理的原则，对核医学实验室须采取综合性的卫生防护措施。放射性防护措施包括实验室的选址、布局、必要的防护器材、放射性废弃物的处理、放射性表面污染的去除以及个人的防护。如实验室要有通风设备，实验操作间与测量间分开，制定安全操作的技术规程等；个人防护必须按照操作要求穿工作服、戴手套、帽子、口罩，在指定的地点操作等。

3.放射性核素标记物的制备

放射性核素标记物的质量优劣，将直接影响测定结果。制备高比活度、高纯度和完整免疫活性的标记物是建立高质量放射免疫分析法的重要条件。以放射性核素^{125}I标记抗原（抗体）为例说明标记物的制备。

（1）标记原理：用放射性^{125}I制备标记物是以^{125}I通过取代反应置换被标记物分子中酪氨酸或酪胺残基以及组胺残基上的氢原子来实现的。因蛋白质、肽类等化合物在结构中含有上述基团，均可用^{125}I直接标记，而对于不含上述基团的甾体激素或药物分子，必须在分子结构上连接相应基团才能进行标记。

（2）抗原（抗体）：放射性碘标记的抗原应该是高纯度抗原，蛋白质抗原可直接进行标记，非蛋白质抗原或半抗原（甾体激素和药物分子）需要进行必要的修饰才能用放射性碘标记。

放射性碘标记的抗体应选用高亲和力和高效价的抗体，可以是多克隆抗体，也可以是单克隆抗体。此外，所用抗体必须保证较高的纯度和较高的效价，对于多克隆抗体必须保证较高的特异性。

（3）标记方法：放射性碘标记化合物的制备方法分为直接标记和间接标记两类方法。

①直接标记法：采用化学或酶促氧化反应直接将^{125}I结合于被标记物分子中酪胺残基或组胺残基上。优点是标记方法操作简单，容易将较多的^{125}I结合到被标记物分子上，容易得到比放射性较高的标记物。常用于肽类、蛋白质和酶的标记。

氯胺T碘化标记法是最常用的直接标记法。氯胺T是一种温和的氯代酰胺类氧化剂，在水溶液中产生次氯酸，可将带有负电荷的^{125}I氧化成放射性单质^{125}I，然后与被测物反应，生成带有放射性的化合物。该法简便、迅速、高效且重复性好。氧化剂还可用乳过氧化物酶、N-溴代琥珀酰亚胺等。

②间接标记法：预先将^{125}I连接到一个小分子载体上，再将这个小分子载体与蛋白质结合。间接法操作复杂，且碘标记物的比活度和碘的利用率较直接标记法低。主要用于甾体类化合物、环核苷酸、前列腺素等缺乏碘标记基团的小分子化合物的标记。

连接标记法是最常用的间接碘标记方法。使用的载体分子是3-(4-羟苯)-丙酸-N-琥珀酰亚胺酯，先在载体上标记上放射性碘，然后取此试剂和多肽类被测物混合，反应1h，便可以连接到多肽化合物上。操作比氯胺 T 法简便,反应中无须加入氧化剂和还原剂,不会损伤被测物的免疫活性,适用于被测物的酪氨酸残基末端暴露在表面的化合物。

(4)放射性核素标记物的纯化:^{125}I 标记反应后,标记物需进行分离、纯化以除去游离碘和其他杂质。纯化标记物的方法有:凝胶过滤法、离子交换层析法、聚丙烯酰胺凝胶电泳法、高效液相色谱法。

(5)放射性核素标记物的质量鉴定:理想的放射性标记物是高放射化学纯度、高比放射活性以及完整的免疫活性。

①放射化学纯度:放射化学纯度是指标记物中结合在抗原(或抗体)上的放射活性占该标记物总放射活性的百分比,一般要求大于 95%。被标记物(抗原或抗体)的纯度、标记后的纯化效果、贮存过程中脱碘均会影响放射化学纯度。常用的测定方法是利用三氯醋酸将待测样品中(预加白蛋白助沉淀)所有的蛋白质沉淀,离心后测定沉淀物(标记物)的放射性并计算其占待测样品总放射性的百分率。同时,放射化学纯度还是观察在贮存期内标记物脱碘程度的重要指标。

②比放射活性:比放射活性是指单位质量标记物中所含的放射性强度,也可理解为每分子被标记物平均所结合放射性原子数目,常用 Ci/g、mCi/mg 或 Ci/mmol 等单位表示。比放射活性较高时,可提高方法的灵敏度(因相同放射性强度时,高比放射活性者标记物用量少);但比放射活性过高,辐射损伤大,标记物的免疫活性易受影响,且贮存稳定性差。

③免疫活性:免疫活性是指标记物与抗原或抗体结合的能力,反映标记过程中被标记物免疫活性受损情况。测定方法是用少量的标记物与过量(10 倍量)抗体反应,然后测定标记物与抗体结合部分的放射性(B)和游离部分的放射性(F),并计算与标记物总放射性(B+F)的百分比[B/(B+F)],一般情况下该值应大于 80%,该值越大,表示抗原免疫活性受损越少。

(6)放射性核素标记物的保存:放射性核素标记物应在 2~8℃避光保存。注意放射防护,废弃物须按《放射防护条例》规定处理。标记物长期贮存后可因脱碘和自身辐射造成蛋白质破坏而形成碎片,同样可采用上述方法对标记物重新进行纯化。

(二)放射免疫分析

放射免疫分析(RIA)是以放射性核素作示踪剂的标记免疫分析方法,具有高灵敏性、特异性和精确性,特别适用于激素、多肽等含量微少物质的超微量分析。

1.基本原理

经典放射免疫分析(RIA)是采用标记抗原(Ag*)和非标记抗原(Ag)竞争性结合有限量特异性抗体(Ab)的反应。该反应体系中随着 Ag 的增加则反应体系中 Ag* 分子与 Ab 结合的机会减少,形成 Ag* Ab 复合物少以及测定时的放射量也降低。若以未结合的 Ag* 为 F,Ag* Ab 复合物为 B,则 B/F 或 B/(B+F)与 Ag 的量变存在着函数关系。RIA 设计为用定量的 Ag*,限量的 Ab 及一系列已知浓度的 Ag(标准抗原)共同反应平衡后,将 Ag*-Ab 复合物(B)与游离的 Ag*(F)分离,测定各自放射性强度并计算出相应反应参数 B/F 比值或 B/(B+F)结合率;以标准抗原浓度为横坐标,反应参数作纵坐标,绘制成标准曲线(也称剂量-反应或竞争-抑制曲线)。待测样品同条件进行反应,可在标准曲线上对应查得待测抗原含量。样品中待测抗原的含量与所测放射性成反比。

2.测定的技术要点

(1)选择适当的反应条件:放射免疫分析的反应温度和时间可根据具体待检抗原的特性和所用抗体亲和力(Ka 值)高低等条件选择。抗原性质稳定且含量高,可选室温或 37℃短时间(数小时)反应;抗原性质不稳定(如某些小分子肽)或含量甚微或抗体的 Ka 较低,则应选低温(4℃)长时间(20～24h)反应。

(2)有效的分离结合与游离标记物:RIA 反应中 B、F 分离步骤所致误差是 RIA 实验误差的重要组成部分,可影响方法的灵敏度和测定的准确性。理想的分离方法应是 B、F 分离完全迅速,分离剂和分离过程不影响反应平衡,分离过程经济、操作简单、重复性好。

(三)免疫放射分析

免疫放射分析(IRMA)是在 RIA 的基础上发展的核素标记免疫分析。与经典 RIA 不同,IRMA 是以过量^{125}I 标记抗体与待测抗原进行非竞争性免疫结合反应,用固相免疫吸附载体对 B 或 F 进行分离,其灵敏度和可测范围均优于 RIA,操作程序较 RIA 简单(表 6-1-1)。

表 6-1-1　RIA 与 IRMA 异同点分析

	RIA	IRMA
标记物质	核素标记抗原	核素标记抗体
反应模式	竞争抑制	非竞争结合
特异性	多克隆抗体,可有交叉反应	单克隆抗体,交叉反应低
灵敏度	高	较 RIA 更高
反应速度	较慢	较快
反应曲线	呈负相关曲线	呈正相关曲线
线性范围	2～3 数量级	3 个数量级以上
抗体用量	少,限量	多,过量
加样分析误差	严重影响结果	较小影响结果
测定的物质	测定大分子和小分子物质	只能测定具有 2 个以上的抗原表位的物质

1.单位点 IRMA

单位点 IRMA 是先将过量标记抗体与待测抗原进行反应,形成抗原-抗体复合物,反应平衡后,用固相抗原结合反应液中剩余的未结合标记抗体(F)并将其分离,测定上清液中抗原与标记抗体结合物(B)的放射量。

2.双位点 IRMA

双位点 IRMA 是先用固相抗体与抗原反应结合,然后再用过量的标记抗体与已结合于固相的抗原另一抗原决定簇结合,形成固相抗体-抗原-标记抗体复合物(B),洗弃反应液中剩余的标记抗体(B),测定固相上的放射性。

两种 IRMA 最后测得的放射性均与样品中待测抗原的含量成正相关。

(四)放射免疫技术的临床应用

放射免疫技术是三大经典标记免疫技术之一。自创立以来,由于其测定的灵敏度高、特异性强,对仪器设备条件要求不高,可以对抗原和半抗原进行测定,在二十世纪七八十年代,临床上曾广泛用于各种激素(如促甲状腺激素、甲状腺激素等)、病毒抗原或抗体(如乙型肝炎抗原、抗体)、肿瘤标志物(如甲胎蛋白、癌胚抗原、CA125、CA153 等)、药物(如地高辛、吗啡、巴比妥类)等微量物质的临床检测。但放射免疫技术存在试剂半衰期短、放射性废物难以处理等缺点,在世界范围内已被酶免疫技术和化学发光免疫技术逐步取代。

放射免疫技术在测定小分子半抗原(甾体激素)方面有优势。临床实验室在测定一些特殊激素方面,如反三碘甲状腺原氨酸(相对分子质量 651)、胃泌素(相对分子质量 2098)、醛固酮(相对分子质量 364)、血管紧张素-Ⅰ(相对分子质量 1200)和血管紧张素-Ⅱ(相对分子质量 1046)等项目仍然需要放射免疫分析技术。上述待测物质因相对分子质量较小,抗原表位很少,只能通过竞争性免疫分析模式测定,放射免疫分析是比较理想的方法之一。放射性核素(^{125}I)相对分子质量很小,标记小分子半抗原后对半抗原免疫活性影响小,能确保标记抗原和待测抗原具有同样结合抗体的活性,从而确保实现较理想的竞争性免疫分析。

三、酶免疫技术

酶免疫技术是三大经典标记技术之一。在经典的三大标记技术中,它具有检测灵敏度高、特异性强、准确性好,酶标记试剂稳定期长,检测方法简便、安全、易行等特点。随着生物素和亲和素放大系统的应用以及与化学发光和电化学发光技术的耦联等,酶免疫技术的灵敏度和自动化程度得到明显的提高,应用范围不断拓宽。

(一)酶免疫技术的基本原理

酶免疫技术将抗原抗体反应的特异性和酶高效催化反应的专一性相结合,利用酶催化底物反应的生物放大作用,提高抗原抗体反应的敏感性。该技术将酶与抗体或抗原结合成酶标记抗体或抗原,此结合物既保留了抗体或抗原的免疫学活性,同时又保留了酶对底物的催化活性。在酶标抗体(抗原)与抗原(抗体)的特异性反应完成后,加入酶的相应底物,通过酶对底物的显色反应,可对抗原或抗体进行定位、定性或定量的测定分析。测定酶催化底物产生显色产物的量反映酶总活性,从而确定待检抗原或抗体的含量。

1.标记酶的要求

酶的活性与纯度要高,且具有可与抗原、抗体相耦联的基团,标记后酶活性保持稳定,且不影响标记抗原与抗体的免疫反应性。对催化反应的转化率要高,酶催化底物后产生的信号易于测定,且测定方法应简单、敏感和重复性好。在反应过程中,酶作用专一性强,酶活性不受样品中其他成分的影响,受检组织或体液中不存在与标记酶相同的内源性酶或抑制物。用于均相酶免疫测定的酶还要求当抗体与酶标抗原结合后,酶活性可出现抑制或激活。酶、辅助因子及其底物均对人体无危害,理化性质稳定,且价廉易得。

2.常用酶及其底物

(1)辣根过氧化物酶(HRP):HRP来源于蔬菜植物辣根中,分子量 40kDa,由无色的糖蛋白(主酶)和亚铁血红素(辅基)结合而成的复合物。主酶则与酶活性无关,最大吸收峰为 275nm,辅基是酶活性基团,最大吸收峰为波长 403nm。HRP 的纯度用纯度数(RZ)表示,它是以 HRP 分别在 403nm 和 275nm 处的吸光度比值来表示的。用于酶免疫技术的 HRP,其

RZ 值应大于 3.0。RZ 值代表血红素基团在 HRP 中的含量,与酶活性无关。酶活性以单位 U 表示:即 1min 将 1μmol 底物转化为产物所需的酶量。酶变性后,RZ 值不变但活性降低,因此使用酶制剂时,酶活性单位比 RZ 值更为重要。HRP 是目前在 ELISA 中应用最为广泛的标记用酶,其易于提取、性质稳定、耐热,与抗原或抗体耦联后活性很少受损失。HRP 的底物较多,常用的有:邻苯二胺(OPD)、四甲基联苯胺(3,3′,5,TMB)、5-氨基水杨酸(5-ASA)、2,2′氨基-二(3-乙基-苯并噻唑啉磺酸-6)铵盐(ABTS)。

(2)碱性磷酸酶(AP):AP 是一种磷酸酯水解酶,可从大肠埃希菌或小牛肠黏膜提取。但两种来源的 AP 理化性质有所不同:菌源性 AP 分子量 80kDa,酶作用最适 pH 为 8.0;肠黏膜 AP 分子量为 100kDa,最适 pH 为 9.6;肠黏膜 AP 的活性高于前者。应用 AP 系统的 ELISA 测定敏感性高于 HRP,但由于 AP 不易获得高纯制品,稳定性及酶标记物的得率低于 HRP,且价格较高,故应用不如 HRP 普及。AP 用于 ELISA 必须注意的是含磷酸盐的缓冲液对其酶活性的抑制作用,因为在 ELISA 中所使用的温育和洗涤缓冲液一般均为磷酸盐缓冲液(PBS),含有相对高浓度的磷离子(15mmol/L),对碱性磷酸酶有很强的抑制作用,尽管最后显色反应的底物在另一种缓冲液中,但 PBS 洗板所残留的 PBS 也足以抑制约一半的酶活性,AP 常用底物是对硝基苯磷酸酯(β-NPP),β-NPP 经 AP 作用后的产物为黄色对硝基酚,用 NaOH 终止反应后,最大吸收峰波长 405nm。

(3)β-半乳糖苷酶(β-Gal):β-Gal 源于大肠埃希菌,因人血中缺乏此酶,以其制备的酶标记物在测定时不易受到内源性酶的干扰,因此也常用于均相酶免疫测定。其常用底物为 4-甲伞酮基-3-D-半乳糖苷(4MUG),酶作用后,生成高强度荧光物,其敏感性较 HRP 高 30～50 倍,高强度荧光物的测量需用专业的荧光计。

3.固相载体的要求

固相载体是游离抗体或抗原固相化的基础,对固相材料和固相化方法的选择是酶免疫测定的基础。理想的固相载体应与抗体(抗原)有较高、稳定的结合容量,抗体或抗原固定在其表面时经过长期保存和多次洗涤不易脱落,不影响所固定的抗体或抗原的免疫反应性。为有利于免疫反应充分进行,其活性基团最好朝向反应溶液。最常用的固相载体有以下几种。

(1)塑料制品:抗体或蛋白质抗原可通过非共价键或物理吸附机制结合到固相载体表面。因材料经济、方法简便、操作及测定易于自动化,用聚苯乙烯制成的微量反应板和小珠仍是异相酶免疫测定方法最常用的固相载体。其主要缺点是抗体(抗原)结合容量不高,测定反应过程中固相抗体(抗原)脱吸附率较高,且不均一,从而影响测定的灵敏度、精确性及检测范围等。目前,常采用预处理使塑料固相载体带有不同结合蛋白质的功能基团(如肼基或烷胺基),抗体(抗原)通过化学耦联方法与其结合,可明显改进这些不足。

(2)微颗粒:由高分子单体聚合成的微球或颗粒,其直径多为微米,带有能与蛋白质结合的功能团,易与抗体(抗原)形成化学耦联,且结合容量大,从而提高检测灵敏度。固相微颗粒在反应时,可以均匀地分散到整个反应溶液中,可加快反应速度。磁化的微颗粒可使分离步骤得以简单地用一般磁板或自动化磁板完成,这类固相载体普遍应用于自动化荧光酶免疫测定、化学发光酶免疫测定等新技术中。

(3)膜载体:主要有硝酸纤维素膜(NC)、玻璃纤维素膜及尼龙膜等微孔滤膜。它们通过非共价键吸附抗体(抗原),其吸附能力强,广泛用于定性或半定量斑点 ELISA 的固相载体。

(4)玻璃载体:其应用原理与聚苯乙烯等塑料类似,目前主要用于含特异蛋白的细胞、组织的原位形态学检验。

4.免疫吸附剂的特点

免疫吸附剂是指将抗原或抗体固相化的过程中使用的稀释剂。将抗原或抗体结合在固相载体上的过程称为包被。包被的方法可以是非共价键吸附于固相载体表面,也可是共价键与固相载体表面化学耦联。目前普遍使用的聚苯乙烯固相载体(如 ELISA 板)即多采用吸附方式包被抗原或抗体。一般多采用偏碱性(pH9.6)的碳酸盐溶液作抗原或抗体包被时的稀释液,包被反应温度和时间多选用 4℃ 过夜或 37℃ 2～6h。另外,使抗体预先在 pH2.5、50mmol/L 的甘氨酸-盐酸缓冲液中室温反应 10min,加入等体积 6mol/L 的尿素、室温过夜或 70～80℃ 反应 10min 等方法可使抗体的部分结构发生变性而增加其疏水性,从而提高抗体在固相载体上的吸附能力。用于包被抗原或抗体的最适应用浓度,最好经预实验筛选确定。抗原或抗体包被后,固相载体表面常余少量未吸附位点,是导致实验本底升高的重要原因。用 1%～5% 牛血清白蛋白或 5%～20% 小牛血清等包被一次,此过程称为封闭,可以减少本底误差对实验的干扰。

(二)酶联免疫吸附试验

酶联免疫吸附试验是以标记酶的酶促反应颜色作为指示物,以抗原抗体免疫反应为基础的固相吸附测定技术。

1.基本原理

基本原理包括两个要点:其一,使酶蛋白分子结合到抗体或抗原上制备成酶标记抗体或抗原(酶结合物),即所谓的"酶联";其二,将抗体(或抗原)包被到固相载体表面,即所谓的"吸附"。在测定时,待检抗原(或抗体)与包被抗原(或抗体)结合,再与酶标记物结合形成免疫复合物存在于固相载体表面,未结合酶标记物游离于液相中,通过洗涤去掉游离未结合标记物,固相表面的酶结合物在加入酶的底物后显色,根据酶对底物催化的显色反应程度,即可对标本中的待检物进行定性分析或定量分析。

2.方法类型

ELISA 技术可用于检测抗原,也可用于检测抗体。根据检测目的、标记物性质、加样顺序等因素差异,ELISA 可分为 4 种基本类型:夹心法、间接法、竞争法和捕获法。

(1)夹心法:

①双抗体夹心法:其原理是包被于固相载体上的抗体和液相中的酶标抗体分别与标本中待测抗原分子上的两个不同抗原表位结合,形成固相抗体-待测抗原-酶标抗体复合物,洗涤去除游离的酶标抗体和其他成分,加入底物,酶催化底物变成有色产物,测定加入终止液后溶液吸光度值,通过相应标准曲线即可确定待检抗原的含量(图 6-1-1)。底物显色的深浅与标本中待测抗原的含量成正比。该法常用"两步法",即待测标本和酶标抗体分两步加入反应体系中,有两次温育和洗板,可以避免相互干扰。该法适用于测定含有至少两个以上抗原决定簇的多价抗原蛋白,多为大分子物质,如乙型肝炎病毒表面抗原(HBsAg)。

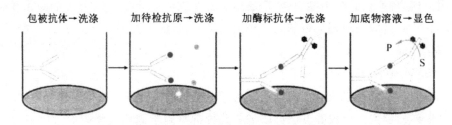

图 6-1-1　双抗体夹心法检测抗原原理示意图

双抗体夹心法常用"双位点一步法"进行检测。所谓"双位点"就是包被的同相抗体和酶标抗体是针对待测抗原分子上两个不同且空间距离较远的抗原决定簇,"一步法"就是将待测标本和酶标抗体同时加入,仅有一步温育和洗板过程(图 6-1-2)。"一步法"简化了操作流程,缩短了试验时间,但若标本中待检抗原浓度过高,抗原较容易与酶标抗体结合,而未与固相抗体结合,不能形成上述夹心复合物,使最终测定结果低于实际含量,此种现象称为钩状效应。为防止因此导致假阴性结果,此类标本应适当稀释后再进行测定。此外,若两种单克隆抗体识别的抗原表位在抗原分子空间构象中较为靠近,这两个表位与抗体结合时会受到空间位阻效应的影响,同样不利于夹心复合物的形成。

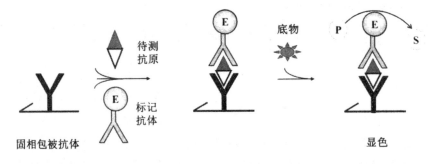

图 6-1-2　双位点一步法检测抗原原理示意图

②双抗原夹心法:原理类似双抗体夹心法,也可采用一步法,由于机体产生抗体的量有限,一般不会出现钩状效应。临床上常用此法检测乙型肝炎病毒表面抗体(HBsAb)、人类免疫缺陷病毒抗体(图 6-1-3)。

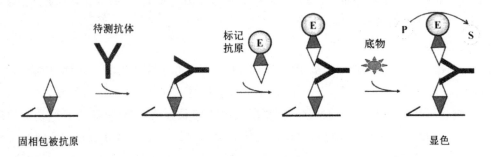

图 6-1-3　双抗原夹心法检测原理示意图

(2)间接法:间接法是检测抗体最常用的方法,其检测原理是将抗原连接到固相载体上,样品中待检抗体与之结合成固相抗原-待检抗体复合物,洗涤后再用酶标二抗与固相免疫复合物中的抗体结合,形成固相抗原-待检抗体-酶标二抗的复合物,洗涤去除游离的酶标二抗,加入底物呈色并测定光密度值,通过标准曲线确定待检抗体含量(图 6-1-4),底物显色的深浅与标本中待测抗体的含量成正比。临床上常用此法检测丙型肝炎病毒(HCV)抗体、自身抗体和TORCH 相关检验项目的 IgG 抗体等。

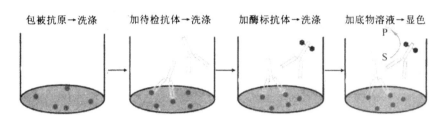

图 6-1-4 间接法检测抗体原理示意图

间接法用的酶标二抗(如抗人 IgG)是针对免疫球蛋白分子同种型抗原表位,能与该种属所有个体免疫球蛋白分子(人 IgG)结合,而与待检抗体的特异性无关。因此,该法只需更换固相包被抗原,就可用一种酶标二抗检测标本中多种针对不同抗原的抗体,具有很好的通用性。但由于机体血液中 IgG 类抗体浓度较高,其中绝大部分为机体接触外界环境刺激所产生的非特异性 IgG,因此,为避免非特异性 IgG 对固相吸附所致的假阳性结果,通常将待测标本做一定程度的稀释后再测定。

(3)竞争法:

①竞争法检测抗原:其反应原理是标本中待测抗原和酶标抗原与固相抗体竞争性结合,标本中待测抗原含量越多,与固相抗体结合得就越多,酶标抗原与同相抗体结合得就越少,因此,底物显色的深浅与标本中待测抗原的含量成反比(图 6-1-5)。该法主要用于测定只有单个抗原决定簇的小分子抗原或半抗原,如地高辛、茶碱等药物和睾酮等激素。

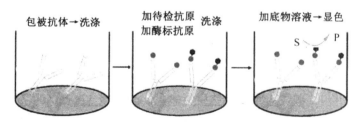

图 6-1-5 竞争法检测抗原原理示意图

②竞争法检测抗体:竞争法检测抗体是将标本中待检抗体和酶标抗体与固相抗原竞争性结合,底物显色的深浅与标本中待检抗体的含量成反比,检测乙型肝炎病毒核心抗体(HBcAb)常用此法。由于某些抗原性质不稳定,在包被固相过程中易发生转变,导致测定误差,如乙型肝炎病毒 e 抗原(HBeAg)比乙型肝炎病毒核心抗原(HBcAg)多 29 个氨基酸,易转变为 HBcAg。因此,在测定这类抗原的抗体时常采用非经典竞争法,其方法有两种。

a.将特异性抗体包被于固相载体,加入待测标本和中和抗原,待检抗体与同相抗体竞争性结合中和抗原,待测抗体浓度越高,中和抗原与固相抗体结合得越少。

b.间接包被抗原,即抗原与固相上特异性抗体结合而被固相,加入待测抗体和酶标抗体,待测抗体和酶标抗体与固相上抗原竞争性结合。

(4)捕获法:病原体感染机体后诱导机体发生免疫应答,相继产生 IgM、IgG 等抗体,若采用间接法检测 IgM 类抗体,IgG 类抗体会干扰 IgM 类抗体的测定,因此,采用捕获法测定血清中 IgM 类抗体,其原理是:先将抗 IgM 抗体(如鼠抗人 μ 链抗体)包被在固相上,用以捕获标本中所有的 IgM(包括特异的和非特异的),洗涤除去未结合的其他成分(包括特异的 IgG 抗体),加入相应抗原与固相载体上捕获的特异性 IgM 结合,再加入该抗原的酶标抗体,形成固相"抗人 μ 链抗体-IgM-抗原-酶标抗体"复合物,加入底物显色,颜色的深浅与标本中待测抗体的含量成正比。该法常用于血清中 HAVIgM、HBcIgM 和 TORCHIgM 等的检测。由于 IgM 抗体具有出现早、消失快的特点,如检测到 IgM 抗体,说明为初次感染或早期感染,可用于相关疾病的早期诊断。

3.临床应用

酶联免疫吸附试验具有敏感性高、特异性强、应用范围广、无放射性污染等优点,逐步取代了放射性免疫分析而对多种物质进行定性检测和定量分析。ELISA 法常用于以下各种物质的检测。

(1)细菌、病毒、寄生虫等各种病原体及其抗体,广泛用于传染病的诊断、病情与病理分析以及预后判断等。

(2)微量蛋白如肿瘤相关抗原、酶蛋白和同工酶、细胞因子类等。

(3)肽类激素,如 HCG、FSH、TSH;非肽类激素,如甲状腺激素(T_3、T_4);性激素,如雌二醇、睾酮等。

(4)自身抗体,对自身免疫性疾病的诊断、疗效评价及预后均具有重要价值。

(5)总 IgE 和特异性 IgE,用于过敏反应性疾病的筛查。

(6)小分子药物,如 FK506、地高辛、吗啡、兴奋剂、抗生素等。

(三)酶联免疫斑点试验

20 世纪 80 年代中期,在 ELISA 技术的基础上,建立了能够体外检测分泌抗体细胞或分泌细胞因子细胞的固相酶联免疫斑点试验(ELISPOT)。

1.基本原理

(1)抗体分泌细胞检测:抗体分泌细胞检测是用已知抗原包被同相载体,加入待检的抗体产生细胞(如免疫小鼠脾细胞或 LPS 刺激的脾细胞),诱导抗体的分泌,分泌的抗体与包被抗原结合,在抗体分泌细胞周围形成抗原-抗体复合物,加入酶标记的第二抗体与细胞上的抗体结合,通过底物显色反应颜色的深浅,可测定出生成的抗体量,并可在低倍镜下计数着色的斑点形成细胞(SFC),每个着色斑点代表一个独立分泌抗体的细胞。该方法既可通过测定斑点的数目来检测抗体分泌细胞的数量,又可通过斑点的大小和染色程度来反映淋巴细胞分泌抗体(Ig)的水平。

（2）细胞因子分泌细胞检测：其实验操作包括如下几个方面。

①特异性的单克隆抗体包被在培养板的孔底部。

②封闭能结合单克隆抗体的其他部位。

③加入细胞及刺激物培养，阳性细胞分泌细胞因子被包被在孔底的单克隆抗体捕获。

④洗涤，移出细胞。

⑤加入生物素标记的第二抗体。

⑥加入酶标记链霉亲和素。

⑦加入底物，产生不可溶的色素，沉淀在局部的膜上形成斑点。

⑧斑点计数（显微镜下人工计数或自动读板仪计数），数据处理，结果分析。

2.方法评价

（1）ELISPOT 技术可以在一百万个阴性细胞中检测出一个分泌抗体或细胞因子的阳性细胞来，是迄今为止最为灵敏的检测技术，比传统的 ELISA 方法高出 2～3 个数量级。

（2）ELISPOT 检测的是单个细胞分泌，而非细胞群体的平均分泌，在检测的过程中，有活细胞培养与抗原刺激阶段，检测的是活细胞的功能，其免疫学意义重大。

（3）可同时检测不同抗原诱导的不同抗体分泌，并可定量检测，也可检测组织切片中分泌抗体的单个细胞。

3.临床应用

ELISPOT 技术目前已广泛应用于肿瘤、自身免疫病、艾滋病、过敏性疾病、感染性疾病的免疫学监测、疫苗的研发与检测以及免疫显性表位的鉴定等方面。临床常用的检测项目有 B 细胞分泌抗体功能检测和结核特异性抗原 T 细胞激活试验等。

（四）均相酶免疫测定技术

均相酶免疫试验是利用酶标记物与相应的抗体结合后其酶的活性会发生改变的原理，在不分离结合酶标记物和游离酶标记物的情况下，通过测定标记酶活性的改变（酶活性增强或减弱）来确定待测物的含量。因此，均相酶免疫分析无须分离和洗涤程序，整个过程只在液相中完成，具有简便、快速、利于自动化等优点。以下介绍两种均相酶免疫试验技术。

1.酶放大免疫测定技术

酶放大免疫测定技术（EMIT）的基本原理是：将酶蛋白标记抗原，由于该抗原为小分子物质，酶的活性中心不受标记抗原影响。当加入相应抗体时，由于抗体的相对分子质量较大，抗体与酶标抗原的结合可以空间位阻酶的活性中心，从而降低酶的活性；当加入待检抗原时，检测抗原可以同酶标记抗原竞争性结合抗体而恢复酶的活性。通过检测反应平衡时酶活性的改变（吸光度值）而确定检测抗原的含量。检测抗原的浓度与酶的活性成正比。

2.克隆酶供体免疫测定技术

克隆酶供体免疫测定试验（CEDIA）的基本原理是：β-半乳糖苷酶由大片段的酶受体（EA）和小片段的酶供体（ED）组成，只有当二者结合在一起时才具有酶活性。用基因重组技术制备 EA 和 ED，其中，ED 用已知的抗原标记，由于该抗原为小分子物质，并不影响 ED 与 EA 的结合，酶活性完好。当 ED 标记抗原与相应抗体结合后，由于抗体的相对分子质量大，可以空间位阻 ED 与 EA 的结合，酶活性被抑制或消失；若加入待检抗原，待检抗原可与 ED 标记抗原竞争性结合抗体而恢复酶的活性。通过检测反应平衡时酶活性的改变(吸光度值)而确定检测抗原的含量,检测抗原的浓度与酶的活性成正比。

3.临床应用

均相酶免疫测定操作简便、快速、适合于自动化,应用广泛,不仅可检测药物、激素、毒品、兴奋剂等半抗原或小分子抗原,也可测定大分子蛋白质、病毒及细胞性抗原成分。

四、流式细胞分析技术

(一)流式细胞仪的分析及分选原理

1.流式细胞仪的基本结构

流式细胞仪主要由液流系统、光学系统和电子控制系统三大基本结构组成(图 6-1-6)。三个系统安装在相互垂直的三个轴线上,即 X 轴方向为激发光轴线、y 轴方向为光信号检测轴线、Z 轴方向为细胞流轴线,三个轴线的交点为信号检测区。分选型流式细胞仪在此基础上配备有细胞分选系统。

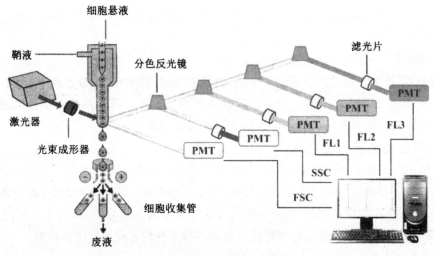

图 6-1-6 流式细胞仪基本结构示意图

(1)液流系统:液流系统由鞘液流和样本液流组成,分别由独立的驱动系统控制流速(图 6-1-7)。单细胞悬液样品置于上样管中,在清洁气体压力下进入流动室形成样本流;鞘液是辅助样本流被正常检测的基质液,鞘液流从鞘液桶开始,流经专门的管道进入流动室。流动的细胞与流动的鞘液在喷嘴处汇合,但细胞流与鞘液流并不混合,细胞被压到鞘液中心,即细胞液流被约束在液流中央,匀速流动。流动室是流式细胞仪的核心元件之一,其下端的出口直径较小,使细胞单个排列通过而形成单细胞液流。液流系统的作用是依次传送待测样本中的细胞到激光照射区,使细胞精确列队依次通过激光束,其理想的工作状态是在特定时间,只有一个细胞或微粒被激光束照射而得到检测。鞘液通常由各流式细胞仪制造公司专门提供,分析型流式细胞仪也可用双蒸水代替鞘液,分选型流式细胞仪也可用 PBS 代替鞘液。

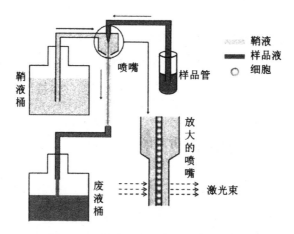

图 6-1-7 流式细胞仪液流系统示意图

(2)光学系统:流式细胞仪通过激光照射到细胞后,分析光信号而实现对细胞的分析,因此光学系统是流式细胞仪的灵魂系统。光学系统主要由光源、光束成形器、分色反光镜、滤光片、透镜组成,其中光源和光束成形器位于流动室前,其余组件位于流动室后。

①激发光光源:流式细胞仪都采用激光光源,其作用是在细胞流经流动室时激发荧光标记物。气体激光器是目前应用最广的光源。氩离子激光器的激发波长为488nm(蓝激光器),是最常用的激光器,可激发多种常用荧光染料,所有型号流式细胞仪都配备有此激光器。此外,一台仪器还可选配635nm的红激光器、405nm的紫激光器和355nm的紫外激光器等,从而增加检测参数。

②光束成形器:光束成形器通常由两个十字交叉的圆柱形透镜组成,聚焦并定型光束为相同大小的椭圆形。光束大小被定型为(15~25)μm×(50~60)μm,接近细胞的大小,当细胞列队快速通过激光束时,只照射到一个细胞,避免了较大光束中同时存在两个细胞而相互干扰和较小光束照不到液流边缘细胞的情况。

③分色反光镜:分色反光镜通过反射一定波长的光,透过其余光而实现分离不同波长光的目的。

④滤光片:滤光片能够透过一定波长的光,过滤去除不需检测的光。常用的滤光片有三种:长通滤片(LP)只允许特定波长以上的光通过;短通滤片(SP)只允许特定波长以下的光通过;带通滤片(BP)则允许通过一定波长范围的光。

⑤透镜:在光路中安装有多组透镜,其作用是将激光和荧光变成平行光,同时除去离散的室内光。

(3)电子控制系统:电子控制系统主要由光电倍增管(PMT)、放大器、信号处理电路和计算机系统组成,其功能是采集信号,并将采集到的光信号转换为数字信号,进行储存和分析。

①光电倍增管:流式细胞仪最终依赖计算机处理分析大量的信息,而计算机并不直接分析光信号,必须经光电倍增管将光信号转换成电信号才能进行分析。光电倍增管的功能是检测光信号,同时将光信号转换成电脉冲信号,并通过一定比例将信号放大。一个光电倍增管形成一个通道,一台流式细胞仪上有多少个光电倍增管就有多少个通道。检测荧光信号的通道常

以 FL1、FL2、FL3、FL4……命名,也可以该通道所检测的代表性的荧光染料的名称命名,如 FITC 通道、PE 通道、PerCP 通道、APC 通道。

②放大器:放大器包括线性放大器和对数放大器,其作用主要是将检测到的电脉冲信号进行放大。线性放大器对信号的输出与输入是线性关系,输入信号放大几倍,输出信号也放大相同倍数,用于测量信号强度变化范围较小的信号或具有生物学线性过程的信号,如 DNA 含量和 RNA 含量;对数放大器对信号的输出与输入是 10 的对数关系,当输入信号增加 10 倍时,其输出信号由 1 转变为 2,用于测量信号强度变化范围较大且光谱信号较复杂的信号,如细胞膜分子免疫荧光信号。

③信号处理电路:信号处理电路包括前置放大电路、脉冲峰值检测器和模/数转换电器,可把电信号转换成脉冲信号和数字信号,并传送给计算机处理。

④计算机系统:计算机系统由计算机硬件及软件组成,主要对仪器硬件进行操控,并对实验数据进行分析、存储和显示等。

(4)分选系统:分选型流式细胞仪在以上三个系统的基础上配置了分选系统,能够对感兴趣的目标细胞进行分离。目前最常用的为电荷式分选系统,主要包括超声压电晶体、电荷加载系统、偏转电极、细胞收集系统。超声压电晶体主要引起流动室高频振动,带动从流动室出来的液流高速振荡,从而形成相互独立的液滴。电荷加载系统是给目标细胞加载电荷,从而使细胞带电(正电或负电)。偏转电极使带电细胞在电场中发生偏转,进入相应细胞收集管。

2.流式细胞仪的检测信号

流式细胞仪检测的信号有两类:散射光信号和荧光信号(图 6-1-8)。

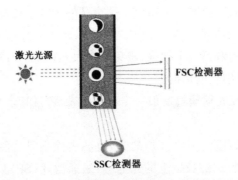

图 6-1-8   前向散射光和侧向散射光示意图

(1)散射光信号:流动室的细胞列队依次单个通过时,垂直方向的激光束照射到细胞而产生散射光。散射光的强弱与细胞的形状、大小、胞内颗粒折射及接收散射光的方向有关。其中,沿与细胞切线方向的角度(0.5°～10°)散射光能反映细胞的形状和体积大小,称为前向散射光(FSC)。FSC 由激光束正前方的 FSC 检测器接收分析。而与激光束方向垂直(90°)的散射光能反映细胞内的精细结构和颗粒性质,称为侧向散射(SSC)。SSC 是经一与光径成 45°的分色反光镜和滤光片与荧光分离后被 SSC 检测器接收分析。

(2)荧光信号:被检细胞上标记的特异性荧光染料经激光照射而产生荧光,荧光的波长与激发光的波长不同。每种荧光染料都有特定的激发波长,激发后产生特定波长的荧光。例如,异硫氰酸荧光素(FITC)的激发波长为488nm,发射波长为525nm,别藻青蛋白(APC)的激发波长为633nm,发射波长为670nm。通过多组滤光片将不同波长的散射光和荧光信号区分开,由相应PMT(即荧光通道)接收而检测,信号经一系列处理后在计算机上直观地显示不同荧光染料标记的细胞群比例。一种细胞上表达多种不同的抗原,用针对这些不同抗原的荧光抗体(不同荧光素标记的不同抗体)染色细胞,从而使细胞上带有不同的荧光素,可在流式细胞仪上同时检测一种细胞上的多个不同分子。

3.流式细胞仪的分析原理

单细胞样品经荧光抗体标记后,在一定压力下进入流动室,通过液流聚焦作用,样品流被鞘液包裹而位于液流中央,样品流中的单个细胞列队依次通过,经垂直相交的水平方向激光束照射后,产生的光信号被多组滤光片分开,然后由对应光电倍增管接收并转换为电信号,进而经计算机系统处理分析获得细胞的多种参数。细胞本身能够使激光束发生散射,散射光可反映细胞的物理特征,前向散射光强度与细胞大小成正比,侧向散射光强度与细胞内部的颗粒性成正比。细胞上结合的荧光染料被激光照射后发射出波长高于激发光的荧光,荧光信号能够反映细胞的化学特征,如抗原和细胞因子表达、周期分布和凋亡等。

4.流式细胞仪的分选原理

借助流式细胞仪可从混合细胞中将具有某种特征的细胞分离出来以便于进一步培养和研究。配置有分选装置的流式细胞仪即分选型流式细胞仪才具有分选功能。根据原理不同,流式分选包括两种:通道式分选和电荷式分选。通道式分选因速度慢、所得细胞生物活性差而被淘汰。目前常用的是电荷式分选,下面重点介绍其原理。

分选型流式细胞仪的流动室部位安装了超声压电晶体,使流动室稳定高速振荡,速度可高达10万次/秒。流动室高速振荡,带动从流动室出来的液流高速振荡而断裂成相互独立的液滴,每个液滴含有一个细胞或不含细胞。激光束照射液滴后,产生散射光和荧光信号,经分析后确定细胞参数,进而判断其是否为目标细胞。系统对目标细胞立即做出反应,选择性加载电荷,从而使细胞带上一定量正电荷或负电荷。当样品流经偏转高压静电场时,带电液滴分别向负极和正极偏转,进入细胞收集管中,没有充电的液滴垂直落下,落入废液收集器中,从而实现细胞分选。

5.流式微球技术及原理

流式微球技术(CBA)是利用流式细胞仪定量检测可溶性蛋白的新方法,目前多用来定量检测可溶性细胞因子。该法最显著的特点是能够精确定量检测微量可溶性蛋白,尤其可以用小样本(50μL)同时检测多种蛋白。目前,CBA法已经非常成熟,商品化的试剂盒越来越多,涵盖了细胞因子、免疫球蛋白、过敏毒素和磷酸化蛋白等多种可溶性蛋白。

流式细胞仪检测的对象只能是细胞或颗粒,不能直接检测可溶性蛋白。CBA法利用人工合成的微球(直径为7.5μm的聚苯乙烯)代替细胞,该微球上偶联有不同数量的荧光素(如PE-Cy5),使每种微球携带有不同强度的荧光,据此可判定被测物质的特异性(定性)。微球上还包被有适合检测特定蛋白的特异性抗体,使这些微球获得了捕获该蛋白的能力,因而被称为捕获微球。捕获微球和待测样品溶液混合后,微球上的特异性抗体就与样品(血清、血浆或者细胞培养液)中相应的蛋白结合,再加入荧光素(如PE)标记的检测抗体,形成"三明治"夹心复合物,通过 PE 的荧光强度可分析被测物质的量(定量)。CBA 法原理见图 6-1-9。

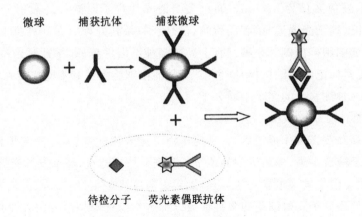

微球　　捕获抗体　　捕获微球

待检分子　荧光素偶联抗体

图 6-1-9　CBA 法原理示意图

例如,Th1/Th2 细胞因子试剂盒能够在一次检测中同时对六种细胞因子(IL-2、IL-4、IL-5、IL-10、TNF、IFN-γ)进行测定。所有捕获微球均偶联有 PE-Cy5,但 PE-Cy5 的数量不同,因此荧光强度不同,据此设计成六个层次,由强到弱依次包被有抗 IL-2、IL-4、IL-5、IL-10、TNF 和 IFN-γ 的特异性抗体,与待检标本和 PE 标记的检测抗体共孵育后,在微球表面形成"三明治"夹心结构。流式细胞仪可检测到两种荧光信号,一是 PE-Cy5 通道的荧光,不同强度代表不同细胞因子;二是 PE 通道的荧光,其强弱反映细胞因子的含量(图 6-1-10)。

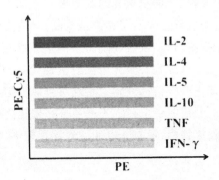

图 6-1-10　CBA 法分析示意图

6.量化成像分析流式细胞仪的基本原理

传统流式细胞仪能快速高通量分析大量细胞,并获得细胞群体的各种统计数据,但无法进行基于图像信息的统计学分析。量化成像分析流式细胞仪为近年来发展的新型流式细胞仪,是荧光显微成像的形态学量化分析系统与经典流式细胞仪的结合体,兼具成像和量化分析的优点。与传统流式细胞仪的主要不同在于液流系统的鞘液流采用了极限层流技术,无搏动,同时抑制了细胞在液流中的翻转;采用了两种光源,LED 灯用于观察明场细胞显微图像,固态激光器用于激发细胞产生荧光信号,供荧光显微系统和流式细胞仪检测荧光信号;检测系统采用的是基于时间延迟积分技术的高速时间延迟电荷耦合器件(TDI CCD)。

经荧光抗体标记后的单细胞样品进入流动室,鞘液流包裹样品流,由于采用了极限层流技术,鞘液流使位于液流中央的细胞不发生搏动和翻转。细胞流经检测区时,经 LED 照射而产生明视野图像,经激光照射而产生荧光图像、散射光和荧光信号;TDI CCD 逐个记录细胞的图像和光信号,由计算机系统分析后,细胞的形态学、细胞结构和亚细胞信号与流式分析参数同时得以呈现。

不同于传统流式细胞仪,量化成像分析流式细胞仪最大的特点是除了可以获得基于荧光信号强度的流式参数外,还可以为液流中高速流动的每个细胞同步生成高清图像资料,并在图像直视下对参数进行分析。量化成像分析流式细胞仪在形态学基础上分析细胞的物理和化学特征,对细胞亚群的分析更加准确,尤其在细胞形态变化、细胞内信号转导、自噬、凋亡、共定位和示踪等领域有极大的应用优势。

7.质谱流式细胞仪的基本原理

传统流式细胞仪是基于荧光的检测系统,检测通道有限,且不同荧光基团发射光谱的重叠导致不同通道的信号会相互干扰,因此很难进行更多参数的检测。质谱流式细胞仪整合了经典的流式技术和质谱技术,采用金属元素偶联技术,彻底解决了不同荧光光谱之间重叠带来的串色问题,并实现了几十个参数的同时测量。其强大的数据获取能力与现代信息生物学的分析手段紧密结合,对生物学多个领域如血液学、免疫学、肿瘤学、干细胞学的研究具有重大的推动作用。

质谱流式细胞仪主要包括进样雾化系统、离子源、离子传递和过滤系统、电感耦合等离子体时间飞行质谱(ICP-TOF)检测装置、计算机及软件分析系统。

与传统流式细胞仪不同,质谱流式细胞仪采用金属元素偶联抗体标记细胞,由雾化系统把细胞悬液雾化成微小的单细胞液滴并逐一送入高温离子源(8000K),使得样品在通道中发生蒸发、解离、原子化和电离等过程。离子通过离子传递和过滤系统后进入飞行质谱中而被检测;质谱可以检测出细胞中各个标签元素的含量,并分析而获得各个细胞群体的特征。尽管质谱流式细胞仪在原理上与经典的流式细胞仪不完全相同,但两者在细胞的处理方法和获得的数据格式方面基本相同。

质谱流式细胞仪的主要优点:①检测通道数量多,可以同时检测上百个不同的参数;②通道间无干扰,无须计算补偿;③金属标记物数量多;④金属标记物常为稀有元素,在细胞中含量几乎为零,也不易与细胞组分非特异性结合,因此背景信号极低。质谱流式细胞仪的缺点:细胞在分析过程中被汽化,因此无法进行细胞分选。

(二)数据的显示与分析

流式细胞仪将采集的光信号转换成电信号,再由计算机系统处理分析后以图形和数字形式展示。常用的流式数据显示方式主要包括单参数直方图、二维点图、二维等高图和假三维图。图形资料显示各个参数之间的相互关系,是分析实验结果的基础。

1.参数

流式细胞仪的参数是仪器采集的用于分析的信号,包括散射光和荧光。

(1)散射光:散射光由细胞本身受激光照射而产生,包括 FSC 和 SSC。FSC 的强度与细胞的体积成正比,反映细胞体积的大小;SSC 的强度与细胞内的颗粒性成正比,反映细胞内部结构的复杂程度。

(2)荧光：荧光由标记在细胞上的特异性荧光染料受激光照射而产生，其强度反映细胞含有某种目标分子的相对数量。一个细胞可同时标记数种不同的特异性荧光染料，获得的不同荧光信号反映该细胞多个不同的特征。

2.数据显示方式

(1)单参数直方图：单参数直方图反映一群细胞某一个参数的情况，是显示单维参数资料应用最多的图形，主要由单维参数(荧光或散射光)与细胞数量构成，可用于定性或定量分析(图6-1-11)。图中的横坐标反映相对荧光强度，数值越大表示细胞的光强度越大；纵坐标反映细胞在某一荧光强度下出现的频率或相对数量。在图上画出门，可将荧光强度高的细胞和荧光强度低的细胞分开，并得到细胞的相应信息，如总数、模式、平均值、中值和变异系数(CV)等。

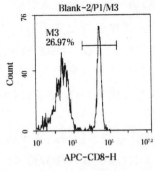

图 6-1-11　单参数直方图

(2)二维点图：横坐标和纵坐标分别代表细胞的两个参数，可观察两个参数的相关情况。图中每一个点代表一个细胞，该点所对应的横坐标值和纵坐标值分别反映该点所对应细胞的两个参数的值。相对于直方图，二维点图能够直观地展示细胞的信息，是流式分析中最常应用的图形(图6-1-12)。

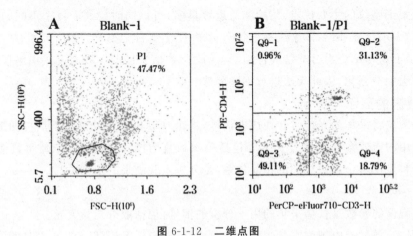

图 6-1-12　二维点图

(3)二维等高图：类似于地图上的等高线，同一条线条上的细胞密度相同(图6-1-13)。线条通常连续且环绕，线条越靠近中心，代表细胞密度越高，即细胞数越多。等高线越密集则表示细胞变化频率越大,等高线越疏则表示细胞变化频率越小。等高线图与点图都能同时反映两个通道的参数,表现的内容是一致的,只是形式不同。

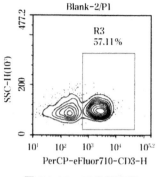

图 6-1-13　二维等高图

(4)假三维图:假三维图是计算机软件在双参数的基础上模拟出来的流式图。将细胞数设为 Z 轴,来立体展示二维参数的细胞分布情况(图 6-1-14)。假三维图 Z 轴所代表的仅是细胞数,而不是参数,最终得到的数据只反映两个参数,因此是二维图,因此称为假三维图。

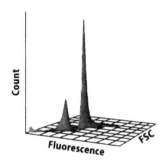

图 6-1-14　假三维图

(5)三参数点图:三维坐标均为细胞参数(散射光或荧光),如 X 轴为 FL1(FITC),1,轴为 FL2(PE),而 Z 轴 FL4(APC)(图 6-1-15),三者显示的是被检测细胞所表达的某三种分子的荧光强度(相对量),但有些流式细胞分析软件不提供三参数散点图的程序。

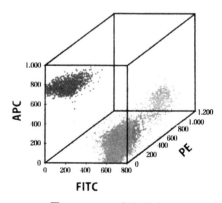

图 6-1-15　三参数散点图

(6)多参数组合分析:应用多种荧光抗体标记细胞,流式细胞仪可检测到散射光和多种荧光信号。但三个以上的荧光参数常常不能同时呈现在一个流式图中,为了充分展示各个参数之间的相互关系,需根据目的对荧光信号进行组合分析,以获得完整信息,此即流式细胞仪的多参数分析。设门技术是多参数分析的基础。先依据部分参数设门指定目标细胞群,再用多组单参数直方图或双参数图组合分析细胞,经过多次分析后将呈现细胞的全部参数,同时体现了各参数之间的相关性。

3.设门分析技术

流式细胞仪对细胞参数的分析是基于目的细胞进行的,目的细胞的确定通过设门完成。设门指根据流式图中细胞群分布特征,选定其中想要分析的特定细胞群,从而只对该群细胞进行进一步的分析。根据形状可将门分为矩形门、椭圆形门、多边形门、十字形门和区域门。分析 $CD3^+CD4^+T$ 细胞占淋巴细胞的比例,首先在 A 图以散射光信号 FSC 和 SSC 二维点图设门(P1)去除死细胞和碎片(靠近左下角),P1 门内圈定的细胞为淋巴细胞,然后在 B 图中仅对P1 门内细胞进行进一步分析,其横坐标和纵坐标的荧光强度分别代表 CD3 和 CD4 的表达,在图中设十字门,其中右上象限区域内的细胞 CD3 和 CD4 分子同时阳性,显示的数据为 $CD3^+CD4^+T$ 细胞在淋巴细胞群中的百分率。因此,流式分析实际上就是对细胞的设门过程。

4.对照设置

为了排除非特异性荧光,保证目的细胞的特异性,在流式分析过程中需合理设定对照。最常设置的为空白对照、同型对照、荧光抗体单染对照。

(1)空白对照:流式细胞仪通过检测标记在细胞上的荧光素产生的信号判断特异性细胞。每一种细胞本身也能够产生较弱的荧光,为非特异性荧光。只有得到的荧光信号大于细胞本身的非特异性荧光,才能确定其为细胞上的荧光素产生的荧光,从而判断细胞为特异性细胞。因此,确定细胞本身的非特异性荧光是分析特异性荧光的前提,通过空白对照来确定。空白对照样品不标记任何荧光抗体,上机检测后以此确定荧光信号值的阴性和阳性的分界线。

(2)同型对照:荧光抗体能够通过高变区特异性结合细胞上的抗原表位,从而通过检测荧光信号确定特异性细胞。但荧光抗体分子除高变区之外的其他区域也可能结合细胞上的抗原表位之外的其他部位,此种结合为非特异性结合,产生的荧光信号为非特异性荧光。为了消除由于抗体非特异性与细胞结合而产生的背景染色,需设定同型对照。同型对照抗体通常是与特异性荧光抗体种属来源相同,且类、亚类和型均相同的抗体,但不识别待测抗原。可靠的流式数据都是在同型对照基础上获得的。

(3)荧光抗体单染对照:对多色荧光抗体染色的细胞进行分析时,常需要进行荧光补偿调节,相应的荧光抗体单染细胞是调节补偿的基础。

5.荧光补偿调节

同一个细胞标记多种荧光素,可同时检测到该细胞的多个参数。但荧光素的发射光谱波长范围比较大,不同荧光素的发射光谱可能出现部分重叠而相互干扰,通过荧光补偿可消除该干扰。例如,流式染色中最常用的荧光素 FITC 和 PE 之间发射光谱有重叠,必须调节补偿。FITC 的最大发射波长为 530nm,发射光谱范围在 480～640nm 之间,由 BP530/30nm 带通滤光片过滤后送入 FL1 检测器中检测;PE 的最大发射波长为 580nm,发射光谱范围在 540～

700nm 之间,由 BP585/40nm 带通滤光片过滤后送入 FL2 检测器中检测。尽管带通滤光片已经限定了进入检测器的光谱范围,但仍不可避免的是部分 FITC 的发射光进入 FL2 检测器,同时部分 PE 的发射光进入 FL1 检测器。检测器中接收到的"错误"的荧光将干扰仪器对真实参数值的判断,荧光补偿的目的通过调节流式细胞仪的电子系统或通过软件调节而消除这些"错误"的荧光。

荧光补偿调节是多色流式分析中难度较大的操作,也是非常重要的环节。不完全的荧光补偿将导致产生不准确的、甚至完全错误的实验结果。荧光补偿原理很简单,但颜色越多,荧光补偿的复杂性就越大,调节难度也随之增大。过去流式细胞仪常采用人工调节 PMT 电压而进行补偿调节,但目前的流式细胞仪多采用软件自动跟踪补偿,不仅省去了调节多个 PMT 电压的麻烦,还使检测的精确性大大提高。

(三)流式细胞仪免疫分析的技术要求

流式细胞术是利用流式细胞仪针对单个细胞的高通量、多参数分析,可靠的实验结果不仅取决于合理的设门分析过程,还取决于单细胞样品的制备、荧光染料的选择、阴性对照的设置、质量控制等因素。

1.单细胞检测样品的制备

流式细胞仪是对独立的单个细胞进行检测的,当单个细胞排队依次通过时,激光束照射到细胞上,产生散射光和荧光信号,从而获得每个细胞的光信号值,用以分析细胞的各个参数。细胞粘连会导致错误的结果,大的细胞团块甚至堵塞液流管路而导致仪器无法正常工作。因此,不同来源的细胞或组织必须制备成单细胞悬液,才能进行流式分析。根据样品的不同来源和形式,选择不同的方法制备单细胞悬液。

(1)外周血和骨髓单细胞样本制备:外周血含有红细胞、白细胞(包括淋巴细胞、单核细胞、粒细胞)和血小板,是天然的单细胞样品。红细胞数量占血细胞的绝大多数,可以忽略其他细胞的影响,肝素钠或 EDTA 抗凝血经过滤后直接检测即可;利用红细胞裂解液裂解红细胞,多次低速离心去除红细胞碎片即可获得白细胞;根据细胞密度的不同,采用淋巴细胞分离液-密度梯度离心法可获得单个核细胞(包括淋巴细胞和单核细胞)。

骨髓中含有不同分化阶段的造血干细胞、淋巴细胞前体细胞、粒细胞、单核细胞、巨核细胞、血小板和红细胞等。采集骨髓后用肝素钠抗凝,红细胞裂解法去除红细胞后分析有核细胞,也可采用密度梯度离心法分离细胞后检测。

(2)培养细胞的单细胞样本制备:体外培养的细胞通常以悬浮或贴壁两种形式生长。悬浮生长细胞用吸管反复吹打使其完全分散,收集后低速离心去除细胞碎片,加入缓冲液重悬后检测。贴壁生长细胞需类似传代一样用胰酶消化后,吹打分散,离心洗涤后进行检测。

(3)新鲜实体组织的单细胞样本制备:将新鲜实体组织制备为单细胞的关键是水解细胞间的胶原纤维,同时保持细胞结构和功能不被损伤。常用的方法有机械法、酶消化法和化学消化法。机械法主要采用剪切、网搓和研磨等方法破碎组织,从而使细胞从组织中释放出来,然后以 200 目尼龙网过滤以除去大的细胞团块,该法适用于结构较松散且质地较脆的器官如脾脏、肝脏和胸腺等。酶消化法常用胰酶、胶原酶和胃蛋白酶来水解组织间的黏多糖和胶原蛋白等,从而使细胞分离,常配合机械法使用。化学试剂处理法主要是采用胰酶与钙离子螯合剂

EDTA 或乙二醇双乙胺醚-N,N'-四乙酸等螯合剂共同处理组织碎片,将组织细胞间起粘连作用的钙、镁离子置换出来,从而使细胞从组织中释放出来。

(4)其他标本的单细胞样本制备:对于胸腔积液、腹水和尿液等体液中的细胞,只需将体液过滤、离心富集细胞,缓冲液重悬后即可用作流式检测的单细胞样品。对于石蜡包埋的组织,切取组织片后经二甲苯脱蜡、梯度酒精水化、胃蛋白酶消化、过滤可获得单细胞悬液。石蜡包埋组织是免疫组化的经典标本,能够长期保存。近年来,石蜡包埋组织获取单细胞技术的建立促进了流式细胞术在回顾性研究中的应用。但需注意,石蜡包埋组织可能丢失部分抗原,必要时需同时参考新鲜标本的检测结果。

2.常用的荧光染料与标记染色

流式细胞仪检测的光信号包括散射光和荧光,尤其是荧光信号的测量极大限度地拓展了流式细胞仪的应用范围。流式免疫分析中荧光信号主要是荧光染料偶联抗体特异性结合于细胞,荧光染料经激光束照射而产生的激发光。不同荧光染料的激发光谱不同,因此需要不同的激发器激发。不同荧光染料的发射光谱也不同,因此需要不同的检测器检测。根据检测目的和仪器的激光配置,正确选择和搭配好不同荧光抗体,使得不同荧光间的相互干扰尽可能小,才能获得理想的分析和分选效果。

(1)常用的荧光染料:荧光染料多数为化学试剂,是天然的或人工合成的,少数为蛋白质。荧光染料在未激发时外层电子处于基态,受特定波长激光的激发后,外层电子接收到足够的能量跃迁到激发态,处于激发态的外层电子不稳定,会自发从激发态回到基态,同时释放出特定波长的荧光。不同的荧光染料有其特定的激发光谱和发射光谱,细胞上同时标记发射不同波长荧光的荧光染料,这些荧光素被激发后发射不同的荧光,被不同的检测器接收而分别分析,是流式多色分析的基础。常用的荧光染料有 FITC、藻红蛋白(PE)、多甲藻叶绿素蛋白(PerCP)、APC 等。此外,许多复合荧光染料的应用也非常普遍,如 PE-Cy5、PE-Cy7 和 APC-Cy7。复合荧光染料是利用化学方法将两种不同激发波长的染料结合在一起,在一定波长的激发光照射下,通过一个荧光染料被激发后产生的激发光去激发与之相结合的另一染料,从而产生荧光。近年来,许多新型荧光染料如 Alexa Fluor 系列、eFluor 系列、QD 系列等由于荧光强度较强、稳定性好、荧光补偿小、仪器兼容性好等优点而得到越来越多的应用。常见荧光染料的特性见表 6-1-2。

表 6-1-2 常用荧光染料及其特性

荧光染料	中文名称	激发器激光波长(nm)	发射光波长(nm)	检测通道	基本用途
FITC	异硫氰酸荧光素	488	525	FL1	抗原分子检测
PE	藻红蛋白	48	575	FL2	抗原分子检测
PerCP	多甲藻叶绿素蛋白	488	670	FL3	抗原分子检测
PE-Cy5	藻红蛋白-花青素 5	488	670	FL3	抗原分子检测
APC	藻青蛋白	633	660	FL4	抗原分子检测
PI	碘化丙啶	488	620	FL2	标记死细胞或 DNA 分析

荧光染料	中文名称	激发器激光波长(nm)	发射光波长(nm)	检测通道	基本用途
CFSE	羧基荧光素琥珀酰亚胺酯	488	518	FL1	细胞示踪与增殖
(E)GFP	(增强)绿色荧光蛋白	488	508	FL1	指标蛋白

（2）标本的荧光抗体染色：细胞样品的荧光抗体染色方法比较简单，多数荧光抗体的染色方法如下：在一定浓度单细胞悬液（通常为 $5 \times 10^5 \sim 1 \times 10^6$ /mL）中加入适量的荧光素偶联抗体，混匀，4℃避光静置 30min，然后用缓冲液洗去未结合上的抗体，流式缓冲液重悬细胞后上机检测。但在流式分析中需考虑荧光染料的选择、荧光抗体的浓度、荧光抗体标记细胞的方法。

①荧光染料的选择：首先，需了解流式细胞仪的配置，主要是激发光源，应该选择能够被激发的荧光染料，如果仪器只有 488nm 的激发器，那只能选择 FITC、PE 等（在 488nm 波长被激发），而不能选择 APC（需要 633nm 波长激发）。其次，需考虑细胞上被检测抗原的表达丰度，检测表达量低的抗原，应该选用荧光强度较强的荧光染料，如 PE；而要检测表达量高的抗原，应该选用荧光强度较弱的荧光染料，如 FITC。最后，进行多色流式分析时，需了解不同荧光染料的检测通道，应该选择不同通道检测，且尽可能选用发射波长重叠较少的荧光染料。目前，临床上常用的诊断性流式试剂通常已经由厂商进行组合，而科研中所用流式抗体需要实验者根据仪器配置与实验目的自行选择组合。

②荧光抗体的浓度：流式定量分析要求对每个细胞的荧光染色均匀一致，并且荧光染料分子数与被染色细胞抗原间呈一定的量效关系，以确保受到激光照射的荧光染料产生最大的荧光效率和稳定的荧光强度。当激发光功率增强时，荧光强度按比例相应增加，但当荧光效率达到 1.0 时，荧光强度不再随激发光功率增强而增加，反而可能导致发射的荧光被邻近的分子吸收而出现淬灭。此时增加荧光抗体浓度并不能增加荧光效率和荧光强度，且荧光抗体浓度过高也容易造成非特异性染色增强，因此应用荧光抗体染色时需确定适宜的浓度。

③标记细胞的方法：流式免疫分析中，荧光抗体与细胞的结合原理为抗原抗体反应。荧光抗体染色方法有直接法和间接法。直接法采用荧光抗体直接与细胞上的待测抗原结合而使细胞被标记，只需一步标记，操作简单、非特异性染色少、结果明确，可同时与多种荧光抗体结合而进行多色分析，是较常用的染色方法。间接法染色需两步完成，细胞抗原首先与一抗结合，形成抗原-抗体复合物，然后与荧光素偶联二抗共同孵育，使结合至细胞上的一抗与荧光素偶联二抗发生特异性结合，从而使细胞上标记荧光。该法灵敏度较高，但操作复杂、背景染色高，且同时只能进行一种抗原的检测，因此应用较少。

（四）流式细胞学检验的临床应用

近年来，随着生物免疫学研究的不断深入，流式细胞术在免疫生物学、免疫遗传学、分子免疫学、免疫血液学、移植免疫学、免疫药理学、抗感染免疫学、肿瘤免疫学、临床免疫学等基础学科领域，以及在免疫功能监测、免疫状态评价、药物/疫苗效果、免疫疾病诊断的评价等临床检测中，有了越来越广泛的应用。尤其是在淋巴细胞及其亚群分析、细胞因子检测、免疫缺陷病如艾滋病的诊断、器官移植、感染及其治疗效果鉴定等方面,应用十分普遍。

1.免疫细胞表型分析

淋巴细胞免疫表型(亚群)分析是 FCM 最主要的功能之一,它通过检测淋巴细胞的表面特异性抗原,区分淋巴细胞亚群(包括 CD_4^+、CD_8^+),并计算出它们相互间的比例。分析淋巴细胞免疫表型,可以了解淋巴细胞的分化、功能,鉴别新的淋巴细胞亚群,了解机体在不同情况下的免疫功能状态,辅助免疫性疾病、感染、肿瘤等疾病的诊断,探索发病机理、病程、预后,指导临床治疗方案,具有十分重要的临床意义。FCM 检测淋巴细胞免疫表型,灵敏度高,速度快,精确度高,并可以通过多参数分析节约样本,被认为是淋巴细胞免疫表型分析的标准方法。临床上,淋巴细胞及其亚群分析项目包括:总 T 细胞(CD_3^+)、总 B 细胞(CD_3^-/CD_{19}^+)、T 辅助/诱导淋巴细胞(CD_3^+/CD_4^+)、T 抑制/毒性淋巴细胞(CD_3^+ CD_8^+)、NK 细胞(CD_3^-/CD_{16}^+/CD_{56}^+)、活化总 T 细胞(CD_3^+/HLA-DR$^+$)、自然杀伤性 T 细胞(CD_3^+/CD_{56}^+/CD_{16}^+)、细胞毒 T 细胞(CD_8^+/CD_{28}^+)、抑制性 T 细胞(CD_8^+/CD_{28}^-)、调节性 T 细胞(CD_4^+/CD_{25}^+/Foxp$_3^+$)、T 辅助细胞诱导亚群(CD_4^+/CD_{45}RO$^+$)、凋亡亚群(CD_{95}^+)、抑制细胞诱导亚群(CD_4^+/CD45RA$^+$)等。

2.免疫细胞功能分析

免疫细胞表面抗原的检测无法完全了解免疫细胞的功能,需要对相关细胞因子进行测定。细胞因子(CK)是在免疫原或其他刺激因子诱导下,由活化的免疫细胞及部分基质细胞分泌产生的具有生物活性的低分子量可溶性蛋白质的总称,主要介导和调节免疫应答及炎症反应。根据产生的细胞种类不同,细胞因子可以分为三类:淋巴因子、单核因子及非淋巴细胞与非单核-巨噬细胞产生的细胞因子。根据其功能主要分为六类:白细胞介素(IL)、干扰素(IFN)、肿瘤坏死因子(TNF)、集落刺激因子(CSF)、趋化性细胞因子和生长因子(GF)。其中大部分细胞因子可以上调免疫细胞功能,如 IL-2、IL-12 和 IFN-γ 上调 T 细胞功能;IL-4、IL-5、IL-6 和 IL-10 上调 B 细胞功能;也有部分细胞因子下调免疫功能,如 TGF-β 可抑制 T 细胞、B 细胞的生长以及巨噬细胞和 NK 细胞的吞噬和杀伤活性;IFN-γ 可通过抑制 CD_4^+ Th2 细胞产生 IL-4、IL-5、IL-6、IL-10 等细胞因子来,下调体液免疫功能。另外,细胞因子间可以相互诱导,形成信号分子网络,共同参与调控免疫细胞功能。因此,临床上可通过检测细胞因子来分析免疫细胞功能及其状态,进而探究相关疾病的发病机制及治疗方案,如辅助性 T 淋巴细胞亚群 Th1/Th2 分析。辅助性 T 细胞根据产生的细胞因子不同可分为 Th1 及 Th2 两大类。Th1 细胞分泌 IL-2、IFN-γ 及 TNF-β,主要参与细胞免疫;Th2 细胞分泌 IL-4、IL-5、IL-6 及 IL-10,主要参与体液免疫。正常情况下,Th1/Th2 细胞处于平衡状态,若机体出现异常,如肿瘤、自身免疫性疾病、感染性疾病等发生时,常出现 Th1/Th2 平衡失调并向 Th1 或 Th2 状态转化的趋势,称为"Th1/Th2 平衡漂移"。通过细胞因子检测,可以精确分析 Th1/Th2 细胞状态,进而监控相关疾病的发生发展。

传统的细胞因子检测方法包括:①免疫学检测方法,如酶联免疫吸附剂测定(ELISA)、酶连免疫斑点法(ELISPOT)、原位免疫组化法等;②分子生物学检测方法,如 RT-PCR 法、Northernblot 等;③生物学活性检测方法,如增殖或增殖抑制、集落形成、直接杀伤靶细胞、保护靶细胞免受病毒攻击、趋化作用以及抗体形成法等。但由于细胞因子具有免疫原性较弱、样本含量低、种类繁多、样本具有时效性、生物效应特异性差等特点,这3种传统方法操作复杂,特异性差,灵敏度低,检测通量低,样本需求量高,在临床上难以广泛推广。而流式细胞术具有以下优势:

(1)单细胞水平检测。从单细胞水平检测细胞因子的种类及水平,对免疫细胞进行更为精细的分群。

(2)高效。多色荧光技术可用于同时检测多种细胞因子,更有利于分析免疫细胞功能及分析细胞因子的动力学过程,并且可以节约样本及检测时间,提高检测效率,降低检测成本。

(3)可检测分泌型细胞因子。根据分布位置不同,细胞因子可分为胞内细胞因子及分泌型细胞因子,流式微球分析技术借助一系列荧光强度不同的微球,可以实现胞外可溶性细胞因子的检测。

(4)灵敏度高。流式细胞术具有高度灵敏的荧光标记与检测系统。

(5)快速。流式细胞术检测细胞内细胞因子可在一天内完成。

(6)操作简便安全。无须组织培养,可以全血分析,无须分离外周血单个核细胞(PBMC),减少样本处理与生物源性污染,成为未来细胞因子检测应用最为广泛的方法。

细胞因子不仅是免疫系统的信息传递介质,又是神经、内分泌及其他系统和免疫系统联系的重要桥梁,具有调节固有免疫和适应性免疫、血细胞生成、细胞生长以及损伤组织修复等多种功能。正常情况下,细胞因子的表达和分泌受到机体的严格调控,但在病理状态下,细胞因子会出现异常表达。因此,检测细胞因子对某些疾病的诊断、治疗具有重要价值。

3.移植免疫

实体组织、骨髓及器官移植已经广泛应用于临床疾病的治疗中,在移植治疗过程中,流式细胞检测主要应用于骨髓或脐血的干、祖细胞测定,移植前配型,移植后的免疫监测等过程。目前,移植免疫中,FCM 主要用于交叉配型和群体反应性抗体(PRA)检测。流式细胞仪交叉配型(FCXM)为一种检测供、受体间组织相容性的技术,它是将供体淋巴细胞与受体血清共同孵育,通过流式细胞术检测受体血清中是否存在抗供体 HLA 抗体及相对含量,从而指示供者移植物是否适用于受者,是否可能发生超急性排斥反应。该方法在 1983 年首次提出后,经不断完善,检测灵敏度及精确度逐渐提高,已被广泛应用。研究表明,移植术前交叉配型结果呈现阳性的心脏移植患者,术后急性排斥反应发生率明显高于对照组,发生动脉粥样硬化的概率也明显高于结果呈阴性的患者。群体反应性抗体是由移植患者 HLA 抗原致敏所产生的,它与移植物的存活率密切相关,PCR 检测即检测移植受体体内 HLA 抗体的水平。研究发现,PRA 不仅有 IgG、IgM 和 IgA 抗体,还具有自身抗体,而真正与移植物排斥反应相关的只有 IgG 抗体,这就要求 PRA 检测技术不仅具有较高的灵敏度,还必须排除其他抗体的干扰。迄今,PRA 检测技术主要分为三大类,分别为补体依赖淋巴细胞毒实验、ELISA 及 FCM。其中 FCM 不仅能检测 PRA 含量,还可以制定 PRA 种类,特异性更好,准确度更高,因此开始被广泛使用。

除鉴别白细胞免疫分型外,FCM 还可以通过检测分析 HLA 配型来为异体干细胞移植患者选择出最合适的供体,为利用造血干细胞移植技术治疗急性白血病提供参考依据。造血干细胞移植技术包括干细胞的鉴别、活性测定、干细胞动员和采集、分离纯化、保存扩增、肿瘤细胞的净化、干细胞回输以及术后保持移植物抗宿主病的低发生率等一系列过程。FCM 可快速测定 CD34、HLA-DR、CD33 等细胞表面抗原,成为干细胞移植技术重要的监测手段。

第二节　细胞免疫检验

由于免疫系统或其他系统的疾病或由于免疫接种或某些治疗措施及某些外界环境因素的影响,免疫细胞的数量或功能可能发生变化。因此,进行细胞免疫检查,对于某些疾病的诊断和发病机制研究、免疫治疗或预防接种的效果评估,以及评估环境因素对人体免疫功能的影响,都具有重要的意义。

一、T 淋巴细胞亚群

T 淋巴细胞亚群是一群高度异质性的细胞群体,根据细胞表面分化抗原、T 淋巴细胞表面受体、归巢受体和对抗原应答等的不同可分成多个亚群。流式细胞术淋巴细胞亚群表型分析对了解淋巴细胞的分化、功能和鉴别新的淋巴细胞亚群具有重要价值。

(一)T 淋巴细胞表型亚群

根据 T 淋巴细胞表面分化抗原表达的不同(与功能有关)可分为 $CD4^+$ T 淋巴细胞和 $CD8^+$ T 淋巴细胞,它们的共同表型特征是表达 $CD3^+$。T 淋巴细胞表型亚群检查的项目主要包括 T 淋巴细胞总数、$CD4^+$ 细胞、$CD8^+$ 细胞和 CD4/CD8 的比值。

1.标本类型

EDTA 抗凝静脉血。

2.参考区间

T 淋巴细胞亚群的参考区间见表 6-2-1,CD4/CD8 比值为 1.5～2.5。

表 6-2-1　T 淋巴细胞亚群的参考区间(占总淋巴细胞%)

项目	参考区间
T 淋巴细胞($CD3^+$)	61～85
$CD4^+$ 细胞	28～58
$CD8^+$ 细胞	19～48

3.临床意义

T 淋巴细胞肿瘤患者 $CD3^+$ 细胞数量绝对值明显增多。若是发育早期的 T 淋巴细胞肿瘤如急性 T 淋巴细胞白血病,$CD3^+$ 细胞数量增多的同时,CD3 抗原表达强度常明显减弱。T 淋巴母细胞淋巴瘤浸润骨髓或外周血液,CD3 抗原表达强度减弱。

(1)$CD4^+$ 细胞减少:见于巨细胞病毒感染、慢性活动性肝炎、恶性肿瘤、先天性免疫缺陷病、艾滋病、应用免疫抑制剂的患者。CD4$^+$细胞绝对值变化可用于艾滋病的免疫状态分析、疗效观察及预后判断。

（2）CD8$^+$细胞增多：见于传染性单核细胞增多症急性期、自身免疫性疾病，如 SLE、艾滋病初期、慢性活动性肝炎、肿瘤及病毒感染等。

（3）CD4/CD8 比值：CD4/CD8 比值降低见于 SLE 肾病、传染性单核细胞增多症、急性巨细胞病毒感染、骨髓移植恢复期等。艾滋病患者 CD4/CD8 比值显著降低（多在 0.5 以下）。CD4/CD8 比值增高见于肺腺癌、扁平上皮细胞癌、类风湿关节炎、1 型糖尿病等。若器官移植后 CD4/CD8 较移植前明显增高，则可能发生了排异反应。

4.评价

（1）诊断价值：通过检查 T 淋巴细胞亚群可了解在不同情况下体内免疫功能状态，辅助疾病的诊断，在分析 T 淋巴细胞亚群的数量变化时，要分清楚是绝对值增多还是百分比增高。

（2）影响因素：

①年龄：不同年龄的 T 淋巴细胞亚群不同，总的趋势是婴幼儿期 CD4$^+$细胞明显高于成年人，CD8$^+$细胞明显低于成年人；随着年龄增长逐渐向成年人接近，约 3～5 岁时达到较为稳定水平，直至进入老年期。

②性别：女性 CD3$^+$细胞、CD4$^+$细胞、CD4/CD8 比值均明显高于男性。

（3）与检查有关的临床须知：采集标本后要及时送检，避免标本凝固。

（二）T 淋巴细胞功能亚群

按 T 淋巴细胞功能，CD4$^+$细胞又可分为辅助性 T 淋巴细胞（Th 细胞，表型 CD3$^+$CD4$^+$CD8$^-$CD29$^+$）、诱导性 T 淋巴细胞（Ti 细胞，表型 CD3$^+$CD4$^+$CD8$^-$CD29$^-$）。CD8$^+$细胞又分为抑制性 T 淋巴细胞（Ts 细胞，表型 CD3$^+$CD4$^-$CD8$^+$CD5$^+$CD28$^-$）、细胞毒 T 淋巴细胞（Tc 或 CTL，表型 CD3$^+$CD4$^-$CD8$^+$CD5$^+$CD28$^-$）和调节性 T 淋巴细胞（Treg）。

根据其产生的细胞因子及功能，Th 细胞又分为 Th1、Th2 和 Th17 等小亚群，其数量和构成比例变化与一些疾病有关。

1.标本类型

肝素抗凝静脉血。

2.参考区间

各实验室应建立自己的参考区间。

3.临床意义

（1）Th1/Th2 细胞：

①Th1 细胞增高见于结核病、丙肝病毒感染、多发性硬化、类风湿关节炎、接触性皮炎以及移植排异反应等。Th1 细胞降低见于艾滋病和过敏性哮喘等。

②Th2 细胞分泌 IL-4、IL-5、IL-6、IL-10 等细胞因子，介导体液免疫应答，在过敏性和感染性疾病、拮抗胞外病原体、B 淋巴细胞增殖分化以及哮喘病等方面具有重要作用。

③Th1/Th2 亚群之间的平衡在免疫应答调节中起着关键作用，因此，Th1/Th2 平衡失调与多种疾病的发生、发展和预后有着密切关系。如感染性疾病、自身免疫性疾病、过敏性疾病以及移植排异反应等都与 Th1/Th2 平衡有关。

(2)Th17 细胞:Th17 分泌的 IL-17 是一种强力促炎因子,具有多效应性,可诱导严重的自身免疫反应,与类风湿关节炎、多发性硬化、SLE、自身免疫性糖尿病、哮喘、移植排异反应等密切相关;IL-17 可直接破坏类风湿关节炎患者的骨和软骨;HIV 感染者的 IL-17 浓度明显增高。

(3)Treg:是在人体免疫系统中发挥负向调节作用的细胞,它既能抑制不恰当的免疫反应,又能限定免疫应答的范围、程度及作用时间,对效应细胞的增殖、免疫活性的发挥起抑制作用。Treg 细胞可以拮抗 Th17 细胞功能,在免疫病理、移植物耐受、组织自身免疫反应和维持人体免疫平衡方面发挥重要作用。

①Treg 细胞数量降低:见于自身免疫性疾病,如类风湿关节炎、SLE、自身免疫性糖尿病,早期移植排异反应,细菌或病毒感染性疾病,过敏性哮喘等。

②Treg 细胞数量增多:见于实体肿瘤患者,清除 Treg 细胞可以重建抗肿瘤免疫。

4.评价

(1)诊断价值:T 淋巴细胞功能亚群可用于了解细胞免疫状态。

(2)影响因素:能络合钙离子的抗凝剂可限制钙依赖性激活过程,影响细胞活化;标本超过 8h 其活性损失,导致所检查的细胞数量假性降低。

(3)与检查有关的临床须知:采集全血标本时要避免使用络合钙离子的抗凝剂,如枸橼酸-枸橼酸盐-葡萄糖(ACD)与 EDTA,可使用肝素抗凝剂;另外,标本要及时送检、尽快检查。

二、自然杀伤细胞

自然杀伤细胞(NKC)是一群既不需经抗原刺激,也不需抗体参与,能直接杀伤某些靶细胞的淋巴细胞,其表型为 $CD3^-$/$CD56^+$/$CD16^+$。

1.标本类型

EDTA 抗凝静脉血。

2.参考区间

$7\%\sim40\%$。

3.临床意义

(1)NKC 活性降低或数量减少:

①肿瘤:特别是中晚期或伴有转移的患者;某些白血病和白血病前期患者 NKC 活性随着病情进展而逐渐降低,以急性期降低最为明显,缓解期 NKC 活性也偏低。

②感染:柯萨奇病毒、心肌炎病毒、流感病毒等感染性疾病 NKC 活性降低;某些细菌和真菌性感染疾病 NKC 活性降低。

③免疫缺陷症:先天性白细胞颗粒异常综合征(Chediak-Higashi 综合征)患者伴有先天性 NKC 缺陷;重症联合免疫缺陷症患者 T 淋巴细胞、B 淋巴细胞、NKC 功能同时缺陷。

④噬血细胞综合征:NKC 活性降低或 NKC 完全缺乏。

(2)NKC 活性增高或数量增高:MM、肺结核等疾病。NKC 肿瘤患者 NKC 数量常增多,同时伴有免疫表型的异常和功能异常。

4.评价

(1)诊断价值:NKC 天然杀伤能力是评估 NKC 功能状态的一个重要指标,也是诊断噬血细胞综合征的条件和指标之一。

(2)与检查有关的临床须知:标本要及时送检、尽快检查,并避免标本凝固。

三、B 细胞亚群检测

(一)原理
同 T 淋巴细胞亚群的检测。

(二)试剂
试剂组成一般为不同荧光素标记单克隆抗体、溶血剂、固定剂、质控品等。

(三)操作
按试剂盒所附的使用说明书或实验室制定的 SOP 进行操作。一般操作步骤为:专用管设定和加载荧光素标记单克隆抗体-质控物或待测样品-加入溶血剂-加入缓冲剂-加入细胞固定剂-上机检测-软件分析。

(四)结果计算
临床上常采用阳性细胞百分比来报告结果。

(五)参考区间
目前,国内尚无统一的参考区间,一般建议的参考区间 B 细胞为 $11.74\% \pm 3.73\%$。各实验室应建立自己的参考区间。如用文献或说明书提供的参考区间,使用前应加以验证。

(六)注意事项
(1)B 细胞根据不同的发育阶段,可以分为初始 B 细胞、成熟 B 细胞、记忆性 B 细胞、浆细胞等,可以根据相应的分子指标来反映疾病的进展过程。

(2)对于 B 淋巴细胞,CD19 为其共有的细胞表面标志。CD20 在 B 淋巴细胞激活后逐渐失去,而 CD22 只存在于成熟的 B 细胞中,因此,只能部分反映 B 细胞在体内的表达情况。

(七)临床意义
CD19 阳性细胞增多,提示 B 细胞增殖增加,常见于 B 细胞恶性增殖性疾病和自身免疫性疾病中,如急性淋巴细胞白血病、慢性淋巴细胞白血病、多发性骨髓瘤及系统性红斑狼疮等;CD19 阳性细胞降低主要见于体液免疫缺陷病,如严重联合免疫缺陷病、性联丙种球蛋白缺乏症等。

参考文献

[1]龚道元,孙晓春,曾涛.临床输血检验技术(第2版)[M].北京:人民卫生出版社,2021.

[2]张家忠,陶玲.输血检验技术(第2版)[M].北京:人民卫生出版社,2020.

[3]刘成玉,郑文芝.实验诊断学(第2版)[M].北京:人民卫生出版社,2017.

[4]周庭银,王华梁,崔巍,等.临床血液和体液检验标准化操作程序[M].上海:上海科学技术出版社,2020.

[5]刘运德,楼永良.临床微生物学检验技术[M].北京:人民卫生出版社,2015.

[6]周庭银,王华梁,倪语星,等.临床微生物检验标准化操作程序[M].上海:上海科学技术出版社,2019.

[7]丛玉隆,尹一兵,陈瑜.检验医学高级教程(第2版)[M].北京:科学出版社,2019.

[8]尚红,王毓三,申子瑜.全国临床检验操作规程(第4版)[M].北京:人民卫生出版社,2015.

[9]侯振江,尹利华,唐吉斌.血液学检验技术[M].武汉:华中科技大学出版社,2013.

[10]胡丽华.临床输血学检验技术[M].北京:人民卫生出版社,2015.

[11]府伟灵,徐克前.临床生物化学检验(第5版)[M].北京:人民卫生出版社,2015.

[12]夏薇,陈婷梅.临床血液学检验技术[M].北京:人民卫生出版社,2015.

[13]徐群芳,严家来.输血技术[M].北京:人民卫生出版社,2018.

[14]刘辉.临床免疫学检验技术实验指导[M].北京:人民卫生出版社,2015.

[15]倪培华.临床生物化学检验技术实验指导[M].北京:人民卫生出版社,2015.

[16]王兰兰.医学检验项目选择与临床应用(第2版)[M].北京:人民卫生出版社,2013.

[17]仲其军,江兴林,范颖.生物化学检验[M].武汉:华中科技大学出版社,2017.

[18]许文荣,林东红.临床基础检验学技术[M].北京:人民卫生出版社,2015.

[19]潘世扬.临床分子诊断学[M].北京:科学出版社,2018.

[20]尹一兵,倪培华.临床生物化学检验技术[M].北京:人民卫生出版社,2015.

[21]邵世和,卢春.临床微生物检验学[M].北京:科学出版社,2020.

[22]吕建新,王晓春.临床分子生物学检验技术[M].北京:人民卫生出版社,2015.

[23]朱水芳.现代检验检疫技术[M].北京:科学出版社,2020.

[24]崔艳丽.微生物检验技术[M].北京:人民卫生出版社,2016.

[25]李剑平.微生物检验技术[M].北京:科学出版社,2020.

[26]杨荣武.分子生物学[M].南京:南京大学出版社,2017.

[27]周春燕,药立波.生物化学与分子生物学[M].北京:人民卫生出版社,2018.

[28]朱玉贤,李毅,郑晓峰,等.现代分子生物学[M].北京:高等教育出版社,2019.

[29]褚静英.临床基础检验[M].南京:江苏大学出版社,2015.

[30]李金明,刘辉.临床免疫学检验技术[M].北京:人民卫生出版社,2015.